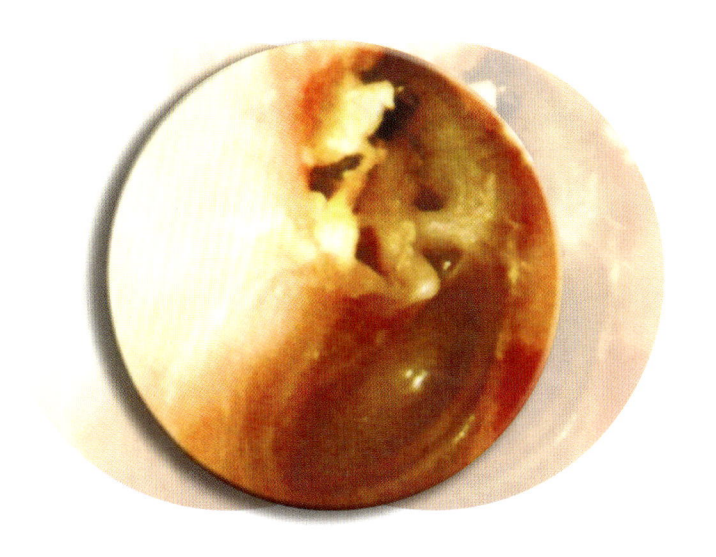

Colesteatoma da Orelha Média

Colesteatoma da Orelha Média
Tratamento Cirúrgico

José Evandro P. de Aquino
Mestre e Doutor pela Escola Paulista de Medicina (UNIFESP-EPM)

Nelson Álvares Cruz Filho
Doutor na Área de Otorrinolaringologia pela Faculdade de Medicina da USP
Ex-Bolsista da Faculdade de Medicina de Universidade de Bordeaux II (França) – Serviço do Prof. Michel Portmann
Médico Otorrinolaringologista do Hospital Beneficência Portuguesa (SP) – Clínica Ivan F. Barbosa

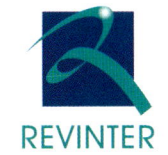

REVINTER

Colesteatoma da Orelha Média – Tratamento Cirúrgico
Copyright © 2014 by Livraria e Editora Revinter Ltda.

ISBN 978-85-372-0552-5

Todos os direitos reservados.
É expressamente proibida a reprodução
deste livro, no seu todo ou em parte,
por quaisquer meios, sem o consentimento,
por escrito, da Editora.

Contato com os autores:
nelsoncruzfilho@uol.com.br
jepaquino@uol.com.br

CIP-BRASIL. CATALOGAÇÃO-NA-PUBLICAÇÃO
SINDICATO NACIONAL DOS EDITORES DE LIVROS, RJ

A669c

    Aquino, J. Evandro P. de
        Colesteatoma da orelha média : tratamento cirúrgico / J. Evandro P. de Aquino, Nelson Álvares Cruz Filho. - Rio de Janeiro : Revinter, 2014.
        il.

    Inclui bibliografia e índice
    ISBN 978-85-372-0552-5

    1. Cirurgia. 2. Medicina. 3. Orelhas. I. Cruz Filho, Nelson Álvares. II. Título.

13-06477   CDD: 617
                              CDU: 617

A precisão das indicações, as reações adversas e as relações de dosagem para as drogas citadas nesta obra podem sofrer alterações.
Solicitamos que o leitor reveja a farmacologia dos medicamentos aqui mencionados.
A responsabilidade civil e criminal, perante terceiros e perante a Editora Revinter, sobre o conteúdo total desta obra, incluindo as ilustrações e autorizações/créditos correspondentes, é do(s) autor(es) da mesma.

Livraria e Editora REVINTER Ltda.
Rua do Matoso, 170 – Tijuca
20270-135 – Rio de Janeiro – RJ
Tel.: (21) 2563-9700 – Fax: (21) 2563-9701
livraria@revinter.com.br – www.revinter.com.br

HOMENAGENS

> *"O Cirurgião, o maior mestre de si mesmo, nunca pode parar;*
> *Se diminuir o seu esforço, será imediatamente ultrapassado...*
> *O grande problema da cirurgia é, portanto, um problema do saber."*
>
> R. Leriche,
> "A Filosofia da Cirurgia"

Aos meus pais, Ângelo e Heliette *(in memoriam)*, que me ensinaram os caminhos da vida e estarão sempre em meu coração.

À minha esposa, Marina, por sua dedicação, lealdade e companheirismo indispensáveis à realização deste livro.

Aos meus filhos, Paula, Julia e Evandro, motivos permanentes da minha alegria e inspiração.

Ao Dr. Nelson Álvares Cruz Filho, colega exemplar e amigo de todos os momentos, pelas críticas, colaboração e sugestões, pelo estímulo e apoio durante os anos de preparação desta obra.

Ao Prof. Dr. Nelson Álvares Cruz *(in memoriam)*, exemplo como pessoa e homem de ciência, cuja orientação constante e renovada muito contribuiu para o meu aprimoramento profissional.

Ao Centro Auditivo GN ReSound do Brasil, pelo patrocínio desta obra, nosso muito obrigado.

J. Evandro

Aos meus pais, Nelson *(in memoriam)* e Marina.

À minha esposa, Rejane, e aos meus filhos, Fernando, Luís Otávio e Gustavo.

Ao Dr. Samir Cahali, nosso amigo de longa data, renomado Otologista, pelas palavras do prefácio e sugestões feitas no livro.

Ao Dr. Rainer Guilherme Haetinger, colega competente e sempre disposto a ajudar, por ter escrito o capítulo Estudo Radiológico do Colesteatoma.

Nelson Álvares Cruz Filho

COLABORADOR

Rainer G. Haetinger
Doutor em Ciências pela Universidade de São Paulo
Médico-Radiologista na Área de Cabeça e Pescoço na Med Imagem,
Hospital Beneficência Portuguesa de São Paulo
Professor da Pós-Graduação no Departamento de Anatomia do
Instituto de Ciências Biomédicas da Universidade de São Paulo

SUMÁRIO

Apresentação xiii
Prefácio xv

Capítulo 1
Colesteatoma 1
Definição 1
   Qual é a tendência atual? 3
   Qual é o futuro? 4
Classificação e formas clínicas 5
   Colesteatoma congênito 7
   Colesteatoma adquirido primário 8
      Aspirações da *pars flaccida* 8
      Metaplasia 9
      Migração epitelial 9
      Hiperplasia epitelial 9
      Invaginação celular da membrana timpânica 10
   Colesteatoma adquirido secundário 13
   Epidermoide ou colesteatoma congênito do rochedo 14
   Colesteatoma pediátrico 15
Fatores etiopatogênicos 17
   Colesteatoma com tímpano fechado 18
   Colesteatomas aticais e mesotimpânicos 18
   Propagação intrapetrosa do colesteatoma da orelha média ... 24
   Colesteatoma de conduto auditivo externo 24
Patogenia do colesteatoma adquirido 29
Orelha contralateral no colesteatoma 32
Epidemiologia do colesteatoma 35
   Dados epidemiológicos do colesteatoma 35
Referências bibliográficas 43

Capítulo 2
Anatomia patológica 51
Estudo macroscópico do colesteatoma 51
Estudo microscópico do colesteatoma 53
Referências bibliográficas 58

Capítulo 3
Estudo clínico do colesteatoma 61
Introdução. 61
Anamnese. 61
Otorreia 61
Hipoacusia 62
Zumbido 62
Vertigem 62
Paralisia facial 63
Descoberta operatória – otoscopia. 63
    Pars flaccida ou membrana de Shrapnell. 64
    Pars tensa. 65
Na infância 66
Referências bibliográficas 66

Capítulo 4
Microbiologia do colesteatoma 67
Achados bacterianos encontrados na OMC 67
Referências bibliográficas 71

Capítulo 5
Estudo auditivo e vestibular do colesteatoma 73
Introdução. 73
Estudo auditivo. 73
Estudo vestibular 74
Referências bibliográficas 74

Capítulo 6
Estudo radiológico do colesteatoma 75
RAINER HAETINGER
Diagnóstico por imagem dos colesteatomas 75
Técnicas de aquisição de imagem 76
Colesteatoma adquirido 77
    Otite média crônica não colesteatomatosa *versus* colesteatoma adquirido. 78
    Colesteatoma mural ou automastoidectomia 79
Colesteatoma congênito 80
Colesteatoma após mastoidectomia (residual ou recidivado). . . . 81
Colesteatoma de orelha externa 81
Complicações 84
Referências bibliográficas 86

Capítulo 7
Complicações pré-cirúrgicas ... 89
Introdução ... 89
Fístula labiríntica ... 90
Labirintite ... 94
    Labirintopatia ossificante (ou esclerose labiríntica) ... 95
Paralisia facial ... 96
Petrosite ... 100
Meningite ... 103
Abscessos intracranianos ... 104
    Abscessos extradural e subdural ... 104
    Abscessos cerebral e cerebelar ... 105
        Abscesso cerebral ... 105
        Abscesso cerebelar ... 106
    Tromboflebite do seio lateral (TSL) ... 106
Referências bibliográficas ... 108

Capítulo 8
Tratamento cirúrgico ... 113
Conceito ... 113
Intervenções cirúrgicas ... 114
    Técnica aberta (*open technic* ou *canal down technic*) ... 114
        Tipos de técnicas abertas ... 116
    Técnicas fechadas (*closed technic* ou *canal up technic*) ... 117
        Tipos de técnicas fechadas ... 118
    Detalhes técnicos ... 118
Classificação das técnicas ... 119
    Esvaziamento clássico da cavidade de mastoidectomia ... 119
        Vantagens ... 120
        Desvantagens ... 120
    Timpanoplastia em técnica aberta ... 120
        Vantagens ... 120
        Desvantagens ... 120
    Timpanoplastia em técnica fechada ... 120
        Vantagens ... 121
        Desvantagens ... 121
Tipos de mastoidectomia ... 121
    Mastoidectomia radical (técnica aberta) ... 121
    Mastoidectomia radical modificada ... 122
        Técnica de Bondy ... 122
        Técnica fechada ... 123

Sumário

Mastoidectomia com reconstrução de MAE 123
   Técnica fechada *versus* aberta. 123
Vias de acesso 125
   Acesso transmeatal (TM) 125
   Acesso transmastóideo ou transantral (TA) 127
   Incisões 127
Concepção de uma caixa timpânica. 129
   Conservação das estruturas em sua situação natural 130
   Enchimento absorvível. 131
   Enchimento não absorvível. 131
Reparação timpânica – enxertos. 131
   Fechamento por primeira intenção. 133
   Colocação do enxerto pela sua face externa 133
   Colocação do enxerto pela sua face interna. 133
Mecanismos de transmissão 134
   Conservação e reconstrução 134
      Cadeia ossicular íntegra 134
      Cadeia ossicular parcialmente destruída 135
      Cadeia ossicular totalmente destruída 136
   Materiais utilizados 137
   Tipos de reconstrução da cadeia ossicular 139
   Presença de estribo móvel e martelo (prótese de bigorna) 139
   Interposição da bigorna. 139
   Reconstrução com "roscas" de cartilagem tragal 140
   Prótese maleoestapediana 140
   Defeitos do martelo. 141
   Cadeia intacta, porém fixa. 141
   Perda de toda cadeia ossicular exceto a platina do estribo. . . . 141
   Complicações nas ossiculoplastias 142
Tentativa de resolução nas lesões da cadeia de ossículos 142
   Aloenxerto tímpano-ossicular 143
Meatoplastias. 148
Reabilitação funcional da cavidade de mastoidectomia radical . . 150
   Técnica da pequena caixa de Portmann 151
   Reconstrução total da cavidade de mastoidectomia com parede posterior do meato auditivo externo e aloenxerto tímpano-ossicular. Observação a longo termo 153
Resultados auditivos nas mastoidectomias por colesteatoma 158
   Gap aéreo-ósseo, conceito e finalidade. 159
   Resultados auditivos conforme faixa etária e sexo dos pacientes 159

Resultados auditivos nas técnicas aberta e fechada. 160
Resultados auditivos em mastoidectomias com ou sem
ossiculoplastia. 161
   Ossiculoplastia com materiais sintéticos tipo PORP ou TORP . . 164
Referências bibliográficas 164

Capítulo 9
Complicações cirúrgicas e pós-cirúrgicas 171
Hipoacusia 171
Cofose 172
Atelectasia 173
Reabsorção do material de reconstrução 174
Infecção pós-operatória 179
Perfuração do neotímpano 180
Pericondrite do pavilhão 180
Queloides 183
Estenose do meato auditivo externo (MAE) 183
Paralisia facial (PF) 184
Hérnia cerebral na orelha média 186
Liquorreia 188
Colesteatoma iatrogênico 190
Referências bibliográficas 191

Capítulo 10
Recorrência pós-cirúrgica 195
Recorrência do colesteatoma 195
Colesteatoma residual 196
Colesteatoma recidivante 199
Referências bibliográficas 201

Índice remissivo 203

APRESENTAÇÃO

O colesteatoma da orelha média é um dos mais fascinantes tópicos e um dos maiores e mais complexos problemas de otologia, se estudado e analisado em profundidade em todos os seus mais variados aspectos. Tem sido motivo de pesquisa e debates em todo o mundo.

É uma doença relativamente comum que pode ter sérias consequências. Para Sadé (1982), 0,5 a 30% de qualquer comunidade é acometida por otite média crônica, estimando-se acima de 20 milhões de pessoas afetadas no mundo todo. Destas, estima-se que cerca de 1/4, ou seja, 5 milhões sofrem de colesteatoma. A gravidade da doença é consequência de seus efeitos: compressão e infecção. A doença determina com o tempo a destruição do ouvido, levando à baixa da audição ou surdez na maioria das pessoas acometidas. Ocasionalmente, a vida também pode correr risco.

É uma enfermidade muito estudada desde a antiguidade, largamente tratada e não totalmente conhecida no que se refere aos seus mecanismos íntimos de desencadeamento. A sua denominação é controvertida. Em sua transcrição literal, viria de duas palavras gregas: *chole* (bilis) e *steatoma* (tumor gorduroso).

No que se refere à sua patogenia, também existem várias técnicas para explicá-lo, mas ainda existem indagações sem uma resposta convincente. O mecanismo tecidual de epidermização constitui, em essência, um fenômeno resolutivo e curativo já conhecido desde a antiguidade, e nesta afecção produz-se efeito contrário, provocando uma enfermidade.

Pela sua localização (no caso de pequenas cavidades aticais, por exemplo), há dificuldade de eliminação dos detritos descamativos. Considerando o colesteatoma como uma reação ante uma irritação externa e não uma neoplasia, aceita-se hoje que, em havendo eliminação do magma com produtos irritantes e compressivos, seria, assim, evitado o crescimento do colesteatoma.

Do mesmo modo que a invaginação de uma bolsa pode dar início a um colesteatoma, a falta de acesso à mesma e sua limpeza favorecem a sua produção.

Graças à iniciativa de J. Sadé, por meio de Conferências Internacionais sobre o colesteatoma realizadas em Iowa City (1976), Tel-Aviv (1981) e em Copenhagen (1988), organizadas por M. Tos, fomos estimulados a nos

Apresentação

aprofundar neste tão controvertido assunto. Sem dúvida, a terapêutica cirúrgica sempre terá suas indicações, e somos de parecer que, enquanto não avançarmos mais no mecanismo íntimo de seu desenvolvimento, nunca estaremos seguros de poder terminar com esta afecção.

Agradecemos aos autores, que aceitaram o convite para dar a sua contribuição sobre este tema.

Acreditamos que este livro seja de grande valor para aqueles que se interessam pelo tema "colesteatoma", seja no aspecto clínico ou cirúrgico, especialmente os residentes em treinamento e os profissionais que se dedicam à Otologia.

J. Evandro

PREFÁCIO

O convite dos autores para prefaciar este importante livro sobre colesteatomas deixou-me muito honrado. Esta deferência foi fruto, seguramente, da velha e gostosa amizade que nos une. Evandro Aquino e Nelson Cruz Filho são dois apaixonados pela cirurgia otológica. Sou testemunha da camaradagem fraternal que os une e do trabalho em conjunto que desenvolvem no campo da otologia. Tiveram um alicerce científico sólido junto ao saudoso Prof. Nelson Alvares Cruz, um notável mestre. Soma-se a isto a experiência adquirida em estágios no exterior, em especial em Bordeaux, com o renomado Prof. Michel Portmann. A grande vivência clínica e cirúrgica que têm na cirurgia otológica os credencia a divulgar, com muita autoridade, seus conhecimentos sobre o tema desta obra.

O colesteatoma é abordado pelos autores sob os mais variados aspectos, mesclando os conhecimentos assentados em extensa bibliografia com os de suas próprias experiências. E, em uma análise crítica, comentam a evolução havida no conhecimento sobre os colesteatomas desde o advento do "microscópio cirúrgico".

O leitor pode talvez estranhar que, nos diferentes capítulos, a maioria das citações bibliográficas é das últimas décadas do século passado. A razão é que os autores procuraram divulgar a interessantíssima trajetória ocorrida na aquisição do conhecimento sobre os colesteatomas, particularmente quanto ao diagnóstico mais preciso de sua extensão, suas complicações, as técnicas cirúrgicas visando sua total eliminação, além dos meios experimentados na reconstrução anatomofisiológica do temporal. Devemos lembrar que, apesar do uso do "microscópio cirúrgico", a complexidade anatômica do osso temporal, com os riscos de lesão do nervo facial ou de lesões labirínticas, fizeram com que as cirurgias otológicas, particularmente dos colesteatomas, ficassem, inicialmente, confinadas nas mãos de uns poucos cirurgiões otológicos. Estes, então, operaram um grande número de pacientes e, obviamente, adquiriram grande experiência. Puderam, assim, divulgar suas técnicas, seus resultados, suas complicações etc. Alguns operaram milhares de pacientes. O acompanhamento pós-cirúrgico, sobretudo a longo prazo, foi orientando estes cirurgiões para novas técnicas de abordagem e reconstrução. Foram, assim, fazendo escola, divulgando, ensinando e formando novos especialistas. Com a proliferação de ope-

Prefácio

radores, foram desaparecendo os chamados "cirurgiões habituais", sendo substituídos pelos "cirurgiões esporádicos", que, como o nome bem define, operavam um ou outro paciente durante 1 ano. Por outro lado, o tratamento clínico adequado das otites infecciosas e das otites secretoras certamente fez diminuir a incidência de colesteatomas. Isso foi auspicioso. No entanto, o *boom* de conhecimentos sobre os colesteatomas nas últimas décadas do século passado, muito bem detalhados e discutidos neste livro, não tem ocorrido neste mesmo ritmo nos últimos anos.

Estamos seguros de que este livro motivará os jovens otologistas a progredir e evoluir no desafiante campo dos colesteatomas do osso temporal. E os já experientes, ao confrontar seus conhecimentos com os assentamentos nesta obra, poderão, certamente, colaborar melhor na formação dos iniciantes.

Boa leitura para todos.

Samir Cahali

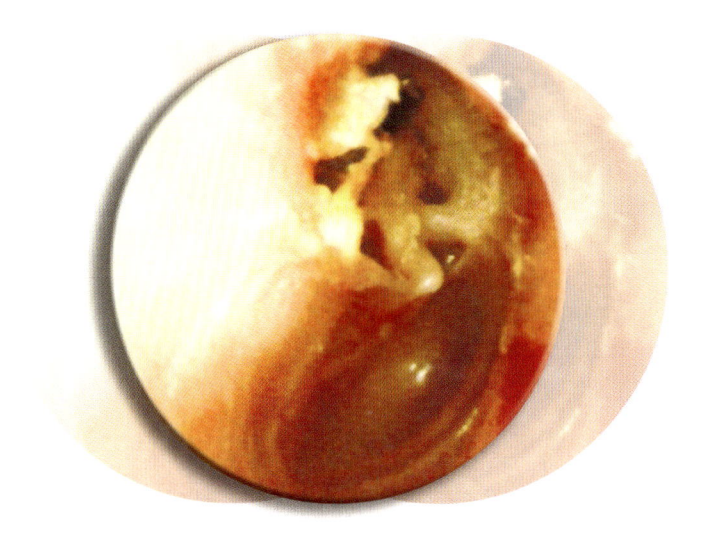

Colesteatoma da
Orelha Média

CAPÍTULO 1

COLESTEATOMA

DEFINIÇÃO

As primeiras referências históricas ao colesteatoma retomam ao ano de 1683, em que Du Verney refere-se a *steatoma*.[1]

Posteriormente, já em 1829, Cruveilhier denomina-o de *tumeur perlée (pearly tumor)* ou tumor perolado.[2] Em 1838, J. Muller usa o termo colesteatoma, pela grande quantidade de colesterol nele encontrada e diz que este deriva de três formações: **chole** (bilis), **steator** (gordura) e **oma** (neoformação ou tumor).[3] Posteriormente, Virchow diz que é uma formação epitelial de origem embrionária.[4] Cushing, Critchley e Ferguson o definem como tumor epidermoide.[5,6] O primeiro colesteatoma congênito do osso temporal foi descrito em 1938, na porção petrosa do mesmo, por Jefferson e Smalley que acreditam ser tumores intracranianos ou da medula espinal.[7]

Até hoje em dia discute-se a denominação do colesteatoma. Fala-se também de colesteatoma primário, colesteatoma real, queratoma primário, epidermoide verdadeiro, cisto epidermoide, cisto epitelial e pseudomucocele.

Todos esses termos referem-se à mesma lesão e de acordo com Peron e Schuknecht o termo colesteatoma congênito é o mais correto para definir este tipo de lesão.[8] Para esses autores, o colesteatoma é uma bolsa cística, composta de lâminas epiteliais imbricadas umas sobre as outras como as folhas de um bulbo de cebola, limitado por uma membrana de epitélio pavimentoso estratificado e queratinizado, corneificado, que se denomina matriz e é a responsável pelo crescimento do colesteatoma. É encontrado, raramente no nível das meninges (colesteatoma congênito), onde foi descrito pela primeira vez e é também achado, com relativa frequência, na orelha média. Foi H. House quem descreveu o primeiro colesteatoma na fenda da orelha média, visível atrás de uma membrana timpânica.[9]

O termo colesteatoma congênito do osso temporal implica na existência de uma inclusão de epitélio escamoso queratinizado embrionário com integridade da membrana timpânica, e sem história prévia de lesão otológica.

CAPÍTULO 1   Colesteatoma

Gray o define como uma estrutura na orelha média ou "pele em situação anormal na orelha média".[10]

Esta definição implica na semelhança do epitélio do colesteatoma com a pele do meato auditivo externo (MAE) ou com a do tecido epitelial da membrana timpânica. Quanto à anatomia patológica, as características são semelhantes às da pele: consta de tecido estratificado com uma membrana basal, um substrato espinhoso, um número variável de membrana granular e um estrato córneo superficial com produção de queratina. Segundo esta definição, subentende-se de que a origem do colesteatoma seja realmente a pele do MAE ou do epitélio da membrana timpânica (teoria migratória). Nas otites médias epidermizantes, o promontório apresenta-se com pele, mas a formação do saco colesteatomatoso não ocorre.

Cody define o colesteatoma como um tecido escamoso estratificado que cresce dentro do osso temporal.[11] Em seu crescimento progressivo se converte em uma massa pseudotumoral contendo epitélio degenerado, abundante queratina, mesclada com cristais de colesterol e células inflamatórias crônicas.

A maioria das definições do colesteatoma é relativa às suas características anatomopatológicas. Histologicamente, é definido o colesteatoma como sendo um epitélio poliestratificado plano e queratinizado, que cresce dentro do osso temporal. Provoca o crescimento de uma massa tumoral que se estende progressivamente e se encontra constituída por epitélio recentemente formado, no qual se pode observar vários estágios de degeneração do epitélio, abundantes escamas de queratina e com frequência se associa a granulomas por cristais de colesterol e células inflamatórias crônicas.

Cody ainda define o colesteatoma como sendo uma lesão que habitualmente vem associada a um defeito atical ou do anel ósseo posterossuperior com uma mastoide esclerótica ou de pouca pneumatização e com disfunção da tuba auditiva.[11]

Abramson et al. o definem como uma lesão tridimensional do tecido epidérmico e conectivo, usualmente em forma de saco e frequentemente seguindo a arquitetura da orelha média, ático e mastoide.[12] Esta estrutura tem a capacidade de progredir e crescer às custas do osso que o rodeia e com tendência a recidivar depois de sua extirpação. Este autor faz referência também ao colesteatoma como um processo físico e químico; com isto dá a entender que há presença de um processo físico (massa) e a de um processo químico (enzimático-proteolítico), de forma que a lesão cresça e destrua as estruturas ósseas vizinhas.

Para Marquet, o colesteatoma ou queratoma consiste em uma matriz que contém epitélio escamoso morto.[13] Esta massa de material descamado se infecta secundariamente e se localiza em um lugar ectópico, a orelha média. Acredita que o termo colesteatoma deva ser substituído por queratoma, já que colesteatoma indica que contém cristais de colesterol e na realidade só se os encontra ocasionalmente.

Os cristais de colesterol se encontram nas granulações crônicas, decorrente da falha de aeração ou são consequentes a uma otite secretora secundária. Pelo fato de existir sempre queratina nos colesteatomas é que o autor propõe a mudança do termo para queratoma.

O termo colesteatoma também leva a subentender que se trate de formação tumoral. Muitas discussões têm existido sobre este assunto, podendo-se considerar ou não propriamente como um tumor, ainda que seu comportamento seja como o de um tumor por sua tendência a um crescimento ilimitado e expansivo em forma de uma massa, esta formação possui uma atividade no tecido de granulação que a rodeia, com característica enzimática e proteolítica que produz a destruição dos tecidos circundantes. Por esta atuação e por sua forma de massa, poderia ser considerada como um tumor, mas carece de características próprias de neoplasia.

Michaels estudando fetos humanos jovens, descobriu que durante a formação da orelha média, entre a 10ª e a 33ª semanas de gestação, um disco epidermal poderá ser encontrado na parte superior e anterior da orelha média.[14] Este desaparecerá após o 8º mês, mas se transformará em colesteatoma se ele persistir, comprovando a ideia da colesteatoma congênito.

Qual é a tendência atual?

Hoje, os estudos de Von Troeltsch, Habermann e Bezold, Michaels dentre outros, têm sido corroborados com a ajuda de procedimentos imuno-histológicos, modelos animais no qual o colesteatoma experimental pode ser induzido, ou por estudos embriológicos e experimentais.[14-17]

Todos estes autores chegaram à conclusão que as publicações de 40 anos atrás estavam corretas. Para Bezold, a deformação da tuba auditiva e a pressão crônica negativa no espaço da orelha média induz à formação de bolsas de retração.[17] A descamação dentro das bolsas pode levar ao colesteatoma. Habermann demonstrou que a imigração do epitélio escamoso é feita por meio da perfuração marginal da membrana timpânica em orelhas que são acometidas por otite média crônica.[16]

Ruedi demonstrou a existência de hiperplasia da célula basal e invasão do espaço subepitelial no ático.[18] Inclusões epidermais persistem durante o desenvolvimento fetal dos ouvidos acima de 33 semanas de gestação, tendo sido muito bem demonstrada por Remak e confirmado na segunda metade do século XX por Michaels.[14,19] Estas inclusões epidermais levam ao colesteatoma congênito nos primeiros anos de vida na criança sem nenhuma patologia otológica prévia. Proposta por Wendt, a metaplasia da mucosa da orelha média para dentro do epitélio escamoso estratificado, que descama por causa do crescimento no meio úmido, foi provavelmente uma hipótese menos convincente, porém não pode ser desprezada.[20] Como previu Von Troltsch, o colesteatoma do MAE é capaz de erodir a parede óssea na sua parte posterior, invadindo assim a mastoide e a orelha média.[21]

Com relação à patogenia, a reabsorção óssea é provavelmente o menos conhecido fenômeno que acompanha as infecções do colesteatoma e de otite média crônica.

São mecanismos atualmente considerados na pressão necrótica: necrose enzimática induzida descrita por Walsh, reabsorção óssea celular direta indicada por Chole, prostaglandina óssea induzida remodelada demonstrado por Moriyama *et al.*, citocina óssea induzida remodelada descoberta por Mundy, reabsorção óssea como fator de crescimento por indução de osteoclastos, mostrada por Sudhoff *et al.* e por Milewski e, finalmente, a expressão proteína p53 e função defeito demonstrada por Albino.[22-28] As diferenças no comportamento entre colesteatoma congênito e adquirido, em que o primeiro é mais agressivo que o segundo, ainda não tem uma clara explicação.

Com relação ao cuidado da saúde, acreditamos que a nossa principal arma contra o colesteatoma adquirido, que é a mais frequente causa, é a prevenção das doenças da orelha média durante a infância e a erradicação da doença com todos os procedimentos cirúrgicos possíveis.

Qual é o futuro?

Os cirurgiões otológicos, hoje, estão de acordo com duas questões: como prevenir o colesteatoma e as suas complicações?

O tratamento correto das otites médias agudas infecciosas, assim como o diagnóstico precoce e o tratamento adequado das otites médias secretoras têm contribuído para diminuir a incidência do colesteatoma.

Explicações definitivas ainda não têm sido encontradas para melhor compreensão dos mecanismos que levam às diferenças de comportamento entre o colesteatoma adquirido e o congênito, e entre o colesteatoma encapsulado *versus* o invasivo. Essas respostas provavelmente ajudarão o cirurgião a planejar melhor a sua estratégia.

CLASSIFICAÇÃO E FORMAS CLÍNICAS

Os colesteatomas são definidos por Friedmann como estruturas císticas revestidas por epitélio escamoso estratificado, repousando sobre um estroma fibroso de espessura variável, o qual pode conter alguns elementos do forro mucoso original.[29]

Schuknecht define-os como o acúmulo de queratina esfoliada dentro da orelha média ou qualquer área pneumatizada do osso temporal, nascendo a partir de epitélio escamoso queratinizado.[30]

Os colesteatomas podem ser classificados de acordo com sua provável etiologia em duas categorias: congênitos e adquiridos.

Os colesteatomas congênitos, de acordo com Valvassori são encontrados em quatro regiões dentro do osso temporal: timpanomastóideos, ápice petroso, ângulo pontocerebelar e forame jugular.[31] Há, ainda, uma última localização, descrita por Sobol que relatou a existência de pequenas pérolas epiteliais entre as camadas de membrana timpânica.[32]

Segundo Clemis e Derlacki os colesteatomas congênitos são definidos como restos de tecidos epiteliais em uma orelha com membrana timpânica intacta e sem história de infecções pregressas.[33] Levenson *et al.* alteraram a definição de Clemis e Derlacki ao admitirem a origem congênita em alguns casos selecionados, com história positiva na presença de otite.[33,34]

Os colesteatomas adquiridos por sua vez são divididos em dois subgrupos, dependendo de estarem ou não associados a otites médias prévias:

1. Primários: sem história prévia de otite média. Desenvolver-se-iam a partir de uma retração da MT.
2. Secundários: formados a partir da migração do epitélio procedente do MAE por meio de uma perfuração marginal da MT.
3. Colesteatomas do conduto auditivo externo.

Tos propôs uma outra classificação, com base no local de origem do colesteatoma, que considera como um fator importante para o procedimento cirúrgico e para o prognóstico.[35] Esta taxonomia apresenta três categorias:

1. **Colesteatoma atical:** uma retração da parte flácida ou membrana de Shrapnell, estendendo-se do ático, passando pelo ádito, e chegando, eventualmente, até antro, mastoide ou cavidade timpânica.
2. **Colesteatoma do seio timpânico:** retração posterossuperior ou perfuração da parte tensa, estendendo-se para o seio timpânico e porção posterior do tímpano.

3. **Colesteatoma da parte tensa:** retração e adesão total da parte tensa da membrana timpânica envolvendo o orifício timpânico da tuba auditiva.

Saleh e Mills propuseram outra classificação, de acordo com os locais afetados pelo colesteatoma:[36]

- *S1:* se o colesteatoma estiver restrito ao local onde tenha começado.
- *S2:* quando a doença se estende para outro local.
- *S3:* se afetar três locais.
- *S4:* se estiver instalado em quatro locais.
- *S5:* para os casos em que o primeiro local afetado e, além deste, quatro ou mais estão envolvidos.

Estes mesmos autores distinguem sete locais utilizados para essa classificação: ático, antro, orelha média, mastoide, tuba auditiva, labirinto e fossa média. Este estadiamento é uma solução prática para descrever a extensão da doença e é clinicamente relevante, podendo ser aplicado para todas as lesões exceto às do ápice petroso, as quais não podem ser diagnosticadas por otoscopia.

Saleh e Mills também apresentam uma classificação da condição da cadeia ossicular, por meio da seguinte pontuação:[36]

- *0:* se a cadeia ossicular estiver intacta.
- *1:* se a bigorna estiver erodida e com descontinuidade da cadeia.
- *2:* se a bigorna e a supraestrutura do estribo estiverem erodidas.
- *3:* se a cabeça do martelo e a bigorna estiverem ausentes e a supraestrutura do estribo estiver erodida.

Quanto às complicações pré-operatórias, Saleh e Mills classificaram a otite média crônica colesteatomatosa como:[36]

- *C0:* quando não há complicações.
- *C1:* para a ocorrência de uma complicação.
- *C2:* para a existência de duas ou mais.

Como complicações, esses autores consideram a fístula do canal semicircular lateral, a paralisia facial, a perda auditiva sensorioneural total, a trombose do seio sigmoide e a invasão intracraniana.

Um profundo entendimento sobre a patogênese do colesteatoma da orelha média é particularmente importante, visto que sua natureza destrutiva é responsável por muitas das complicações referidas.

A aceitação resignada desta classificação implicaria em um fechamento de questão em torno da patogênese dos colesteatomas, assunto este que ainda hoje é exaustivamente debatido.

Sendo assim, apoiados nos conhecimentos atuais, ou ainda na falta de unanimidade sobre eles, acreditamos que esta classificação clássica cumpre os seus objetivos didáticos, ainda que esteja longe de ser cientificamente aclamada.

Mawson e Ludman consideram o colesteatoma como sendo de dois tipos:[37]

- *Epidermoide:* estrutura sacular envolvida por epitélio escamoso queratinizado sobre um estroma fibroso de espessura variável.
- *Granuloma de colesterol:* estrutura formada por um número variado de cristais de colesterol, algumas vezes com hemosiderina, cercadas de células de corpo estranho (gigantócitos) e envolvida por tecido de granulação. O granuloma de colesterol resulta na disposição de colesterol em um local onde há supuração ou hemorragia e está frequentemente associado ao hemotímpano.

Existem classicamente três formas propostas por Ruedi e por Fisch:[18,38-40]

1. Colesteatoma congênito.
2. Colesteatoma adquirido primário.
3. Colesteatoma adquirido secundário.

Colesteatoma congênito

A teoria pela qual os colesteatomas nascem a partir de ninhos de células epiteliais, que ao longo dos anos, multiplicar-se-iam até a formação de um tumor epitelial foi proposta por Korner e Virchow no século XIX, e apoiada por Cushing e McKencie durante a primeira metade do século XX.

Entretanto observações clínicas de otologistas como Bezold e Politzer, estudos experimentais de Ruedi, Fernandez e Lindsay apontavam para a teoria migratória como base de origem de todos os colesteatomas da orelha média e mastoide.[41,42]

Levenson *et al.*, estudando 37 crianças com colesteatoma congênito da orelha média, sugeriram que estes poderiam ter sido originados de uma formação epidermoide identificada na porção laterossuperior anterior da caixa timpânica adjacente ao ânulo durante a vida fetal.[34] Esta formação, sempre presente durante o desenvolvimento embrionário, deve regredir a partir da 33ª semana de gestação. A persistência desta formação epidermoide abrigaria o ninho formador do colesteatoma.

Se existem dúvidas quanto à origem congênita de alguns colesteatomas da orelha média e mastoide, estas não ocorrem em relação às outras áreas do osso temporal.

Para Fisch, o colesteatoma congênito é embrionário com a existência de ninho de tecido epitelial no osso temporal.[40] Deve-se à implantação de um broto ectodérmico na fenda da orelha média e seu aparecimento dar-se-á por exteriorização.

Embora muito semelhante ao colesteatoma primário e secundário, o colesteatoma congênito tem uma etiologia e uma etiopatogenia totalmente diversas. Evolui geralmente, de maneira silenciosa, até que em determinada oportunidade se manifesta de formas variadas.

Pode situar-se em qualquer local da orelha média, seja no antro mastóideo, quer na caixa timpânica ou, ainda, junto à tuba auditiva e pirâmide petrosa. Quando se localiza na pirâmide petrosa, sua evolução se realiza para a cavidade craniana dando origem ao chamado epidermoide (ou colesteatoma congênito do penhasco), em que a sintomatologia é preferencialmente intracraniana.

Se a localização é na mastoide, sua evolução ocorrerá na mastoide e orelha média, exteriorizando-se posteriormente no meato auditivo externo – MAE.

Os de localização timpânica são os que se originam na caixa do tímpano, exteriorizando-se posteriormente no MAE em forma de perfuração timpânica (epitimpânica ou mesotimpânica).

Parece que o local em que se situa com maior frequência é junto à caixa do tímpano. Felizmente sua tendência à recidiva é bem menor que a das outras formas de colesteatomas.

Colesteatoma adquirido primário

De acordo com Ars *et al.*, várias teorias foram preparadas por autores renomados do mundo inteiro com objetivo de explicar essa afecção.[43]

Aspirações da pars flaccida

É determinada por pressão negativa na orelha média causada por uma disfunção grave e prolongada da tuba auditiva.[18]

Nesta região haveria células com alto potencial proliferativo que se desenvolveriam de forma a invadir a região atical e determinar a formação do colesteatoma. Em uma fase inicial, este quadro poderá determinar a presença de um líquido na orelha média, caracterizando a otite média secretora.

Metaplasia

Wendt foi o primeiro proponente da teoria relacionada com a metaplasia epitelial como possível agente causador dos colesteatomas.[20] Sua teoria era embasada na observação de que o epitélio da árvore respiratória pode sofrer metaplasia escamosa quando exposto à infecção crônica e ao trauma. Esta hipótese recebeu novo impulso após alguns trabalhos realizados anos após, por Birrel e Sadé reapontarem neste sentido.[44] Sadé realizou biópsias da mucosa da orelha média de crianças com otite, encontrando ilhas de epitélio escamoso queratinizado.[45] A mucosa da orelha média sendo essencialmente do tipo respiratório, obedece às mesmas leis biológicas das outras mucosas semelhantes. Assim, não deverá ser surpresa o encontro de modificações metaplásicas, quer do epitélio ciliado, quer nas glândulas produtoras de muco.

Chole e Frush observaram que a falta de vitamina A em ratos levava à queratinização da membrana timpânica.[46]

Ainda assim, apesar de Birrel, Friedmann, Schechter e outros concordarem que o epitélio mucoso da orelha média possa sofrer transformação metaplásica para estratificado escamoso, poucos indícios há de que este venha a tornar-se queratinizado.[29,44,47]

Migração epitelial

Esta teoria foi postulada por Habermann e Bezold simultaneamente, e era fundamentada em um fenômeno patológico bem conhecido, isto é o da epitelização sofrida por seios e trajetos fistulosos.[16,17] Assim, o colesteatoma seria produzido pela migração para dentro da fenda auditiva de epitélio escamoso oriundo do MAE, que ali chegaria por meio de uma solução de continuidade na membrana timpânica. Isto ocorreria apesar do sentido migratório do epitélio do conduto nos humanos se fazer na direção oposta a orelha média, ou seja, do umbo do martelo para o MAE. Os fatores responsáveis pela inversão deste fluxo migratório, assim como aqueles que levariam ao surgimento de um colesteatoma e não somente a epitelização pura e simples da orelha média não são bem determinados.

Hiperplasia epitelial

Inicialmente acreditava-se que a migração do epitélio para a orelha média só se daria na presença de uma perfuração timpânica associada (de preferência marginal). Isto é o que basicamente acontecia no seguimento de otites médias agudas ditas necrosantes onde o colesteatoma advinha por esta via, anos após.

Apesar de engenhosa, esta teoria não é capaz de justificar a presença de colesteatomas em outras situações. A incidência de otites necrosantes vistas na prática diária não igualam o número de casos novos de colesteatomas detectados. Além do mais, como bem argumentou Tos, rarissimamente observamos otites necrosantes provocando perfurações timpânicas na região da membrana de Shrapnell.[48]

A necessidade da ruptura timpânica como um pré-requisito para o desenvolvimento dos colesteatomas passou a ser muito questionada e teorias tentando provar exatamente o oposto foram formuladas.

A pele do MAE próxima à membrana timpânica é extremamente ativa. Acantose e hiperqueratose são particularmente prevalentes nas proximidades do ático, com atividade celular ocorrendo primariamente na camada de células basais, sendo intensificada por infecções da orelha média. Ruedi demonstrou este fato ao irritar experimentalmente a mucosa da orelha média e estimular a hiper-reatividade das células basais.[41] Como resultado obteve a formação de correntes de células escamosas em direção à orelha média a partir do MAE e subsequentemente colesteatoma.

Apesar das evidências da proliferação das células basais e invasão do tecido subepitelial serem inequívocas, elas requereriam que a membrana ou lâmina basal invaginasse junto às células epiteliais invasoras ou sofressem microrrupturas para permitir a proliferação das células epiteliais aos tecidos adjacentes para posteriormente reconstituírem-se. Para Chole e Tingling esta última hipótese seria a mais provável.[49] Segundo estes autores a membrana basal é constituída de glicoproteínas e colágeno. Colagenases específicas seriam necessárias para provocar a sua ruptura. Ao que tudo indica não só processos inflamatórios, mas as próprias células epiteliais podem secretar estas enzimas. Este fato expõe a membrana basal a rupturas associadas ou não a processos inflamatórios ativos. A perda da lâmina basal leva ao surgimento do fenômeno de "guiamento pelo contato" demonstrado no ouvido por Lim *et al.*[50] Por este fenômeno a perda da membrana basal estimularia as células basais a constituírem pseudópodos na direção do tecido subepitelial que por sua vez originariam cones epiteliais e finalmente colesteatomas.

Invaginação celular da membrana timpânica

A relativa frequência de colesteatomas localizados no ático e *aditus ad antrum* associados a defeitos na membrana de Shrapnell estimulou o interesse pelo surgimento de uma teoria para sua patogênese que pudesse justificar a preferência desta afecção em ocupar tais regiões. Como consequência a teoria da invaginação foi descrita pela primeira vez por Bezold, expandida por Witmaack nos anos 1930 e é hoje a que goza a maior popularidade entre os otorrinolaringologistas contemporâneos.[17] Ela tende a correlacionar a associação de achados bastante comuns como a retração timpânica, a presença de líquido na orelha média e colesteatoma.

Esta teoria mostra que após a obstrução da tuba auditiva, pressão negativa desenvolver-se-ia na orelha média, condição esta que quando mantida, desencadearia uma sequência de eventos mais ou menos uniformes: surgimento de efusão na orelha média, retração da *pars* flácida e colesteatoma.

Muitos consideram que o defeito localizado na membrana de Schrapnell fosse decorrente de uma perfuração timpânica e o colesteatoma explicado pela migração epitelial. Entretanto, as perfurações nesta região ocorrem em números incompatíveis quando confrontados com o volume de casos com defeitos aticais.

Wolfman e Chole produziram evidências experimentais de colesteatomas secundários a retrações timpânicas.[51] Usando cobaias cujas tubas auditivas foram obstruídas com eletrocauterização, encontraram colesteatomas em 75% dos animais sacrificados 16 semanas após o experimento inicial.

Em humanos as retrações atingem marcadamente a *pars flácida*, o que é facilmente explicado por esta porção da membrana timpânica ser mais flexível em decorrência da ausência da túnica fibrosa média.

Sendo assim, a patogênese dos colesteatomas aticais há muito já tem sido bem compreendida. Entretanto, este não é o caso dos colesteatomas dos quadrantes posterossuperiores cuja patogênese com evolução passando pelos estágios de atrofia, colapso, formação de bolsas e herniação, ainda não foi completamente elucidada. Acredita-se que o quadrante posterossuperior esteja mais sujeito a processos de atrofia decorrente de perda de sua lâmina própria. As outras regiões timpânicas podem ser afetadas pelo mesmo processo. Por exemplo, o trauma causado pela inserção de um tubo de ventilação nos quadrantes anteriores pode ser o elemento desencadeador de uma situação similar.

A perda da lâmina própria não ocorre, geralmente, nos estágios iniciais das efusões timpânicas. Ela, entretanto, torna-se aparente em episódios recorrentes ou persistentes de otite média. O mecanismo patológico pelo qual esta atrofia se desenvolve é pouco conhecido, mas sabe-se que ela acontece acima do nível do promontório, com acúmulo de fluido na região correspondente ao nicho da janela oval.

Dependendo da via de formação dos colesteatomas os danos auditivos decorrentes da sua progressão serão precoces ou tardios. A teoria de

Bezold, está fundamentada em uma disfunção tubária crônica, que provoca uma pressão negativa na orelha média, determinando uma retração timpânica.[17] Na ausência de um processo de autolimpeza, uma reação inflamatória acarreta o acúmulo de restos na bolsa de retração. A abertura desta bolsa em pseudoperfuração aceleraria o desenvolvimento do colesteatoma. Na região da *pars flaccida* em especial na região da bolsa de Prussak, há uma camada basal daquele epitélio, células com alta capacidade de multiplicação.[18]

Esta multiplicação poderá ser determinada por fatores irritativos, como a existência de uma pressão negativa prolongada, otite média e outros processos inflamatórios não determinados. Estes fatores irritativos podem determinar o desenvolvimento local do tecido epidermoide, que acaba provocando a destruição óssea local e sua propagação para dentro da caixa timpânica e estruturas da orelha média, como: ático, antro e células periantrais.

O colesteatoma adquirido primário independe da existência de uma infecção crônica na orelha média. Este é um ponto muito importante, pois, frequentemente, bolsas de retração posterossuperiores (sequelas de otites crônicas), que respeitam a *pars flaccida*, acabam por levar o tecido epidermoide para dentro das cavidades da orelha média e são confundidas com o colesteatoma primário.

O colesteatoma primário costuma evoluir de maneira silenciosa, lenta e progride fatalmente para agressões às estruturas da orelha média. As alterações auditivas costumam ser muito discretas. Em sua evolução pode alcançar o antro mastóideo sem destruir de modo considerável a cadeia ossicular e permitir, assim, uma boa audição. Outras vezes, ele compromete a cadeia ossicular, mas o corpo do colesteatoma primário pode fazer um contato entre os ossículos da orelha média, permitindo a transmissão sonora, dando assim uma ideia errônea de integridade ossicular.

Em certas situações, o colesteatoma primário pode vir acompanhado de formações de pólipos granulomatosos que se formam na região atical e podem dar origem a sangramentos eventuais, ou mesmo a inflamação da região atical e aí aparecer o sintoma dor, muito raro no colesteatoma primário.

Existe na criança, uma situação especial, que determina uma possibilidade maior da presença do colesteatoma primário, que é a fenda palatina.

Severeid relata alta incidência de colesteatoma primário em um grupo de pacientes com fenda palatina.[52] Em um estudo de 191 crianças, ele encontrou 160 delas com sérios problemas de orelha média, e destas 15 tinham colesteatoma primário. As outras 145 tinham sérios problemas de otite secretora e quase todos elas haviam sofrido pelo menos uma cirurgia para colocação de tubo de ventilação. Era uma população que, se não fosse tratada de forma adequada, seria potencialmente propensa a adquirir o colesteatoma primário.

Segundo Cody, de um total de 483 ouvidos com colesteatoma, 473 (98%) seriam colesteatomas adquiridos e só 10 (2%) seriam congênitos.[11] Encontrou 389 (82%) com colesteatomas adquiridos primários. Segundo este autor a maioria dos colesteatomas seria classificada em colesteatoma adquirido primário.

Colesteatoma adquirido secundário

Para Ruedi, esta forma de colesteatoma é quase uma consequência natural da existência de uma afecção prévia da orelha média.[53] Uma perfuração marginal na membrana timpânica, que pode ocorrer na evolução de uma otite média aguda necrosante, poderá permitir a migração da pele da orelha externa para dentro da orelha média e formação do colesteatoma.

Pode, também, ocorrer uma perfuração central da membrana timpânica, permitindo o crescimento deste epitélio queratinizado para dentro da orelha média. Nestes casos, o colesteatoma não tem aquela forma sacular básica do colesteatoma primário, mas invade a orelha média, substituindo a sua mucosa de revestimento e penetrando nos vários espaços existentes, o que dificulta sobremaneira sua eventual remoção.

Sendo o colesteatoma secundário uma complicação de um processo preexistente em uma orelha média, sua evolução é bastante diferente do colesteatoma primário. A supuração costuma ser mais abundante e as alterações auditivas costumam corresponder às encontradas na otoscopia. A perfuração é ampla e há a migração do epitélio escamoso para a orelha média. A destruição total da membrana ocorre com uma epidermização de quase toda a caixa timpânica, e as alterações da audição costumam estar relacionadas com a duração do processo supurativo e das alterações otoscópicas. As perdas de audição costumam ser condutivas, mas frequentemente estão associadas a alguma perda neurossensorial, constituindo o grupo das perdas auditivas mistas. Mesmo com rigorosos tratamentos locais, a supuração retorna quase de imediato e apresenta tendência de permanecer. As hemorragias são menos frequentes, bem como a formação de pólipos e a evolução costuma ser sem dor. Períodos de otalgia podem ocorrer quando há entrada de água no ouvido comprometido e mesmo com o uso de gotas auriculares. Cody, em sua série estudada, encontrou 84/473 (18%) de colesteatoma adquirido secundário.[11]

Para Ruedy e Fisch o colesteatoma adquirido secundário é o mais frequente.[18,38-40]

Epidermoide ou colesteatoma congênito do rochedo

De todos os pacientes que apresentam lesões do ângulo pontocerebelar há um grupo interessante com colesteatoma primário (cisto epidermoide) nessa região. Tais "tumores" são colesteatomas primários ou verdadeiros, que aparentemente derivam de restos epiteliais congênitos no ângulo pontocerebelar. Desde 1962 foram comprovados colesteatomas do ângulo pontocerebelar em nove casos tratados pelo Grupo Médico Otológico de Los Angeles. Esses cistos diferem de colesteatomas secundários ou adquiridos, resultantes de infecções da orelha média e mastoide, com perfuração timpânica. Diferem também de colesteatomas primários verdadeiros ou cistos epidermoides que ocorrem no osso temporal, sem propagação para o ângulo pontocerebelar. Quando invadem a pirâmide petrosa ou o osso temporal, o fazem de modo extradural, e é rara sua invasão por meio da fossa média ou da dura da fossa posterior.

As queixas mais comuns do paciente com colesteatoma congênito do ângulo pontocerebelar são relacionadas com o oitavo nervo craniano e são traduzidas por surdez, zumbido, instabilidade do equilíbrio e vertigem. Dor de cabeça foi sintoma frequente e interpretada como relacionada com o tamanho da massa tumoral, muitas vezes de grandes dimensões.

Os achados audiológicos desses pacientes incluem surdez neurossensorial do tipo retrococlear, do lado afetado. Audiograma costuma mostrar que a discriminação apresenta-se extremamente reduzida, em contraste com o nível de audição para sons puros. A presença de hemiespasmo facial intermitente e descontrolado, atingindo qualquer parte da face, pode ser ocasionalmente observada. Exames vestibulares revelam diminuição de reações. Avaliação radiológica, com RX simples do crânio e da pirâmide petrosa, pode revelar meato acústico interno normal. O uso de radiografias de contraste com pantopaque da fossa posterior (TC) foi de grande valia na determinação pré-operatória exata da natureza do tumor do ângulo pontocerebelar. Na maioria das vezes é possível diferenciar colesteatoma de neuroma do acústico, que é mais comum. O estudo com contraste geralmente fornece aspectos característicos, pois os colesteatomas são lobulados, em contraste com a forma arredondada e de contornos lisos dos meningiomas e neuromas do acústico. O exame do liquor mostra conteúdo proteico normal, apesar da grande massa tumoral. Há certos dados indicativos do colesteatoma do ângulo pontocerebelar: hemiespasmo facial; baixa discriminação, muito inferior a que seria razoável em comparação com a perda média para sons puros, e conteúdo proteico normal ou pouco elevado do liquor.

Rubinstein refere que os epidermoides são considerados colesteatoma tipicamente congênitos.[54] Originam-se de epitélio aberrante no momento do fechamento do sulco neural entre a terceira e quinta semanas e são considerados como malformações blastomatosas. Sua localização tem preferência nas cisternas subaracnoides ou na tela coróidea dos ventrículos; ângulo pontocerebelar, região do quiasma ou área pituitária, fissura longitudinal e corpo caloso anterior; corpo caloso posterior, fissura silviana, quarto ventrículo e linha média cerebelosa; diploe do crânio e medula espinal.

Para Fromm a maioria se encontra no ângulo pontocerebelar e representa 6 a 7% dos tumores intracranianos.[55] Nager acredita que a aparência macroscópica e microscópica destes tumores seja exatamente igual à de um colesteatoma da orelha média.[56] Microscopicamente aparece o epitélio estratificado germinativo e córneo, e grande quantidade de restos epidérmicos no interior da massa colesteatomatosa. O crescimento destes tumores é muito lento dando uma sintomatologia escassa ou nula durante anos, até que com seu crescimento lesem ou afetem as raízes nervosas dos nervos cranianos; os mais afetados são o acústico-vestibular, o facial e o trigêmeo.

Quando aparecem lesões, os epidermoides são de grande tamanho, pois as estruturas intracranianas são muito resistentes às lesões que o crescimento colesteatomatoso produz. Se esta massa se infecta, as lesões serão mais graves e intensas, produzindo alterações neurológicas profundas e em certas ocasiões irreversíveis. Nestes casos os epidermoides são rotulados como de etiologia congênita ou otoneurológica. Estes crescerão, sobretudo, no ápice do rochedo e em seu crescimento produzirão lesões do conduto auditivo interno e labirinto. Afetam frequentemente o nervo acústico-vestibular, o nervo facial, o labirinto por lesão do canal semicircular superior e cóclea.[57,58] Estas lesões, em seu crescimento, podem produzir meningite, abscesso cerebral e trombose do seio lateral.[58] Neste tipo de lesão que ocupa espaço, a etiologia está dividida entre a teoria congênita, a migratória e a metaplásica, embora outros autores falem de uma etiologia por inclusão epitelial depois de um traumatismo.

Colesteatoma pediátrico

Para Sudhoff e Tos, existem referências sobre o colesteatoma ser mais agressivo e ter um prognóstico menos favorável em crianças do que em adultos.[59] Smyth *et al.* consideram, inclusive, que o comportamento clínico do colesteatoma pediátrico é tão diferente do adulto, que deveriam ser consideradas duas doenças distintas.[60]

Quaranta *et al.* tentaram verificar se, em crianças, o comportamento clínico dos colesteatomas depende de características histomorfológicas da perimatriz.[61] Compararam o número de plasmócitos, linfócitos, macrófagos, granulócitos e células gigantes na perimatriz de amostras retiradas de 30 pacientes com menos de 16 anos com as de 30 adultos, utilizados como controle. Os resultados sugeriram que, nas crianças, o número de elementos inflamatórios mononucleares da perimatriz seria maior que nos adultos, com evidente atividade da enzima colagenase. Com base nesse comportamento, os autores sugeriram que as características da perimatriz poderiam exercer um importante papel na patogênese do colesteatoma, podendo ser um dos fatores que justificaria as diferenças clínicas entre crianças e adultos.

Bujia *et al.* analisaram a expressão de MIB1 (anticorpo monoclonal marcador de proliferação celular) em 20 colesteatomas de crianças, tendo como controles 15 colesteatomas de adultos e pele do conduto auditivo externo.[62] A análise imuno-histoquímica mostrou índices normais na epiderme do canal, e níveis aumentados em ambas as categorias de colesteatomas. Entretanto, o número de células em proliferação foi significativamente maior no grupo pediátrico ($p < 0,01$). Quando foram comparados colesteatomas infectados com não infectados, não foi encontrada diferença significativa, sugerindo que o índice de proliferação poderia ser independente de fatores externos.

Por outro lado, Edelstein acredita que o colesteatoma infantil seria menos expansivo, o que levaria a uma incidência menor de complicações, e que os adultos seriam mais suscetíveis à paralisia facial, infecção intracraniana, fístula labiríntica e erosão ossicular.[63] Discordando desse autor, Darrouzet *et al.* sugeriram que a menor quantidade de complicações, no grupo pediátrico, poderia dever-se ao fato de que neste grupo o tempo de evolução da doença está, em média, abaixo do encontrado nos adultos.[64]

Entretanto, é consenso entre a maioria dos autores que o colesteatoma recorrente, ou seja, o desenvolvimento de um novo colesteatoma após tratamento cirúrgico, e o colesteatoma residual, que é o originado do crescimento de partes do colesteatoma não removidas totalmente durante a cirurgia, são mais comuns no grupo pediátrico, sendo de 30% a taxa de recorrência média, comparada com 3 a 15% em adultos.[65] Prescott acompanhou 81 crianças com otite média crônica colesteatomatosa, em um estudo de 10 anos, encontrando um percentual de recorrência de colesteatoma de 12%.[66] Já Lino *et al.* realizaram um estudo em 83 crianças com OMS e encontraram 25% de recorrência, enquanto o colesteatoma residual foi diagnosticado em 42%.[67] Estes autores sugeriram que a recorrência de colesteatomas poderia estar intimamente relacionada com a disfunção da tuba auditiva e que a alta taxa de proliferação da matriz poderia ser a responsável pelos colesteatomas residuais.

Ruah *et al.* sugerem que a persistência do mesênquima e a grande reação inflamatória observadas na parte flácida e no quadrante posterossuperior da parte tensa da membrana timpânica, bem como as alterações no colágeno e na elastina, observadas nas otites médias purulentas e serosas, podem representar uma justificativa patológica para o desenvolvimento típico dos colesteatomas em crianças.[68]

FATORES ETIOPATOGÊNICOS

Smyth, com relação à origem do colesteatoma, seja congênito, migratório ou metaplásico, acha que existe o que podemos chamar de fatores etiopatogênicos, que põem em marcha o que potencialmente seria um colesteatoma.[69] No caso do colesteatoma congênito (inclusão epitelial), acredita-se que os fatores etiopatogênicos, sejam principalmente a disfunção tubária e a persistência de otite secretora, propiciando-se que restos epiteliais cresçam e se desenvolvam formando o colesteatoma. É por isso que em 75% dos casos em que há colesteatoma com tímpano íntegro, existem antecedentes de disfunção tubária ou infecção otológica.

Estudando a teoria metaplásica, Smyth admite que para o epitélio da orelha média se transformar em epitélio escamoso queratinizado também terá de existir um fator irritativo ou inflamatório que desencadeie o crescimento das células epiteliais.[69] A presença deste fator irritativo é preponderante para que isso ocorra. Esta é a razão por que os colesteatomas podem ter períodos de crescimento rápido e posteriormente períodos em que permaneçam estacionários.

Seriam estes fatores etiopatogênicos os que controlariam o crescimento dos colesteatomas, razão pela qual existem tantas recidivas nos colesteatomas infantis. Admite que estes colesteatomas possam ser considerados mais "agressivos" que no adulto. Observou que estes são mais expansivos e maiores que nos adultos, mas acredita-se que os processos rinofaríngeos sejam os causadores da disfunção tubária e sejam muito mais frequentes nas crianças e por esta razão, explicam-se as frequentes recidivas nestes casos.

Smyth é de opinião de que para eliminar um colesteatoma nós devemos extirpá-lo cirurgicamente e no caso em que a extirpação não seja total, há tendência de surgir um colesteatoma residual.[69] Se persistirem as causas etiopatogênicas que ocasionaram a formação do colesteatoma, formar-se-á um colesteatoma recidivante. No caso das crianças, em consequência da dificuldade de se eliminar os fatores rinofaríngeos que produzem as disfunções tubárias, a recidiva do colesteatoma é mais frequente.

A persistência dos fatores etiopatogênicos seria, pois, a verdadeira causa do colesteatoma recidivante. Por esta razão, explica-se a grande frequência de recidivas do colesteatoma quando são empregadas técnicas fechadas, pois elimina-se a consequência que é o colesteatoma, mas não o fator (etiopatogênico) que fará com que se forme um novo colesteatoma.

Contudo, nem todas as técnicas fechadas fracassam. Quando não há recidiva, é porque se tem certeza de que foram eliminados tanto o colesteatoma em si quanto os fatores etiopatogênicos.

Por meio das teorias básicas do colesteatoma (congênita, migratória e metaplásica) tenta-se explicar a origem das três formas clínicas dos colesteatomas: com o tímpano fechado, atical e mesotimpânica.[69] Acrescentamos a estas teorias, a propagação intrapetrosa do colesteatoma e o colesteatoma do conduto auditivo externo.

Colesteatoma com tímpano fechado

São os que aparecem com integridade da membrana timpânica (Fig. 1-1). A inclusão epitelial, no caso do colesteatoma da orelha média com tímpano fechado, costuma dar-se em dois pontos: no ático e nos arcos do estribo. Com o crescimento haverá exteriorização através do ático ou da perfuração mesotimpânica. A origem e o crescimento na zona do estribo produzirão, como primeiro sintoma, hipoacusia, pela destruição da cadeia ossicular e com seu crescimento posterior, perfuração mesotimpânica. Estes colesteatomas aparecem fundamentalmente na infância. Quando têm a sua origem na zona atical, não produzirão sintomatologia alguma, até que se produza a sua exteriorização e a infecção secundária. Neste estágio não podemos rotulá-los como colesteatomas com tímpano íntegro. A raridade que se atribui a esta forma clínica dos colesteatomas, deve-se a não descoberta em seus estágios precoces pela escassa sintomatologia que dão, e em segundo lugar, em virtude da impossibilidade de poder afirmar-se com segurança sua origem congênita quando já se exteriorizaram. Esses tipos de colesteatoma são entidades clínicas bem definidas e amplamente estudadas por diversos autores: House, Derlacki e Clemis, Cawthorne, House e Sheehy, Charachon et al., Sana e Zini.[9,70-74]

Colesteatomas aticais e mesotimpânicos

Sadé et al. acreditam que estes colesteatomas em sua forma clínica apresentem-se com perfuração atical ou mesotimpânica e são considerados como colesteatomas adquiridos, sejam primários ou secundários (Fig. 1-2).[45,75] As teorias, que mais têm explicado sua origem, são as migratórias e as metaplá-

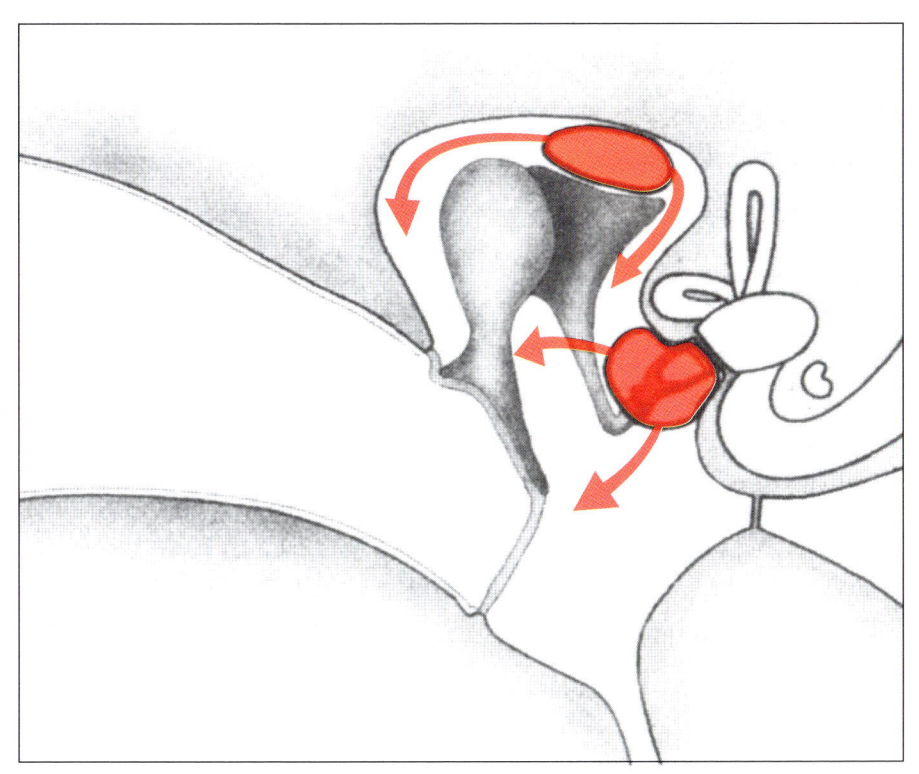

Fig. 1-1. Origem das inclusões epiteliais (mesotímpano e ático).

sicas. A forma clínica que mais frequentemente aparece nestes colesteatomas é a bolsa de retração *(retraction pocket)* ou invaginação e atelectasia.

Segundo Sadé *et al.* a bolsa de retração da *pars tensa* para o promontório, chamada de atelectasia, foi classificada em:[75]

1. **Bolsa de retração da *pars tensa* para promontório ou atelectasia:**
   - *Estágio I:* bolsa de retração ligeira da membrana timpânica.
   - *Estágio II:* retração acentuada, a membrana timpânica está em contato com o ramo longo da bigorna ou com o estribo.
   - *Estágio III:* a membrana timpânica está em contato com o promontório.
   - *Estágio IV:* otite adesiva – existe uma aderência ou uma transformação da mucosa do promontório pelo tecido epitelial timpânico. Sadé *et al.* notaram que o tímpano atelectásico pode perfurar espontaneamente, o que os autores chamam de estágio V; quando isto ocorre é precedido de uma atelectasia estágio III ou IV (Fig. 1-3).[75]

CAPÍTULO 1 — Colesteatoma

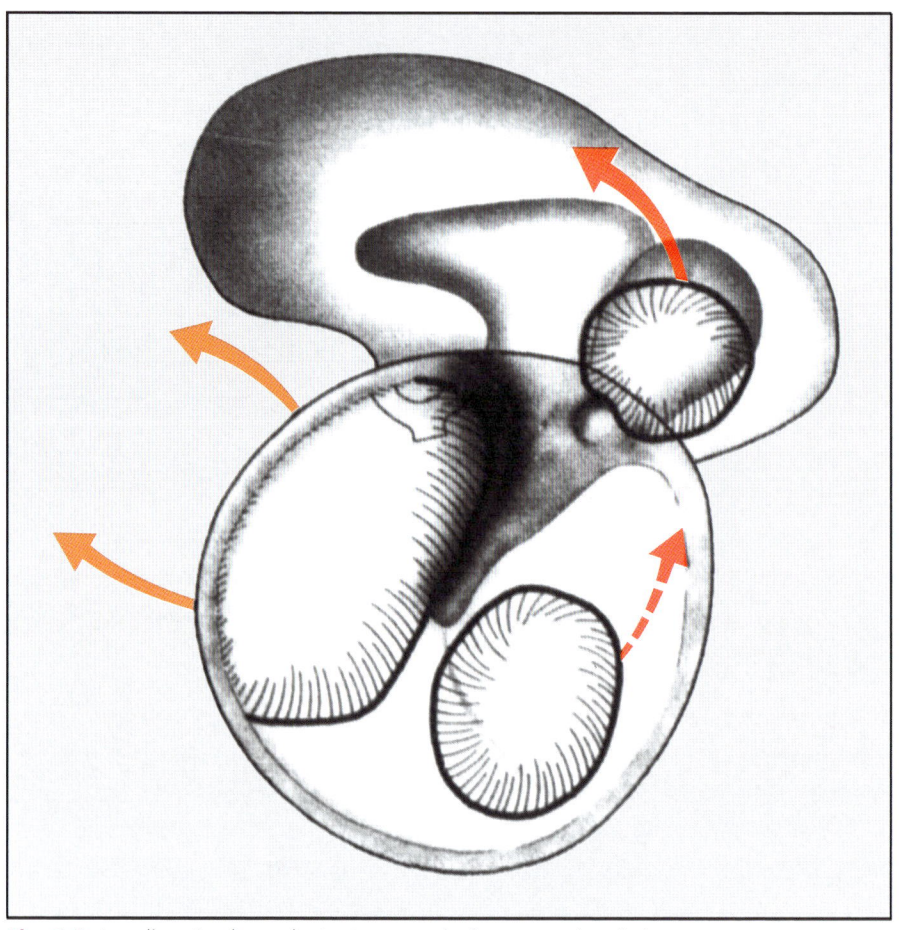

Fig. 1-2. Localização dos colesteatomas aticais e mesotimpânicos.

2. **Retração da *pars tensa* para dentro do ático *(retraction pockets)*:** nestes casos, existe uma depressão da membrana timpânica que pode erodir o ramo longo da bigorna.
   - *Pequena bolsa de retração* em que o fundo é facilmente visível.
   - *Bolsa de retração grande*, na qual o fundo é dificilmente visível, mas com ajuda do microscópio pode ser visto. Se estas bolsas se infectam podem ser consideradas como colesteatomas, mas os detritos e a queratina são eliminados espontaneamente.
   - *Bolsa de retenção colesteatomatosa* na qual a bolsa de retração está cheia de queratina e detritos, que não podem ser limpos na sua totalidade, mesmo com a ajuda do microscópio. Só este terceiro caso é que pode ser considerado como um verdadeiro colesteatoma.

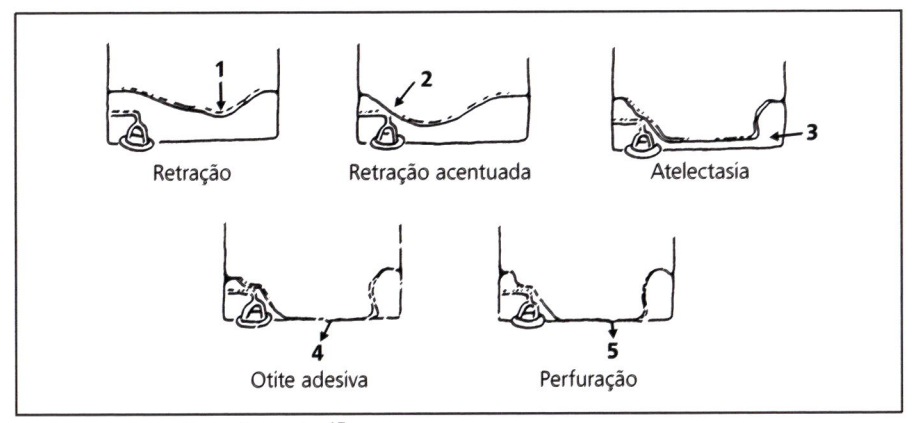

Fig. 1-3. Graus de atelectasia.[45]

3. **Retração da membrana de Shrapnell ou métula:** são depressões que existem na membrana timpânica em sua *pars flaccida*. Elas podem ser pequenas ou grandes, secas ou úmidas, e a estrutura óssea ao redor dela pode estar intacta ou destruída de alguma forma. Sadé *et al.* usam o termo "métula" como sendo depressão-retração.[75]
   - *Micrométula:* quando só existe uma leve depressão atical (pequena bolsa de retração de Shrapnell).
   - *Métula:* quando a partir da depressão atical, existe uma erosão óssea dessa região, podendo-se observar a cabeça do martelo (bolsa de retração de médio tamanho da Shrapnell) (Fig. 1-4).
   - *Macrométula:* quando já existe uma maior erosão óssea e a cabeça do martelo pode ser vista (bolsa de retração de grande tamanho de Shrapnell). A queratina que aí se acumula é dificilmente eliminada. Estes serão os verdadeiros colesteatomas aticais (aticotomia natural).

As localizações mais frequentes das bolsas de retração são o ático e o mesotímpano. Para que se formem, deve existir fundamentalmente a disfunção tubária. Isto é o que ocasionaria uma pressão negativa intratimpânica e provocaria comprometimentos da orelha média (agudos e crônicos). As infecções repetidas produziriam alterações na membrana timpânica, com diminuição da espessura desta. Esta diminuição da espessura da membrana, junto à pressão negativa intratimpânica, ocasionaria as chamadas bolsas de retração. Se estas condições persistem, a progressão do crescimento destas bolsas dará origem a verdadeiros colesteatomas que produzirão lesões ósseas do MAE. O acúmulo de queratina e detritos da pele provocarão infecções secundárias e formarão um círculo vicioso que dará origem ao co-

CAPÍTULO 1   Colesteatoma

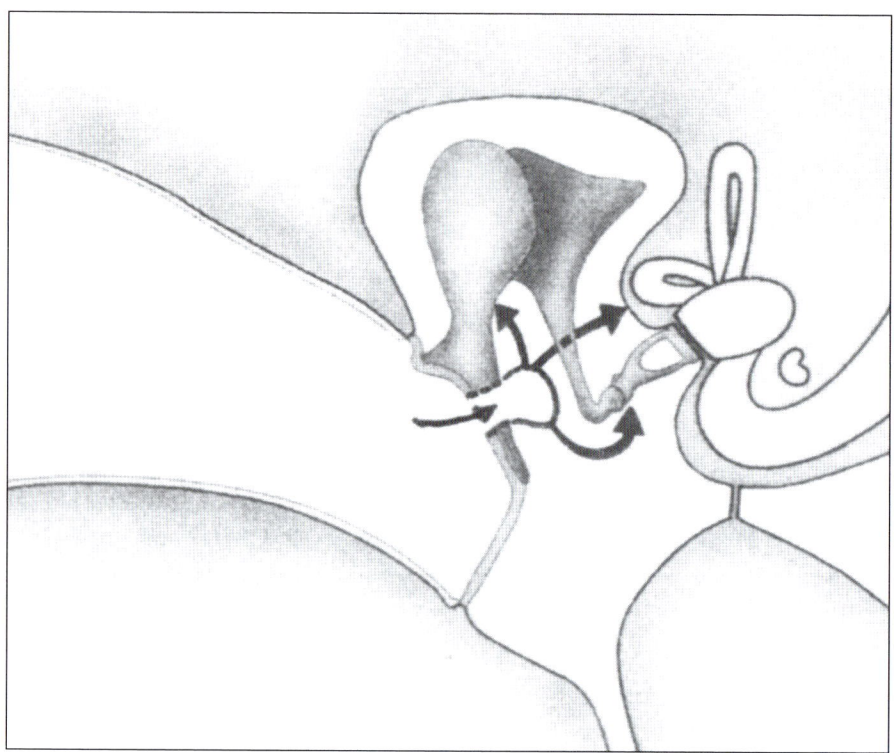

Fig. 1-4. Extensão das bolsas de retração mesotimpânica com possível malformação de colesteatoma quando não existe a autolimpeza das escamas.

lesteatoma. O crescimento destes colesteatomas será para o ático e a mastoide nas bolsas de retração mesotimpânicas (Fig. 1-5).

Nestes casos quando já há um colesteatoma desenvolvido e formado podem existir, além da perfuração mesotimpânica, lesões aticais e lesões na região mesotimpânica que podem, no seu crescimento ulterior, produzir uma lesão completa da membrana timpânica, assim como o desaparecimento de todos os ossículos. Nos casos em que existe uma invaginação ou bolsa de retração atical, se esta evolui, produz uma destruição da parede externa do ático e existirá, em etapas posteriores, o enchimento da bolsa por queratina e detritos com infecção secundária. A progressão desta bolsa ocorre para a mastoide e mesotímpano, podendo, em etapas posteriores, destruir toda a membrana timpânica e os ossículos. Portanto, vemos que as lesões, sejam aticais ou mesotimpânicas podem conduzir a uma mesma forma clínica do colesteatoma.

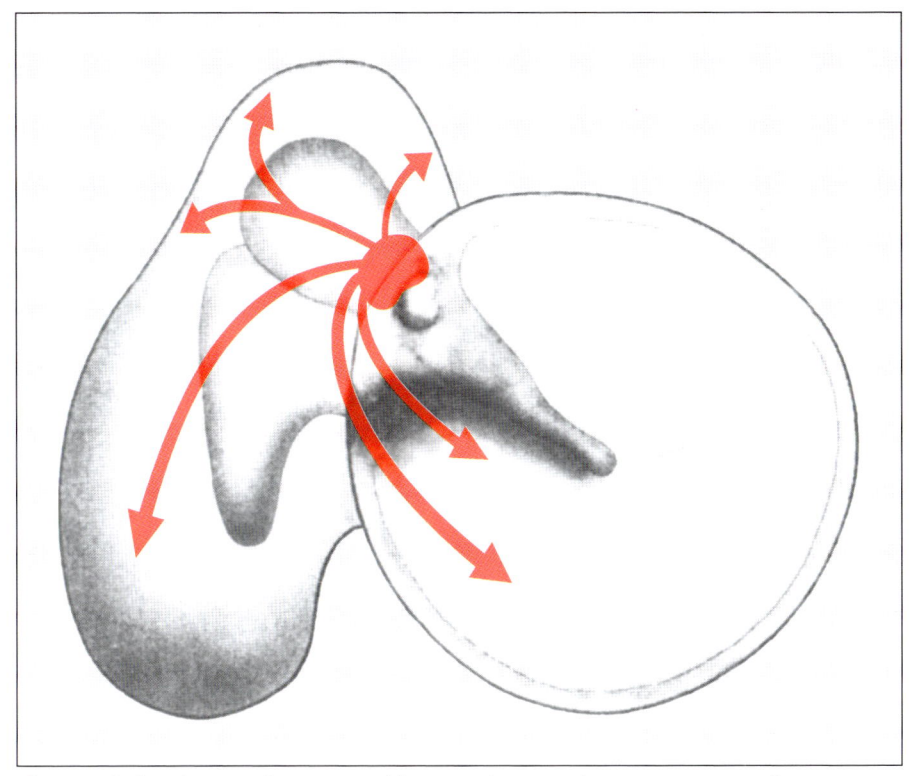

Fig. 1-5. Bolsa de retração com enchimento de queratina em sua extensão, para o *aditus*, o centro e o mesotímpano.

Ainda que clinicamente exista uma grande evidência de que o colesteatoma se forme por este mecanismo, Sadé *et al.* põem em evidência a possibilidade da não formação deste, ainda que ocorram as condições ideais para a formação de bolsas de retração.[75] Temos, por exemplo, os casos de tubos de ventilação (microdrenos): existem condições favoráveis para uma migração do epitélio por meio da perfuração criada, já que ocorre também uma disfunção tubária; os colesteatomas poderiam formar-se a partir da bolsa de retração após a retirada do microdreno, porém esta hipótese de formação do colesteatoma, não foi comprovada.

Armstrong e Charlotte, e Pahor descreveram casos de formação de colesteatomas depois da inserção em repetidas ocasiões de tubos de ventilação.[76,77] Observaram, também, a pouca incidência de bolsas de retração nos pacientes operados de estapedectomia, ainda que tivessem disfunções tubárias concomitantes. Nestes casos ocorrem lesões ósseas marginais e, em muitos casos, microtraumatismos da membrana timpânica e do ângulo fibrocartilagíneo. Não encontraram formação de bolsas de retração ou colesteatoma nestes casos.

Propagação intrapetrosa do colesteatoma da orelha média

Para Wayoff et al., a extensão sublabiríntica anterior é feita acima da segunda porção do nervo facial e do gânglio geniculado na frente da ampola do canal semicircular superior para se desenvolver entre o vestíbulo (do lado de fora), o conduto auditivo interno (do lado de dentro) e a cóclea (embaixo).[78] Estes elementos podem estar desnudos ou abertos e em certos casos o endósteo vestibular resiste e em outros casos está rompido. A extensão retrolabiríntica é feita através do canal semicircular superior (ou anterior) e acima do canal semicircular posterior. O colesteatoma propagando-se em profundidade pode atingir por trás a mesma zona entre o conduto auditivo interno (ao redor) e o vestíbulo (por fora) para se desenvolver na vizinhança da primeira porção do nervo facial.

A extensão translabiríntica pode atingir a mesma zona, a artéria subeminência arqueada e a fissura petromastóidea.

Enfim, a extensão sublabiríntica vai depender da altura do golfo da jugular interna. Se este é muito alto, ele levanta e fecha o ângulo posteroinferior da caixa. Ao contrário, se é pouco marcado, os grupos celulares partem do hipotímpano e da região retrofacial e occipitojugular, reúnem-se sob o labirinto para formar uma vasta trave celular sublabiríntica deslizando na direção da ponta do rochedo, passando pelo nervo facial sob o labirinto e sob o conduto auditivo interno. O colesteatoma pode insinuar-se nessas diferentes zonas e em particular na parte posterior da caixa timpânica, nas células posteriores do hipotímpano ao redor do nervo facial para se propagar em direção à trave intersinusofacial. Ele pode desenvolver-se à frente ou na vizinhança da carótida interna ou ainda nas células do hipotímpano anterior podendo-se estender ao assoalho da tuba auditiva. O colesteatoma pode ser mais maciço e pode, na profundidade, formar uma massa única ou polilobulada para atingir a ponta do rochedo. Ao passar, ele rechaça (atrás) o golfo da jugular interna, rechaça ou desnuda (na frente) a carótida interna e pode desnudar a cóclea e, ainda, o conduto auditivo interno.

Colesteatoma de conduto auditivo externo

Colesteatoma é uma doença da orelha média e raramente é visto no meato auditivo externo (MAE). O primeiro a descrever a lesão nessa região, consistindo de epitélio de descamação, foi Toynbee, em 1850. O colesteatoma do MAE clinicamente apresenta-se com dor crônica, unilateral, otorreia, sem comprometimento auditivo importante, membrana timpânica intacta, ocorrendo mais comumente em idosos.

A formação do MAE é considerada resultado do envolvimento do epitélio escamoso estratificado no conduto auditivo, em uma cavidade onde também é encontrado sequestro da área da superfície de parede óssea por erosão (Fig. 1-6).[79]

Quanto à sua etiologia, acredita-se que seja decorrente de um processo cirúrgico, traumático, estenose do canal auditivo externo, obstrução do canal auditivo externo ou que ocorra espontaneamente. Para Holt, o MAE desenvolvido após a cirurgia, no local da incisão timpanomeatal, ocorre, provavelmente, decorrente dos bordos invertidos para o interior do meato.[80] Uma outra origem do MAE pode resultar de trauma, destruindo a integridade da pele do canal; ambos os bordos podem crescer para o interior ou o epitélio ser implantado diretamente, produzindo o MAE.

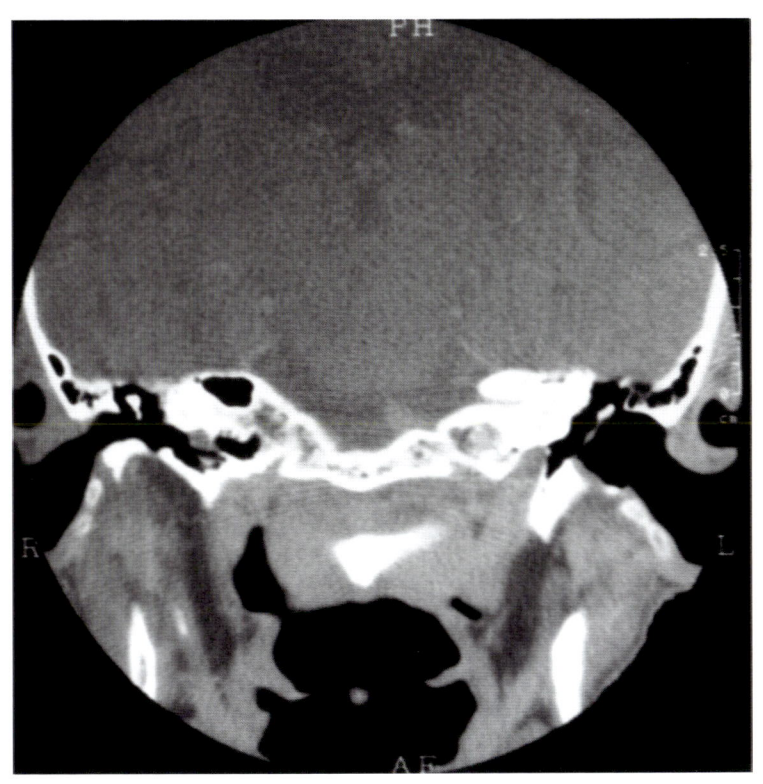

Fig. 1-6. Colesteatoma no MAE. A imagem do corte coronal mostra a destruição do MAE esquerdo.

O pós-trauma ocorre nas complicações de doenças em que o tecido mole e defeitos ósseos estão presentes, no qual o trauma, leva à estenose do conduto ou atresia. A contusão interna do pavilhão auricular pode causar rompimento da pele do meato na junção osseocartilaginosa e cessar a formação estrutural. A estenose pode ser resultado de pós-cirurgia, trauma, alterações térmicas ou químicas, deformidade congênita ou paciente que induz o trauma mecânico. O canal pode tornar-se obstruído por um tumor ou osteoma.

Algumas orelhas sugerem que o epitélio superficial anormal pudesse iniciar esta doença. A pele pode perder a capacidade de promover migração epitelial. A borda entre o meio da parede anterior e inferior do conduto auditivo é evidentemente a área de predisposição para o desenvolvimento do MAE.

Em alguns pacientes pode ocorrer desenvolvimento espontâneo do MAE sem conhecimento da causa específica.[81]

A exata patogenia do colesteatoma do MAE é ainda desconhecida. Biber e Bunting acreditam que o colesteatoma primário do MAE não existe e é processo secundário à inflamação ou ao colesteatoma de orelha média.[81,82]

Um estudo muito interessante publicado por Makino e Amatsu mostra que quando há falta de suprimento sanguíneo da membrana timpânica e do MAE, o distúrbio de migração epitelial estava presente.[83] Eles também encontraram taxa de redução migratória do MAE em pacientes com membrana timpânica anormal e colesteatoma do MAE quando comparado com os ouvidos normais.

Embora haja alguma confusão entre colesteatoma do MAE e *keratosis obturans*, a diferenciação tem sido feita entre essas duas lesões do canal auditivo externo. Quando a *keratosis obturans* é excluída, o colesteatoma do MAE é relativamente um problema otológico raro. Pipergerdes *et al.* reportaram 19 casos de colesteatoma do MAE.[84] Anthony e Anthony mostram que a incidência do colesteatoma do MAE foi aproximadamente um para 1.000 novos pacientes otológicos.[85]

Bhide recomenda tratamento cirúrgico para colesteatoma do MAE enquanto *keratosis obturans* é usualmente tratado com terapia conservadora e observação.[86]

Naiberger *et al.* mostram as diferenças patológicas entre colesteatoma e *keratosis obturans* e acreditam em tratamento cirúrgico para colesteatoma do MAE com base em seus achados patológicos.[87]

Para Garin, um cuidadoso exame sob microscópio cirúrgico foi de extrema importância para a avaliação de seus pacientes.[88]

No diagnóstico diferencial deve-se sempre lembrar em colesteatoma iatrogênico, otite externa maligna, neoplasmas benignos e malignos do conduto.

A tomografia computadorizada (TC) de alta resolução do osso temporal tem sido usada para determinar a extensão do colesteatoma, nos dias atuais.

Deve-se considerar a queratose obliterante no diagnóstico diferencial do MAE, como sendo uma entidade distinta do ponto de vista clínico e patológico. O acometimento é uni ou bilateral, com perda condutiva rara e otorreia; ocorre em indivíduos jovens, podendo estar associada a quadro de sinusite e bronquiectasia. O tratamento conservador pode ser apropriado quando se consegue observar a extensão óssea e o paciente não tem dor crônica, porém necessita de seguimento clínico. Pode haver remissão da otorreia com a limpeza por meio do uso de solução álcool-acidobásica complementando o tratamento médico. Smith usa o 5-fluorouracil tópico no controle do MAE quando medidas habituais têm insucesso; este parece reduzir a otorreia.[89]

Os testes auditivos devem ser realizados em todos os pacientes, e o diagnóstico deve ser estabelecido mediante biópsia.

O tamanho e a profundidade da erosão óssea, o aspecto da lesão sob microscópio, através do MAE, e a extensão para o interior da orelha média e/ou mastoide são fatores determinantes ao tipo de procedimento a ser tomado. Muitos desses pacientes podem ser beneficiados no consultório com o debridamento e a curetagem da orelha sob anestesia local. O acompanhamento a longo termo é necessário para detectar e tratar possíveis recorrências.

Muitos estudos ainda serão necessários para determinar a exata etiologia deste interessante problema otológico.

Holt propôs três estágios de MAE, para orientação quanto ao tratamento:[80]

1. Superficial (pequeno defeito), localizado em pequena cavidade.
2. Localizado em cavidade de canal auditivo.
3. Extensão para região mastoide.

O critério para a cirurgia pode incluir:

A) Dor crônica apesar do tratamento medicamentoso.
B) Repetidas infecções e otorreia com um risco de seleção de microrganismos resistentes ao uso tópico de antibiótico.
C) Colesteatoma com paralisia facial ou vertigem crônica.

D) Extensão progressiva do colesteatoma durante o tratamento.
E) Tomografia computadorizada do osso temporal mostrando uma extensão do colesteatoma para hipotímpano, *domus* jugular, mastoide e/ou paralisia facial ou vertigem.
F) Colesteatoma de MAE em paciente diabético ou imunodeprimido (pacientes predisponentes para otite externa maligna).

Em paciente com área de erosão extensa e dor crônica auricular, é necessária a remoção cirúrgica do saco do MAE e do osso necrosado. Quando nenhuma extensão para dentro da mastoide é encontrada, uma abordagem retroauricular é feita, o saco do colesteatoma é removido, seguindo-se a curetagem do osso necrótico e a área cruenta é enxertada com fáscia temporal. Quando há extensão para dentro das células da mastoide, uma mastoidectomia radical modificada é realizada com remoção da parede posterior e preservação de membrana e ossículos. Outra abordagem é deixar o canal aberto e reparar o defeito ósseo.

Pipergerdes *et al.* observaram que certos colesteatomas ocupam às vezes o MAE (rolha epitelial) e a orelha média, às vezes desnudando o nervo facial sendo que a sua terceira porção pode estar livre no interior do colesteatoma.[84] Em outros casos, o colesteatoma pode penetrar na orelha interna. É, então, a segunda porção e o cotovelo do nervo facial que são cercados pelo colesteatoma.

A cirurgia dessas lesões deve ser muito prudente para evitar uma lesão do nervo facial. Sob o aspecto patogênico é difícil dizer se o ponto de partida do colesteatoma foi o meato ou a orelha média. Esses autores mostram três observações de tais lesões penetrando no assoalho do conduto ao redor do ânulo. Em dois casos, a lesão estava relativamente limitada, em um caso, o saco colesteatomatoso desnudava a terceira porção do nervo facial em 1 cm e ocupava a ponta da mastoide. O resto da orelha média estava são.

Os sintomas, dor e supuração, levam ao diagnóstico diferencial com o câncer do MAE, com a osteíte do diabético e a rara osteíte benigna circunscrita do conduto. É também possível encontrar um pequeno colesteatoma do assoalho do conduto na extremidade superior de uma fístula da primeira fenda branquial.

Conclui-se que:

- O colesteatoma do MAE é uma entidade otológica que não deve ser confundida com *keratosis obturans*.
- Habitualmente ocorre em pacientes acima de 40 anos.

- O MAE inferoposterior é mais comumente acometido embora a extensão para a orelha média e/ou mastoide também seja possível.

O tratamento de escolha é a cirurgia. Os procedimentos cirúrgicos serão orientados de acordo com a extensão do processo da doença de cada paciente.

Patogenia do colesteatoma adquirido

Quanto à gênese do colesteatoma adquirido, muito já se discutiu e nos dias de hoje há um consenso sobre a sua classificação em primário e secundário e sobre as respectivas teorias para explicar a origem de cada um destes subtipos. A patogênese do colesteatoma adquirido está diretamente relacionada com as afecções da orelha média, quer por disfunções crônicas da tuba auditiva, quer por infecções causando uma perfuração da membrana timpânica. Tanto o aparecimento quanto a evolução de um colesteatoma são multifatoriais e estão relacionados com as características genéticas e de biologia molecular de suas células. O potencial migratório das células do meato, justatimpânicas, é dado por citoqueratinas com características de proliferação que só aparecem em doenças epidérmicas hiperproliferativas benignas e zonas submetidas à pressão e atrito. Este potencial é reativado quando estimulado por forças físicas que exercem pressão ou por processo infeccioso, como ocorre no colesteatoma. Desde que esse processo se inicie, tanto a inflamação decorrente da otite média secretora quanto à infecção bacteriana estimulam a liberação de citocinas. Essas propriedades fazem os colesteatomas terem comportamentos individuais, uns mais, outros menos agressivos. Uns com características recidivantes, outros não.[90]

Entre as diversas estruturas descobertas nos eventos da resposta inflamatória e homeostasia do corpo humano, as citocinas vêm sendo o principal alvo de pesquisas.[91] Vários trabalhos utilizando métodos imuno-histoquímicos possibilitaram a análise mais detalhada das citocinas e sua participação na etiopatogenia do colesteatoma.

Estudos imuno-histoquímicos trouxeram progressos no diagnóstico de diversas doenças, permitindo a identificação de proteínas específicas de determinado tecido por meio de uma reação antigenoanticorpo, o que não é possível com as técnicas histológicas convencionais, demonstrando, assim, que a inflamação estimula a liberação de citocinas, e estas estimulam o processo inflamatório, desencadeando uma reação em cascata.

As citocinas são proteínas produzidas pelas células em resposta ao processo inflamatório e atuam modificando as suas próprias características e das células adjacentes. Muitas delas já foram estudadas e definidas, umas causando vasodilatação, outras, osteólise, outras, migração de mastócitos e/ou de células epiteliais, e ainda, formação de tecido de granulação. Esta interação entre as citocinas acaba sendo, ao mesmo tempo, causa e efeito do comportamento agressivo do colesteatoma.

O colesteatoma da orelha média faz parte do cotidiano dos otorrinolaringologistas e ainda nos dias atuais muitas de suas características permanecem controversas quanto à sua etiopatogenia e agressividade.

O colesteatoma possui características hiperproliferativas, que estão relacionadas com a presença de citoqueratinas (CK) e do Ki-67.[90] As citoqueratinas são filamentos proteicos do citoesqueleto das células epiteliais. O colesteatoma e o epitélio do meato acústico externo, por serem histologicamente semelhantes aos tecidos epidérmicos, possuem as citoqueratinas.[92,93] O interessante é que existe uma citoqueratina no colesteatoma que não aparece na mucosa da orelha média, nem no epitélio da maior parte do MAE, que é a CK 16. Essa citoqueratina é característica de células epiteliais em estágio de hiperproliferação. Aparece em todas as doenças epidérmicas hiperproliferativas benignas como psoríase, queratose actínica, dermatite seborreica e verrugas, ou malignas como carcinoma espinocelular. Também está presente em zonas submetidas à pressão (pés e polpa digital) e no epitélio de revestimento dos folículos pilosos. Aparece nas camadas suprabasais da matriz do colesteatoma, mostrando que este epitélio, apesar de histologicamente ser semelhante à pele normal, tem comportamento hiperproliferativo. O Ki-67 é um antígeno nuclear que aparece nas células em estágio de multiplicação (fases G1, S, G2 e M do ciclo celular). A presença do Ki-67 em todas as camadas do epitélio do colesteatoma confere a este características hiperproliferativas.[91]

As citocinas compreendem um grande número de glicoproteínas de baixo peso molecular (menor que 80 kD), que atuam na intercomunicação celular. Podem ser secretadas e/ou expressas em membranas celulares ou armazenadas na matriz celular. Um dos aspectos mais importantes dessas proteínas é o amplo espectro e potencial de ações. Podem ser produzidas por qualquer célula do corpo com exceção dos eritrócitos. São importantes na estimulação e na supressão dos eventos da resposta imune, desencadeando e coordenando a resposta inflamatória, assim como os processos de cicatrização e remodelação tecidual.

Atualmente o termo citocina é usado como um nome genérico para um grupo diverso de proteínas e polipeptídios solúveis, que agem como reguladores humorais em uma pequena concentração.[94]

As citocinas são também chamadas de citoquinas, linfocinas, monocinas, imunotransmissores, imunocitocinas, quimiocinas, interleucinas e interferons. Na imunidade natural, as citocinas efetoras são produzidas principalmente por fagócitos mononucleares e costumam ser chamadas, portanto, monocinas. A maioria das citocinas da imunidade específica é produzida por linfócitos T ativados, e tais moléculas comumente são chamadas linfocinas.

Algumas citocinas compartilham a capacidade de estimular o movimento leucocitário (quimiocinese) e o movimento dirigido (quimiotaxia) e têm sido coletivamente chamadas "quimiocinas", uma contração de citocinas quimiotáticas. Uma hipótese importante gerada na década de 1970 foi que as citocinas eram sintetizadas principalmente por leucócitos e primariamente atuavam sobre outros leucócitos e, desta forma, poderiam ser chamadas interleucinas (IL).[91]

As citocinas mais estudadas no colesteatoma adquirido são:

- *Interleucina 1 (IL1):* é produzida principalmente pelos macrófagos, e também por células endoteliais, epiteliais, células de Langerhans, linfócitos T, B e NK, fibroblastos, células mesangiais e células da glia. A IL1 é mediadora da resposta inflamatória na imunidade natural e estimula a reabsorção óssea aumentando o número de células precursoras de osteoclastos, além de estimular a produção de prostaglandinas e colagenases pelos fibroblastos e osteoblastos. É sintetizada sob duas formas: a IL-1a e a IL-1b7. A IL1 foi descrita no colesteatoma adquirido por diversos autores.[95,96]
- *Interleucina 6 (IL-6):* é uma citocina de 26 kD, sintetizada por vários tipos celulares: macrófagos (principalmente), linfócitos T e B, fibroblastos, células do estroma da medula óssea, células epiteliais e endoteliais. Estimula a proliferação de células T, a ativação do mecanismo natural de morte celular e citotoxidade7. A IL-6 foi estudada no colesteatoma adquirido por diversos autores.[93,97]
- *Fator alfa de necrose tumoral (TNF-α):* também chamado de caquetina, é produzido principalmente por macrófagos, mas também pode ser liberado por linfócitos e mastócitos. Além de induzir produção de colagenases e prostaglandinas, é quimiotático para células inflamatórias. O TNF-α regula a síntese de outras citocinas como a IL-6 e a IL-16,7. O TNF-α foi estudado no colesteatoma adquirido por diversos autores.[98,99]
- *Fator beta transformador de crescimento (TGF-β):* é produzido por células endoteliais, macrófagos, neutrófilos, plaquetas, linfócitos T e B. Quanto à modulação de inflamação, suas ações podem ser pró-inflamatórias e imunossupressoras. Em geral, células imaturas em repouso são estimuladas por TGF-β, enquanto estas mesmas células, já ativadas, podem ser inibidas por TGF-β que, por este motivo, pode ser considerado uma "anticitocina", ou seja, faz uma regulação negativa da resposta imune.

Sua ação pró-inflamatória inclui quimiotaxia para macrófagos e em menor escala para fibroblastos, aumento de expressão de moléculas de adesão e autoindução de TGF-β. Possui ação angiogênica, promove a proliferação de colágeno e de novos vasos. Esses achados sugerem que a superprodução de TGF-β pode levar a cicatrização e implica em um mecanismo patogênico na fibrose. O TGF-β foi estudado no colesteatoma adquirido por diversos autores.[100,101]

- *Fator alfa transformador de crescimento (TGF-α):* é um fator polipeptídico de crescimento para células epiteliais e mesenquimais. O TGF-α é produzido por queratinócitos, macrófagos e plaquetas, tendo sua imunoexpressão aumentada em várias doenças epidérmicas incluindo o colesteatoma e tumores ectodérmicos. Tem estrutura relacionada com o fator de crescimento epidérmico (EGF) e liga-se ao seu receptor. O TGF-α foi estudado no colesteatoma adquirido por diversos autores.[102]
- *Fator de crescimento epidérmico (EGF):* é um polipeptídio que estimula a proliferação de células epidérmicas, fibroblastos e células endoteliais (angiogênese). O seu receptor (EGF-R) está localizado no tecido epitelial. O EGF e o EGF-R foram estudados no colesteatoma adquirido por diversos autores.[93,103]
- *Fator de crescimento de queratinócitos (KGF):* é um polipeptídeo que estimula a proliferação e a diferenciação de células epidérmicas. Pode ser produzido por fibroblastos. O seu receptor (KGF-R) está localizado no tecido epitelial. O KGF e o KGF-R foram estudados no colesteatoma adquirido por Yamamoto-Fukuda *et al.*[104]

ORELHA CONTRALATERAL NO COLESTEATOMA

A orelha contralateral na otite média crônica colesteatomatosa (OMCC) parece ser pouco estudada, uma vez que encontramos poucos trabalhos na literatura mundial sobre o assunto. Os estudos epidemiológicos são raros e uma apreciação da frequência do colesteatoma é difícil. O risco de desenvolver um colesteatoma contralateral será multiplicado por 100 ou até 1.000 vezes.[105] Portanto, o achado anormal de uma membrana timpânica contralateral não é surpresa. Aquino *et al.* identificaram uma possível relação entre o colesteatoma da orelha média e a orelha contralateral em pacientes com OMCC, considerando-se os achados do óstio da tuba auditiva (TA), a pneumatização das células da mastoide e as doenças rinossinusais.[106] Os achados foram confirmados pelo microscópio cirúrgico nos casos de dúvida na otoscopia. Para o exame da tuba auditiva, usaram a nasofibrolaringoscopia para visualização do óstio faríngeo da tuba com nasofibroscópio Olimpus ENF tipo P3 fibroscópio Pentax CE0197 com luz de xenônio para iluminação

(VS-5600) e câmara de vídeo (450-B-VHS) para documentação.[107] Para o estudo da pneumatização das células da mastoide, utilizaram a tomografia computadorizada (TC), e para o exame dos seios paranasais, o RX simples.

Aquino et al. estudaram 51 orelhas contralaterais de pacientes com colesteatoma, sendo 14 (27,5%) crianças com idades entre 4 e 14 anos e 37 (72,5%) adultos.[106] Encontraram nessa amostra, 18 (35,3%) orelhas que eram normais e 33 (64,7%) que apresentavam alguma anormalidade, sendo que 5 (9,8%) apresentavam colesteatoma contralateral. Na avaliação do ostiofaríngico da tuba auditiva, 21 (41,2%) eram normais e 30 (58,8%) tiveram algum achado anormal.

Na avaliação da pneumatização das células da mastoide, 18 (35,3%) orelhas apresentaram mastoides normais e 33 (64,7%) apresentaram mastoides com pobre pneumatização. Das 51 orelhas contralaterais avaliadas, 41 (80,4%) eram de pacientes que apresentavam rinossinusite.

Foi encontrada associação estatisticamente significante entre a presença de anormalidades nas orelhas contralaterais e a presença de rinossinusite ($p < 0,001$), pois 50% das orelhas normais e 97% das orelhas com anormalidades eram de pacientes com rinossinusite. Dezesseis orelhas (31,4%) apresentavam boa pneumatização da mastoide e eram de pacientes sem presença de sinusite, e 35 (68,6%) apresentavam pneumatização da mastoide pobre e eram de pacientes com presença de sinusite.

O colesteatoma da orelha média é bilateral, em geral, em mais de 10% dos casos.[108] A orelha contralateral parece predisposta a desenvolver este tipo de lesão quando a sua incidência é comparada com a incidência de colesteatoma de uma população normal. Segundo as características étnicas ou níveis socioeconômicos, a frequência do colesteatoma para uma população normal varia de 1:1.000 a 1:10.000. Isto nos leva a crer que a orelha contralateral deve ser considerada uma orelha de risco.

A possibilidade de aparecer um colesteatoma e particularmente de se observar os estados precursores são multiplicados por 100 ou por 1.000.[109] Com relação ao sexo, encontraram preponderância masculina (58,8%). Sadé encontrou uma preponderância nos homens de 55,7% e nas mulheres de 43,3%.[110] Palomar et al. encontraram 59,7 e 40,3%, respectivamente.[111] A orelha contralateral normal (35,3%), isto é, livre de doenças foi encontrada pelos autores na proporção de 1:2. Deguine e Deguine encontraram 1/3 de orelhas contralaterais normais; Nakamura et al. encontraram 34% e Palomar et al. encontraram 46,1% de tímpanos normais contralaterais.[111-113] A porcentagem elevada de lesões da otite média crônica ativa ou sequela que se observa no nível da orelha contralateral (64,7%) constitui não somente uma presunção, mas pode ser considerada como uma prova formal da relação que existe entre as diferentes lesões. A otite serosa foi a primeira manifestação clínica a aparecer (13,7%).

Trata-se de um estado transitório que desaparece espontaneamente na maioria dos casos, mas pode deixar sequelas, como bolsa de retração timpânica (29,4%), timpanosclerose ou perfuração timpânica na *pars tensa* (11,8%). A bolsa de retração frequentemente nos achados de Aquino *et al.* (29,4%), sugerindo que essas lesões suspeitas poderão constituir o estágio precursor do colesteatoma.[106] Infelizmente não existe até o momento nenhuma publicação a respeito de um teste fisiológico completamente satisfatório para o estudo da tuba auditiva, o que dificulta avaliar objetivamente os mecanismos da etiopatogenia do colesteatoma e relacionar isto a disfunção tubária, a qual desempenha um papel fundamental, em alguns casos, na patogenia do colesteatoma adquirido.[114]

Dados clínicos mostram que variações morfológicas do orifício parafaríngeo da tuba auditiva e estruturas ao seu redor são frequentemente relatados como condições patológicas da orelha média, incluindo o colesteatoma. Para Aquino *et al.* os achados endoscópicos normais (41,2%) revelaram uma alta incidência de mudanças patológicas nos pacientes com aparência anormal do óstio tubário (58,8%).[106] Isto sugere que há uma contínua relação entre os achados nasofaríngeos e otológicos.

Poe observou 57% de anormalidades dinâmicas e obstrutivas, Nakamura *et al.* mostraram a existência de uma disfunção tubária em mais de 50% das orelhas contralaterais examinadas, associadas a uma afecção nasossinusal em mais de 60% dos casos, para 18% de acometimentos nasossinusais em caso de otoscopia contralateral normal, enquanto Manrique e Cervera-Paz encontraram 36% de acometimento da tuba auditiva em orelhas contralaterais.[113,115,116]

O desenvolvimento primordial da disfunção tubária é compreendido pelo elevado número de bolsas de retração encontrado no exame da orelha contralateral, uma vez que a bolsa de retração parece ser o desenvolvimento primordial no aparecimento do colesteatoma.

Ars observou que a disfunção tubária cria uma pressão endotimpânica negativa com acúmulo retrotimpânico de líquido seromucoso ou de *glue* (otite seromucosa), podendo dar origem ao colesteatoma.[117] Com relação à pneumatização das células da mastoide, Aquino *et al.* encontraram o grupo com orelha contralateral anormal, com pobre pneumatização.[106] A pobre ou nenhuma pneumatização da orelha contralateral com inflamação dos seios paranasais (68,6%), parece ser uma das causas. Isto sugere que o exame da orelha contralateral e a condição do trato respiratório alto podem ser usados como parâmetros no estudo da patogenia do colesteatoma.

EPIDEMIOLOGIA DO COLESTEATOMA

O colesteatoma é doença relativamente comum que pode ter sérias consequências. Para Sadé *et al.* 0,5 a 30% de qualquer comunidade é acometida de otite média crônica.[118]

Uma apreciação conservadora estará, então, estimando a otite média crônica em 20 milhões de pessoas em todo o mundo. Destas, cerca de 1/4, isto é 5 milhões, sofrem de colesteatoma. A gravidade da doença é decorrente de seus efeitos: compressão e infecção. Estas causarão, com o tempo, destruição do ouvido, levando a perda da audição ou até mesmo surdez na maioria da população acometida.

Ocasionalmente a vida pode correr risco também. Não sendo uma doença de notificação obrigatória, fica difícil conhecer a incidência do colesteatoma do ouvido. Nos EUA, segundo publicação de Ruben, a incidência é de 4,2 casos/100.000 habitantes/ano, em um total de 18 novas otites médias crônicas com ou sem colesteatomas.[119]

Dados epidemiológicos do colesteatoma

Aquino, em 2007, e Aquino *et al.*, em 2011, fizeram um levantamento de 1.146 cirurgias de colesteatomas em adultos e crianças, cujos resultados são mostrados em forma de gráficos (Figs. 1-7 a 1-17).[120,121] Para realizar este estudo, selecionaram entre aproximadamente 5.000 pacientes que se submeteram ao tratamento clínico e cirúrgico da orelha média.

Foram avaliados os dados epidemiológicos que são próprios do colesteatoma sob diversos aspectos:

1. Número total de intervenções (Fig. 1-7).
2. Sexo (Fig. 1-8).
3. Idade (Fig. 1-9).
4. Percentual de idade no primeiro sintoma (Fig. 1-10).
5. Primeiros sintomas da doença (Fig. 1-11).
6. Local da perfuração (Fig. 1-12).
7. Localização (Fig. 1-13).
8. Alterações da cadeia ossicular (Fig. 1-14).
9. Orelha contralateral (Fig. 1-15).
10. Colesteatoma bilateral (Fig. 1-16).
11. Sede dos colesteatomas residuais (Fig. 1-17).

Dos 1.146 casos, 960 são adultos e 186 são crianças. Cada grupo foi considerado separadamente. A idade do grupo adulto variou de 16 até 68 anos de idade, e a idade do grupo de crianças e adolescentes variou de 4 a 15 anos, inclusive. Foram considerados adultos os pacientes maiores de 16 anos completos (Fig. 1-7). No grupo de adultos havia 639 homens (66,6%) e 321 mulheres (33,4%) (Fig. 1-8).

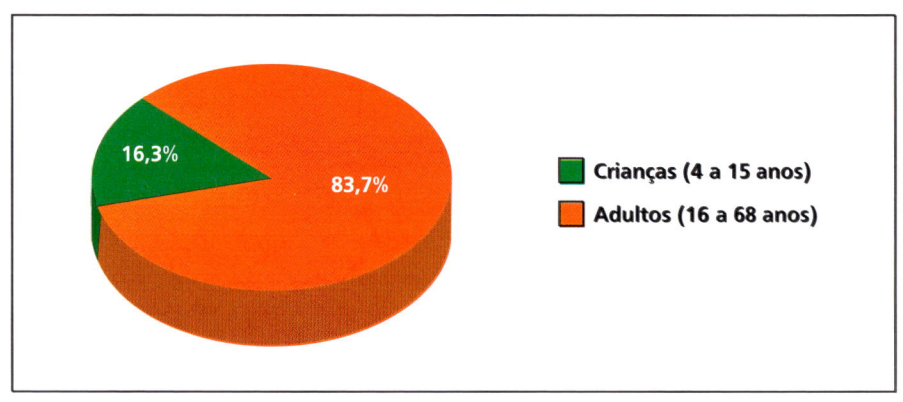

Fig. 1-7. Número total de intervenções (N = 1.146).

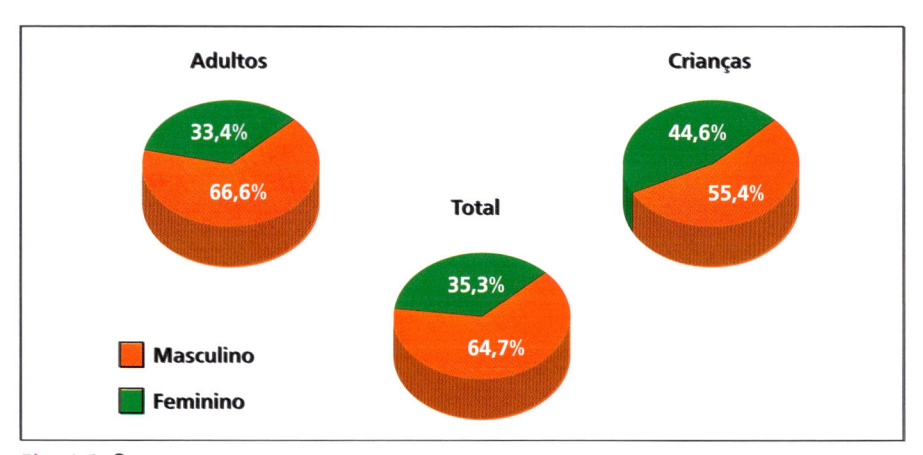

Fig. 1-8. Sexo.

Com relação ao sexo, houve certa predominância de homens (64,7%) sobre as mulheres (35,3%), tanto para adultos quanto para crianças (Fig. 1-8). Sadé *et al.* encontraram uma predominância nos homens de 55,7 e 44,3% para as mulheres.[118]

A idade em que o doente procura a consulta médica quando o colesteatoma é diagnosticado, é bastante controvertida em razão do baixo nível socioeconômico da nossa casuística, porém encontramos em 45,5% de nossos pacientes adultos esta informação. Aproximadamente metade dos doentes começa a sintomatologia do colesteatoma antes da idade de 15 anos, o que nos leva a pensar que o período da infância é de grande importância para o aparecimento desta afecção (Figs. 1-9 e 1-10).

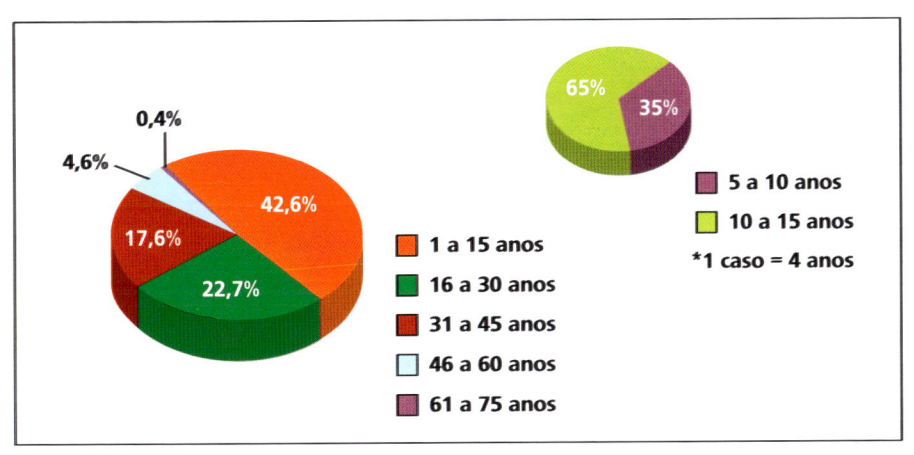

Fig. 1-9. Idade.

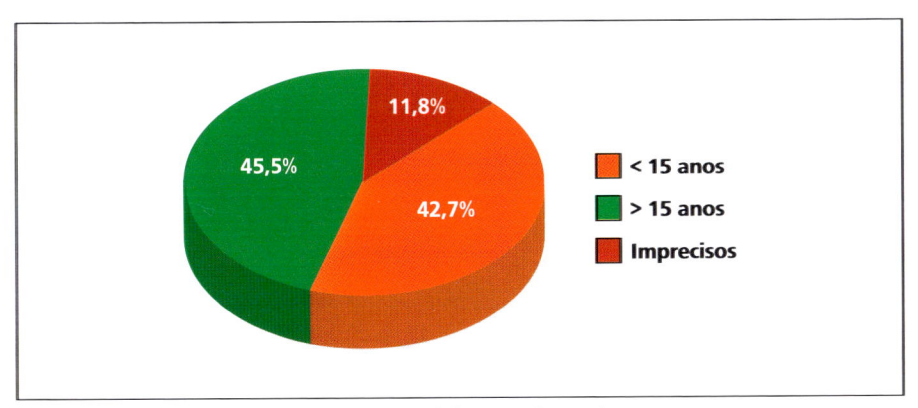

Fig. 1-10. Idade no primeiro sintoma (adultos e crianças).

Quanto ao tempo de evolução, desde o seu primeiro sintoma, varia muito de doente para doente, e mesmo não encontrando um grupo não negligente de doentes que ultrapassa 10% (com uma evolução de mais de 30 anos de doença), 30% desses doentes esperam entre 6 e 15 anos para procurar a primeira consulta, em que às vezes chegam a ter sintomas por vários anos, sem terem sido diagnosticados (Fig. 1-11)[118]

Pensando nas possíveis causas deste fato, Aquino *et al.* acreditam que poderá haver dois fatores importantes que contribuem para o retardo do diagnóstico:[121]

- O doente não dá frequentemente muita importância aos sintomas otológicos, salvo quando há dor e hemorragia.
- O colesteatoma pode ser uma afecção muito conhecida por nós, especialistas, mas é menos conhecida dos pediatras e dos clínicos gerais.

Com relação ao primeiro sintoma do colesteatoma e o mais frequente na nossa pesquisa, a otorreia apareceu em primeiro lugar com 66,5% em segundo lugar apareceu a associação otorreia – hipoacusia – zumbidos com 23,3%, e em terceiro lugar, só hipoacusia, com 7,6% (Fig. 1-11).

Sadé *et al.* encontraram 62% de supuração como primeiro sintoma e 11% de hipoacusia.[118]

Quanto ao local de perfuração da membrana timpânica nos colesteatomas, sabemos que raramente é central, porém no levantamento de Aquino *et al.* ela apareceu em 13,3% e na região marginal e atical apareceu em 73,6% (Fig. 1-12).[121] Sadé *et al.* encontraram nestas duas regiões descritas 84% de suas perfurações.[118]

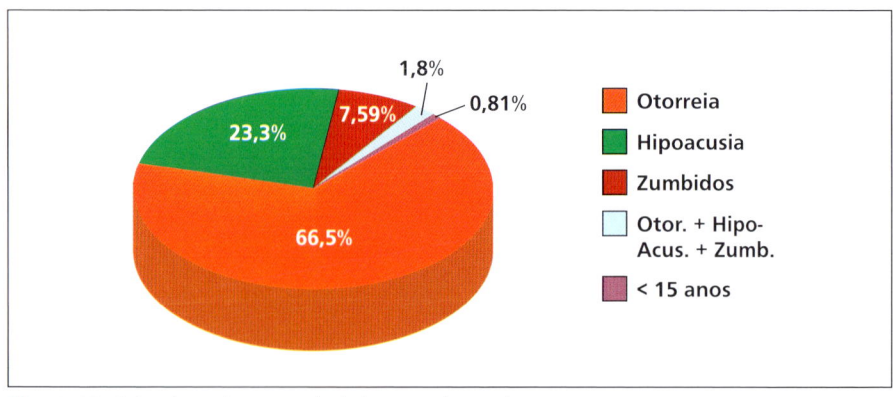

Fig. 1-11. Primeiros sintomas (adultos e crianças).

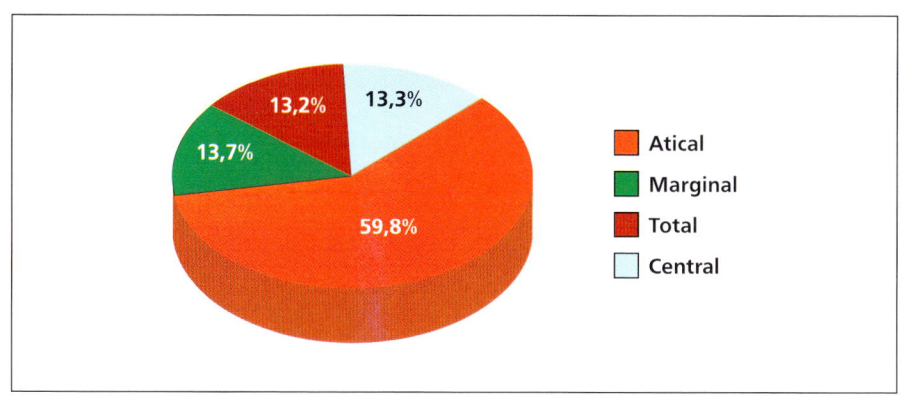

Fig. 1-12. Local de perfuração (adultos e crianças).

Quanto à localização do colesteatoma, há várias possibilidades, mas é evidente que o colesteatoma apareceu com mais frequência na região atical (Fig. 1-13).

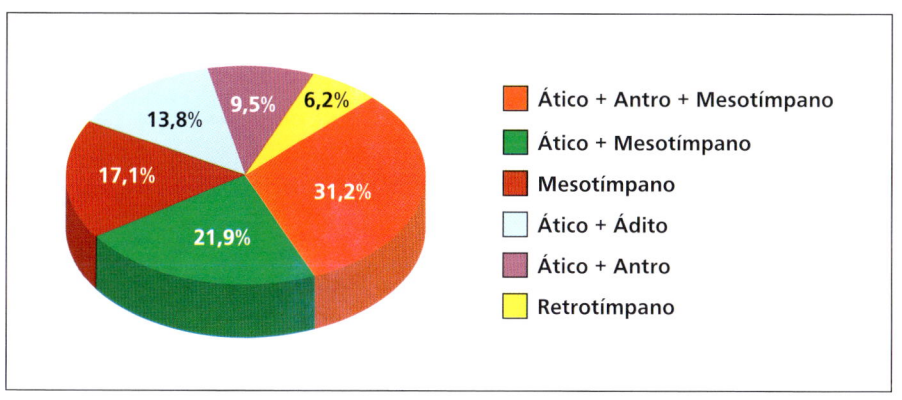

Fig. 1-13. Localização (adultos e crianças).

Com relação às alterações da cadeia ossicular, esta é a primeira estrutura óssea a ser danificada e pensamos em dois fatores que devem ser lembrados: o primeiro é que jamais observaram o estribo ser lesado de maneira isolada; o outro é que o ossículo mais constantemente danificado é a bigorna, que está afetada em 100% dos ouvidos, onde a cadeia ossicular estava alterada, concordando com os dados de Palomar *et al.* (Fig. 1-14).[111]

A presença de colesteatoma na orelha média de pacientes com otite média crônica, indubitavelmente, resulta em maior morbimortalidade decorrente do grande poder de erosão óssea destes acúmulos epiteliais.[122]

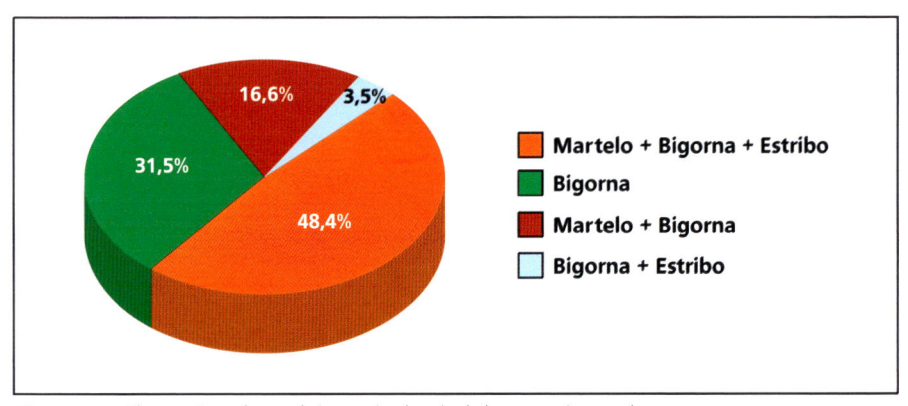

Fig. 1-14. Alterações da cadeia ossicular (adultos e crianças).

Usualmente atinge a cadeia ossicular e, menos frequentemente, os ossos do crânio, inclusive o osso mais rígido do corpo humano, a cápsula ótica, o que demonstra sua forte ação destrutiva sobre o tecido ósseo. A destruição parcial ou total dos ossículos é observada em cerca de 80% dos pacientes com colesteatoma, ao passo que na otite média crônica não colesteatomatosa há erosão da cadeia ossicular em, aproximadamente, 20% dos casos.[123] Os mecanismos que levam a esse aumento na degradação óssea, na presença de colesteatoma, ainda não estão esclarecidos.

Segundo Swartz, a destruição ossicular é indiscutivelmente a mais comum dentre as complicações dos colesteatomas, sendo que o tipo de destruição depende da sua origem e do seu modo de expansão.[124] Segundo seus dados, a cadeia ossicular está intacta em apenas 26% dos colesteatomas aticais, sendo o processo longo da bigorna a região mais afetada, seguida pelo corpo da bigorna e a cabeça do martelo. Já os colesteatomas da parte tensa apresentam um poder de erosão de 90%.

A absorção óssea é estimulada por uma variedade de fatores, incluindo a inflamação, a pressão local e as citoqueratinas específicas.[125] O conceito enzimático, no qual enzimas de origem epitelial são consideradas as responsáveis pela destruição óssea, foi definido por Abramson, o qual demonstrou a presença de colagenases e hidrolases no colesteatoma, hipótese posteriormente confirmada por Thompsen.[126,127] Ferlito et al. sugeriram que a propriedade destrutiva dos colesteatomas, promovendo a erosão óssea, é causada pela produção de colagenase pelos componentes dos tecidos epitelial escamoso e fibroso.[128] À hipótese de reabsorção óssea por ação bioquímica, exclusivamente exercida por enzimas colagenolíticas, foram incorporados, posteriormente, outros agentes, como o fator de necrose tumoral (TNF), as interleucinas (IL-1a) e as prostaglandinas (PGE2).[129]

O mecanismo da reabsorção óssea na otite média crônica não é completamente entendido. Ruedi e Tumarkin sugeriram que a reabsorção óssea seria decorrente da pressão exercida pelos colesteatomas sobre a superfície ossicular.[38,130] Thompsen et al. e Sadé e Berco notaram que os ossículos erodidos estavam invariavelmente cercados por uma reação inflamatória e sugeriram que a inflamação fosse a causa da reabsorção ossicular.[131,132] Tem sido demonstrado que o tecido de granulação adjacente aos ossículos é capaz de produzir uma variedade de enzimas e mediadores que aceleram a reabsorção ossicular, como enzimas lisossômicas, colagenases e prostaglandinas. Entretanto, a célula dominante no processo da reabsorção óssea ainda gera controvérsias. Enquanto alguns estudos revelam a presença de osteoclastos nas áreas de destruição óssea, outros apontam para as células mononucleares como responsáveis pelo quadro. A inflamação persistente na otite média crônica colesteatomatosa causaria um processo perpétuo de cicatrização na perimatriz do colesteatoma, com consequente aumento nos níveis de citocinas. Estas, dentre outros fatores, poderiam ser responsáveis pelo crescimento do colesteatoma e pela destruição óssea por este causada.[27]

As alterações ossiculares participam do próprio conceito de otite média crônica, que são os danos teciduais inflamatórios irreversíveis. O comprometimento ossicular tem repercussão clínica indiscutível já que afeta a base da condução sonora à orelha interna, resultando inevitavelmente em uma disacusia de condução de intensidade variável. Acredita-se que o tipo de alteração provocada pelo processo inflamatório crônico na cadeia ossicular segue um padrão que tende a ser contínuo e mais ou menos repetitivo. Isto quer dizer que a estrutura ossicular mantém-se em um frágil equilíbrio entre a sua própria resistência e os mecanismos destrutivos da inflamação crônica.

A bigorna é o ossículo mais atingido pela afecção, seguida pelo estribo e pelo martelo, respectivamente. O fato de a bigorna ser o ossículo mais atingido talvez possa dever-se a sua massa incudal, a sua medula óssea proeminente e, principalmente, à exposição e fragilidade da longa apófise e do seu processo lenticular. Estes fatores, atuando sinergicamente, tornariam este ossículo mais vulnerável a agressões extrínsecas e a processos de osteomielite. Estes achados confirmam os de Tos, que revisou a patologia ossicular em 1.150 orelhas com otite média crônica e apontou a sequência bigorna, estribo e martelo como a mais frequentemente ofendida pelo processo inflamatório.[133]

Hoje, acredita-se que os defeitos ossiculares sejam decorrentes de processos ativos de reabsorção óssea e não à necrose ossicular. Esta teoria pressupõe a presença e a participação de células vivas nos mecanismos de desmineralização, erosão e destruição do osso.[134] Um osso simplesmente necrótico pode permanecer *in situ* por vários anos sem sofrer processos de reabsorção. Esta possibilidade é bem ilustrada por meio das técnicas de reconstrução de cadeia ossicular com implantes de ossículos homólogos. Nestas situações, os ossículos mantêm-se intactos em longo prazo viabilizando a propagação do estímulo sonoro através da orelha média.

Para Abramson e Deguine e Deguine, a porcentagem de orelha contralateral afetada no colesteatoma é em torno de 50% dos casos.[112,135]

Deguine e Deguine encontraram o tímpano contralateral normal em 1/3 de seus casos e encontraram o colesteatoma em 10% na orelha contralateral.[112] Aquino, em seu levantamento, encontrou colesteatoma na orelha contralateral em 19,6%, e a porcentagem de colesteatoma bilateral apareceu em 11,9% (Figs. 1-15 e 1-16).[120] Para Abramson e Deguine e Deguine ele é bilateral nas crianças em mais de 10% dos casos, e para Sheehy *et al.* em 8%.[108,112,135]

Com relação à sede dos colesteatomas residuais na técnica aberta, Aquino o encontrou em 40% na região atical, 36% no mesotímpano e 24% em outras localizações, o que confirma os resultados obtidos por Wayoff *et al.* (Fig. 1-17).[120,136]

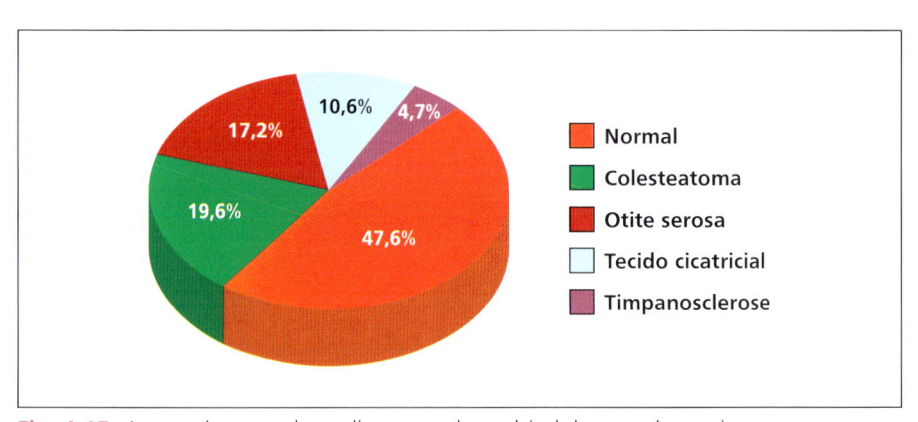

Fig. 1-15. Acometimento da orelha contralateral (adultos e crianças).

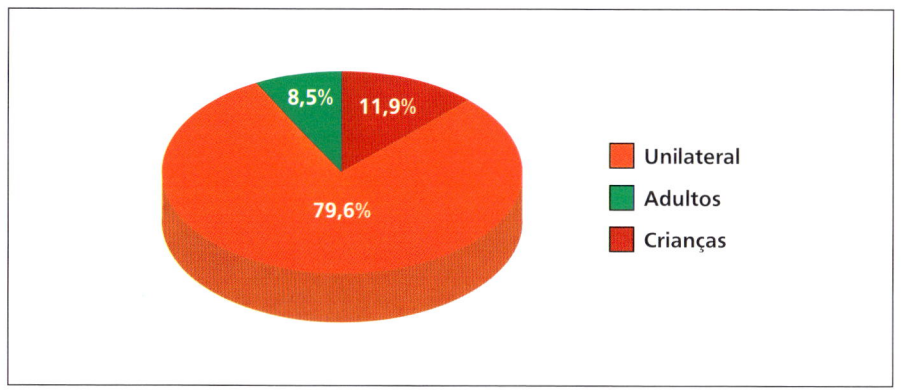

Fig. 1-16. Porcentagem de bilateralidade (adultos e crianças).

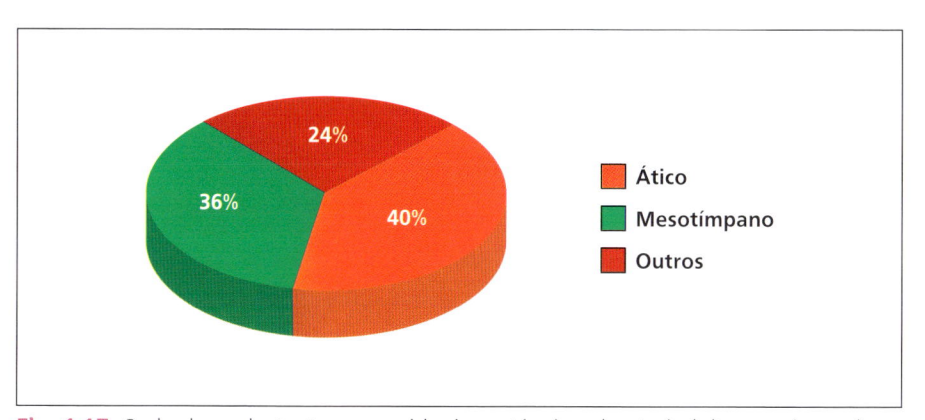

- 8,5% Adultos
- 11,9% Crianças
- 79,6% Unilateral

Fig. 1-17. Sede dos colesteatomas residuais na técnica aberta (adultos e crianças).

- 24% Outros
- 36% Mesotímpano
- 40% Ático

REFERÊNCIAS BIBLIOGRÁFICAS

1. Du Verney M. *Traité de l'organe de l'ouie contenant structure, les ufages et les maladies de toutes les parties de l'oreille*. Paris: Michalet, 1683. Citado por Peron DL, Schuknecht HF, 1975.
2. Cruveilhier J. *Anatomie pathologique du corps humain*. Paris: JB Baillière, 1829. Citado por Peron DL, Schuknecht HF, 1975.
3. Muller J. *Uber den feineren bau und die formem der Kraufhaften geschwulste*. Berlin: G Riemer, 1838. Citado por Peron DL, Schuknecht HF, 1975.
4. Virchow R. Uber perlgeschwulste. *Arch Pathol Anat* 1855;8:371-418. Citado por Peron DL, Schuknecht HF, 1975.
5. Cushing H. A large epidermal cholesteatoma of the parieto-temporal region deforming the left hemisphere without cerebral syntoms. *Surg Gynec Obstetr* 1922;34:557-66.
6. Critchley M, Ferguson FR. *The cerebroespinal epidermoids cholesteatomata*. *Brain* 1928;51:334-84.

7. Jefferson G, Smalley AA. *Progressive facial palsy produced by intratemporal epidermoids. J Laryngol Otol* 1938;53:417-43.
8. Peron DL, Schuknecht H.F. Congenital cholesteatomata with other anomalies. *Arch Otol* 1938;53:417-43.
9. House HP. An apparent primary cholesteatoma: case report. *Laryngoscope* 1953;63:712-13.
10. Gray JD. The treatement of cholesteatoma in children. *J Roy Soc Med* 1964;57:769-74.
11. Cody D. Definition of cholesteatoma. In: McCabe BF, Sadé J, Abramson M. (Eds.). *First International Conference on Cholesteatoma*. Birmingham, Alabama, USA: Aesculapius, 1977. p. 6-9.
12. Abramson M, Gantz BJ, Asarch RG *et al.* Cholesteatoma pathogenesis evidence for the migration theory. In: McCabe BF, Sadé J, Abramson M. (Eds.). *First International Conference on Cholesteatoma*. Birmingham, Alabama, USA: Aesculapius, 1977. p. 176-86.
13. Marquet J. Cholesteatoma or cheratoma. A Pathological approach. *Acta Otorhinolaryngol Belg* 1980;34(Suppl 1):5-11.
14. Michaels L. An epidermal formation in the developing middle ear: possible source of Cholesteatoma. *J Otolaryngol* 1986;15:169-74.
15. Von Troeltsch A. *Die anatomie des ohres ini ihrer anwendung auf die praxis und die krankheiten des gehororgans*. Leipzig, Germany: FCW Vogel, 1861.
16. Habermann J. Cholesteatoma des mittelohres, seine entstehung. *Z Ohrenheilkd* 1889;19:348.
17. Bezold F. Cholesteatoma, perforation der membrana flaccida Scharapnelli und tubenverschluss: eine ätiologische studie. *Z Ohrenheilkd* 1889;20:5-28.
18. Ruedi L. Pathogenesis and treatmentt of Cholesteatoma in chronic suppuration of the temporal bone. *Ann Otol Rhinol Laryngol* 1957;66:283-305.
19. Remak R. Eiin beitrag zur entwicklungsgeschichte der krebshaften geschwülste. *Deutsch Klin* 1857;6:170-74.
20. Wendt H. Ueber ein endotheliale Cholesteatoma des trommelfelles. *Arch Phys Heilkd Wagner* 1873;14:551-61.
21. Von Troeltsch A. Anatomische beiträge zur lehre vom der ohreneiterung. *Arch Ohrenheilkd* 1870;4:97-121.
22. Walsh TE, Conell WP, Ogura JH. The effect of cholesteatosis on bone. *Ann Otol Rhinol Laryngol* 1951;60:1100-13.
23. Chole RA. Cellular and subcellular events of bone resorption in human and experimental cholesteatoma. The role of osteodats. *Laryngoloscope* 1984;94:76-95.
24. Moriyama H, Honda Y, Huang CC. Bone resorption in cholesteatoma: epitelial – Mesenchymal cell interaction and collagenese production. *Laryngoloscope* 1987;97:854-59.
25. Mundy GR. Cytokines and growth factors in the regulation of the bone remodeling. *J Bone Miner Res* 1993;8(Suppl):505-10.
26. Sudhoff H, Borkowski G, Bujia J. Immunohistochemical studies with middle ear mucosal remnants in cholesteatoma. *HNO* 1997;45:630-35.
27. Milewski C. Role of perimatrix fibroblasts in development of acquire middle ear cholesteatoma: a hypothesis. *HNO* 1998;46:494-501.
28. Albino AP, Kimmelman CP, Parisier SC. Cholesteatoma: a molecular and cellular puzzle. *Ann J Otol* 1998;19:7-19.
29. Friedmann I. Epidermoid cholesteatoma and granuloma. *Ann Otol Rhin Laryngol* 1959;68:57-59.
30. Schuknecht HF. *The pathology of the ear*. Cambridge, Mass: Harvard University Press, 1974.
31. Valvassori GE. Benign tumors of the temporal bone. *Radiol Clin North Amer* 1974;12:533-42.

32. Sobol SM. Intramembranous and mesotympanic cholesteatomas associated with an intact tympanic membrane in children. *Ann Otol* 1980;98:312-17.
33. Clemis JD, Derlacki EL. Congenital cholesteatoma of the middle ear and mastoid. *Ann Otol Rhinol Laryngol* 1965;74:706-27.
34. Levenson MJ, Michaels L, Parisier SC. Congenital cholesteatomas in children and embriologic correlations. *Laryngoscope* 1988;98:949-55.
35. Tos M. Attic retractions following secretory otitis. *Acta Otolaryngol* 1980;89:479-86.
36. Saleh HA, Mills RP. Classification and staging of cholesteatoma. *Clin Otolaryngol* 1999;24:355-59.
37. Mawson S, Ludman C. *Diseases of the ear. A text book of otology.* London: Edward Arnold Publi, 1979. p. 259.
38. Ruedi L. Cholesteatosis of the Attic. *J Laryngol* 1958;72:593-609.
39. Ruedi L. Pathogenesis and surgical treatment of the middle ear cholesteatoma. *Acta Otolaryngol* 1978;361:1-45.
40. Fisch U. Cholesteatoma: tympanoplasty and stapedectomy. A manual of techniques. Stuttgart, Neew York: George Thieme Verlag, 1980. p. 35.
41. Ruedi L. Cholesteatoma formation in the middle ear in animal experiments. *Acta Otolaryngol* 1959;50:233-42.
42. Fernandes C, Lindsay J. Aural cholesteatoma experimental obsetvations. *Laryngoscope* 1960;70:1119-41.
43. Ars B, De Craemer W, Ars Piret N. *Lamina propria et retractions timpaniques. Details morphologiques et physiques.* Les cahiers d'ORL T XXI, n. 4, 1986. p. 283-89.
44. Birrel JF, Sadé J. Cholesteatosis of the attic. *J Laryngol Otol* 1958;72:620-25.
45. Sadé J. Pathogenesis of the attic cholesteatoma: the metaplasia theory. In: McCabe A. (Ed.). *First International Conference on Cholesteatoma.* Birmingham, Alabama, USA: Aesculapius, 1977. p. 213-31.
46. Chole RA, Frush DP. Quantitative aspects of eustachian tube epithelium during vitamin A deprivation and reversal. In: Sadé J. (Ed.). *Cholesteatoma and Mastoid Surgery.* Amsterdam: Kugler Publishing, 1982. p. 15-20.
47. Schechter G. A review of cholesteatoma pathology. *Laryngoscope* 1969;79:1907-20.
48. Tos M. Upon the relationship between secretory otitis in childhood and its sequelae in adults. *J Laryngoi Otol* 1981;98:1011-22.
49. Chole RA, Tingling SP. Basal lamina breaks in the listogenesis of cholesteatoma. *Laryngoscope* 1985;95:270-75.
50. Lim DJ, Saunders WH. Acquired cholesteatoma. *Ann Otol Rhinol Laryngol* 1972;81:2-11.
51. Wolfman DE, Chole RA. Experimental retration pocket cholesteatoma. *Ann Otol Rhinoi Laryngol* 1986;95:639-44.
52. Severeid LR. *Development of cholesteatoma in children with cleft palate. A longitudinal study.* First International Conference on Cholesteatoma. Birmingham, Alabama, USA: Aesculapius, 1977. p. 186-99.
53. Ruedi L. Acquired cholesteatoma. *Arch Otolarynogol* 1963;78:252-61.
54. Rubinstein LG. Tumors of the central nervous system. Atlas of tumor pathology, fasc. 6. Washington: 1972. p. 288-99.
55. Fromm L. Operations and results in 102 tumors of the cerebello-pontino angle. In: *Advances in neuro surgery I.* New York: Springer, 1973. p. 260-61, cap. IV.
56. Nager GT. Epidermoids involvind the temporal bone. In: Sadé J. (Ed.). III Conference on cholesteatoma 1982. p. 41-59.
57. Sterkers JM. Cholesteatomes congenitaux du rocher. *Ann Otolaryngol* 1980;23:58-64.
58. Fisch U. Intracranial complications of cholesteatoma. In: Sadé J. (Ed.). II Conference on cholesteatoma 1982. p. 369-79.
59. Sudhoff H, Tos M. Pathogenesis of attic cholesteatoma. *Ann J Otol* 2000;21:786-92.

60. Smyth JL, Brachman D, Grahm M. Complications of cholesteatoma. *Radiol Clin North Amer* 1984;22:15-34.
61. Quaranta A, Ressa L, Santangelo A. Otomastoid cholesteatoma in children. *Int J Ped Otorhinolaryngol* 1986;12(2):121-26.
62. Bujia J, Holly A, Antoli-Candela F et al. Immunobiological peculiarities of cholesteatoma in children. *Laryngoscope* 1996(b);106(7):865-68.
63. Edelstein DR. Acquired cholesteatoma in pediatric age group. *Otolararyngol Clin North Am* 1989;22(5):955-64.
64. Darrouzet V, Duclos JY, Portmann D et al. Preference for the closed technique in the management of cholesteatoma in children. *Am J Otol* 2000;21(4):474-81.
65. Sien KCY. Cholesteatoma in children. *Ped Clin North Am* 1996;43(6):1245-52.
66. Prescott CAJ. Cholesteatoma in children. *Int J Pediatric ORL* 1999;49(1):15-19.
67. Lino Y, Imamura Y, Kojima C et al. Risk factors for recurrent and residual cholesteatoma in children determined by second stage operation. *Int J Pediatr Otorrhinolaryngol* 1998;46(1-2):57-65.
68. Ruah CB, Schachem PA, Paparella MM et al. Mechanisms of retraction pocket formation in the pediatric tympanic membrane. *Arch ORL Head Neck Surg* 1992;118(12):1298-305.
69. Smyth GDL. *Chronic desease*. New York, Edimbourg, London, Melbourne: Churchill Livingstone, 1980. p. 53.
70. Derlacki EL, Clemis JD. Congenital cholesteatoma of the midle ear and mastoid. *Ann Otol Saint Louis* 1965;74:706-27.
71. Cawthorne T. Congenital cholesteatoma. *Arch Otolaryngol* 1963;78:248-52.
72. House HP, Sheehy J. Cholesteatoma with the intact tympanic membrane: a report of 41 cases. *Laryngoscope* 1980;90:70-76.
73. Charachon R, Roux O, Dumas G. Les cholestéatomes à timpane fermé de l'oreille moyenne et du rocher. *J Fr ORL* 1981;30(Suppl 3):157-67.
74. Sanna M, Zinni C. Congenital cholesteatoma of the middle ear. In: Sadé J. (Ed.). Proceedings Iind International Conference, 1982. p. 29-36.
75. Sadé J. *Cholesteatoma and mastoid surgery*. Tel-Aviv, Israel: Kuggler, 1982. p. 640.
76. Armstrong BN, Charlotte NC. What do you collegues think of tympanostomy tubes. *Laryngoscope* 1968;78:1303-13.
77. Pahor AL. Intratympanic keratoma following grommet insertion. *J Laryngol* 1976;901(Suppl 2):1155-57.
78. Wayoff M, Charachon R, Rolleau P et al. Le traitement chirurgical du cholestéatome de l'oreille moyenne. *Soc Française d'ORL et de Pathologie Cervico-faciale*. Paris: Libr Arnette, 1982. p. 15-33, 141-42.
79. Altmann F, Waltner JG. Cholesteatoma of the external auditory meatus. *Arch Otolaryngol* 1943;38:236-40.
80. Holt JJ. Ear canal cholesteatoma. *Laryngoscope* 1992;102:608-13.
81. Bibber JJ. The so-called primary cholesteatoma of the external auditory meatus. *J Laryngol Otol* 1953;67:474-85.
82. Bunting WP. Ear canal cholesteatoma and bone absorption. *Trans Am Acad Ophthalmol Otolaryngol* 1968;72:161-72.
83. Makino K, Amatsu M. Epithelial migration oif the tympanic membrane and external canal. *Arch Otorhinolaryngol* 1986;243:39-42.
84. Piepergerdes JC, Kramer BM, Behnke EE. Keratosis obturans and external auditory canal cholesteatoma. *Laryngoscope* 1980;90:383-91.
85. Anthony PF, Anthony WP. Surgical treatment of external auditory canal cholesteatoma. *Laryngoscope* 1982;92:70-75.

86. Bhide AR. An extensive cholesteatoma of the external ear. Case report. *J Laryngol Otolaryngol* 1973;87:705-8.
87. Naiberger J, Berger G, Hawke M. The pathologic features of leratosis obturans and cholesteatoma of external auditory canal. *Arch OtoLaryngol* 1984;110:690-93.
88. Garin P et al. External auditory canal cholesteatoma. *Arch Otolaryngol Head Neck Surg* 1997;223:62-65.
89. Smith MFW. The topical use of 5-fluorouracil in the ear in the management of cholesteatoma and excessiva mucous secretion. *Laryngoscope* 1985;95:1202-3.
90. Pereira CSB. *Imunoexpressão da citoqueratina 16 e do Ki-67 no colesteatoma adquirido.* São Paulo, 2001. Tese de doutorado. Faculdade de Ciências Médicas da Santa Casa de São Paulo, 1997. p. 62.
91. Abbas AK, Lichtman AH, Pober JS. Citocinas. In: Imunologia celular e molecular. 2. ed. Rio de Janeiro: Revinter, 1998. p. 253-76.
92. Gyo K, Sasaki S, Yasuyuki N. Residue of middle ear cholesteatoma after intact wall tympanoplasty: surgical findings at one year. *Ann Otol Rhinol Laryngol* 1996;105:615-19.
93. Bujia J, Kim C, Ostos P et al. Role of interleukin 6 in epithelial hyperproliferation and bone resorption in middle ear cholesteatomas. *Eur Arch Otorhinolaryng* 1996;253:152-57.
94. Hamblin AS. *Cytokines and cytokine receptors*. 2nd ed. New York: Oxford University, 1993. p. 53.
95. Marenda SA, Aufdemorte TB. Localization of cytokines in cholesteatoma tissue. *Otolaryngology Head Neck Surg* 1995;112:359-68.
96. Yetiser S, Satar B, Aydin N. Expression of epidermal growth factor tumor necrosis factor-alpha and interleukin-1alpha in chronic otitis media with or without cholesteatoma. *Otol Neurotol* 2002;23(5):647-52.
97. Kato A, Ohashi Y, Masamoto T et al. Interleukin-6 and tumor necrosis factor alpha synthesized by cholesteatoma cells affect mucociliary function in the Eustachian tube. *Acta Otolaryngol Suppl* 1998;538:90-97.
98. Akimoto R, Pawankar R, Yagi T et al. Acquired and congenital cholesteatoma: determination of tumor necrosis factor-alpha intercellular adhesion molecule-1 interleukin-1-alpha and lymphocyte functional antigen-1 in the inflammatory process. *ORL J Otorhinolaryngol Relat Spec* 2000;62(5):257-65.
99. Sastry KVSSR, Sharma SC, Mann SBS et al. Aural cholesteatoma: role of tumor necrosis factor-alpha in bone destruction. *Am J Otology* 1999;20:158-61.
100. Lang S, Schilling V, Wollenberg B et al. Localization of transforming growth factor-beta expressing cells and comparison with major extracellular components in aural cholesteatoma. *Ann Otol Rhinol Laryngol* 1997;106:669-73.
101. Sudhoff H, Dazert S, Gonzales AM et al. Angiogenesis and angiogenic growth factors in middle ear cholesteatoma. *Am J Otol* 2000;21(6):793-98.
102. Shiwa M, Kojima H, Moriyama H. Expression of transforming growth factor-alpha (TGF-a) in cholesteatoma. *J Laryngol Otol* 1998 Aug.;112(8):750-54.
103. Ottaviani F, Neglia CB, Berti E. Cytokines and adhesion molecules in middle ear cholesteatoma. A role in epithelial growth? *Acta Otolaryngol (Stockh)* 1999;119:462-67.
104. Yamamoto-Fukuda T, Aoki D, Hishikawa Y et al. Possible involvement of keratinocyte growth factor and its receptor in enhanced epithelial-cell poliferation and acquired recurrence of middle-ear cholesteatoma. *Lab Invest* 2003;83(1):123-36.
105. Chalton RRA, Searns MP. The incidence of bilateral chronic otitis media. *J Laryngol Otol* 1984;98:337-40.
106. Aquino JEP, Giancoli SN, Brandão FA et al. A orelha contralateral na otite média colesteatomatosa. *Arq Int ORL* 2005;9(2):314-18.

107. Aquino JEP, Zavarezzi DE, Carvalho MRMS et al. Avaliação endoscópica do ostio faringico da tuba auditiva em pacientes com otite media crônica. *Arq Intern Orl* 2007;11:135-42.
108. Sheehy JL, Brackmann DE, Graham MD. Cholesteatoma surgery, residual and recurrent disease. A review of 1024. *Ann Otol (St. Louis)* 1977;86(4):451-62.
109. Deguine O, Deguine CH. *The contralateral ear in cholesteatoma. Cholesteatoma and mastoid surgery.* Proceedings on III International Conference of Cholesteatoma. Israel: Kugler, 1989. p. 393-98.
110. Sadé J. Treatment of retraction pockets and cholesteatoma. *J Laryngol Otol* 1982;96:685-704.
111. Palomar V, Fortuny JC. Donneés statistiques du cholestéatoma. *Cahiers ORL* 1989;6(15):439-43.
112. Deguine C. Aspects cliniques de la pathogénic du cholestéatoma. *Cahiers ORL* 1987;22:631-40.
113. Nakamura H, Fujita A, Sato H et al. *Cholesteatoma in view of the contralateral ear. Cholesteatoma and Mastoid Surgery.* Proceedings of III International Conference on Choleateatoma, 1989. p. 389-92.
114. Magnan J, Chais A, Cohen JM. Endoscopie de la trompe auditive. La trompe dÉustache, Lib. Arnette, 1966. p. 29-49.
115. Poe DS. *Opening and closure of the fibrocartilaginous Eustachian tube.* Middle ear deft. The Hague, The Netherlands. Israel: Kugler, 2003. p. 41-56.
116. Manrique M, Cervera-Paz FJ. Fiber-endoscopic examination of the nasopharynx in patients with acquired cholesteatoma. *Arq Otorrinolaringol,* São Paulo 2005;9(2):133-137.
117. Ars BMPJ. Pathogenesis of acquired cholesteatoma. In: Ars B. (Ed.). *Pathogenesis in cholesteatoma.* The Hague, the Netherlands: Kugler 1999. p. 1-18.
118. Sadé J, Avraham S, Brown M. *Dynamics of atelectasis and retraction pockets.* II International Conference of Cholesteatoma and Mastoide Surgery. Amsterdam: Kugler, 1982. p. 267-81.
119. Ruben RJ. *The diesease in society. Evaluation of chronic otitis media in general and cholesteatoma in particular.* II International Conference of cholesteatoma and mastoide surgery. Amsterdam: Kugler, 1982. p. 111-16.
120. Aquino JEP. *Epidemiologia do colesteatoma.* Conferência proferida no II curso de otologia do Hospital Beneficência Portuguesa – SP, 2007.
121. Aquino JE, Cruz Filho NA, Aquino JN. Epidemiologia do colesteatoma da orelha média e mastoide. *Rev Bras ORL* 2011;77:341-47.
122. Sadé J, Halevy A. The etiology of bone destruction in chronic otitis media. *J Laryngol Otol* 1974;88:139-43.
123. Chole RA. The molecular biology of bone resorption due to chronic otitis media. *Ann New York Acad Sci* 1997;830:95-109.
124. Swartz JD. Cholesteatomas of the middle ear. Diagnosis etiology and complications. *Radiol Clin North Am* 1984;22:15-34.
125. Olszewska E, Wagner M, Bernal-Sprekelsen M et al. Etiopathogenesis of cholesteatoma. *Eur Arch Otorhinolaryngol* 2004;261:6-24.
126. Abramson M, Huang CC. Localization of collagenase in human middle ear cholesteatoma. *Laryngoscope* 1976;86:771-91.
127. Thompsen J. Bone resorption in chronic otitis media. In: McCabe BF, Sadé J, Abramson M. (Eds.). *I International Conference on Cholesteatoma.* Birmingham ALA: Aesculapius, 1977. p. 136.
128. Ferlito O, Devaney KO, Rinaldo A et al. Clinicopathological consultation ear cholesteatoma versus cholesterol granuloma. *Ann Otol Rhinol Laryngol* 1997;106:79-85.

129. Hansen T, Unger RE, Gaumann A et al. Expression of matrix-degrading cysteine proteinase cathepsin K in cholesteatoma. *Mod Pathol* 2001;14:1226-31.
130. Tumarkin A. Attic cholesteatoma. *J Laryngol Otol* 1958;72:610-19.
131. Thompsen J, Jorgensen B, Bretlau P et al. Bone resorption in chronic otitis media. A histological and ultrastructural study. I Ossicular necrosis. *J Laryngol Otol* 1974;88:975-82.
132. Sadé J, Berco E. Bone destruction in chronic otitis media. A histopathological study. *J Laryngol Otol* 1974;88:413-22.
133. Tos M. Pathology of the ossicular chain in various chronic middle ear diseases. *J Laryngol Otol* 1979;93:769-80.
134. Krane SM, Dayer JM, Goldring SR. Ossicular pathology. In: McCabe BF, Sadé J, Abramson M. Cholesteatoma 1st International Conference. Birmingham: Aesculapius, 1977. p. 102-10.
135. Abramson M. Controversies in pediatric otology: point counterpoint. *Am J Otology* 1985;6:167-69.
136. Wayoff M, charachon R, Rolleau P et al. Le traitement chirurgical du cholestéatome de l'oreille moyenne. Soc. Française d´ORL et de Pathologie Cervico-faciale. Paris: Libr. Arnette, 1982. p. 23

CAPÍTULO 2

ANATOMIA PATOLÓGICA

ESTUDO MACROSCÓPICO DO COLESTEATOMA

O colesteatoma, macroscopicamente, é uma lesão cística redonda ou oval com configuração e tamanho variáveis. Ferlito *et al.* caracterizaram o colesteatoma como um cisto epidermoide, de crescimento independente e progressivo, com destruição dos tecidos adjacentes, em especial o tecido ósseo, com tendência a recorrência.[1]

Os colesteatomas apresentam grande poder de erosão óssea. Usualmente atingem a cadeia ossicular e, menos frequentemente, os ossos do crânio, inclusive o osso mais rígido do corpo humano, o labirinto, o que demonstra sua forte ação destrutiva sobre o tecido ósseo. A destruição parcial ou total dos ossículos é observada em cerca de 80% dos pacientes com colesteatoma, ao passo que na otite média crônica não colesteatomatosa há erosão da cadeia ossicular em aproximadamente 20% dos casos.[2]

Segundo Swartz, a destruição ossicular é a mais comum entre as complicações dos colesteatomas, sendo que o tipo de destruição depende da sua origem e do seu modo de expansão. Segundo seus dados, a cadeia ossicular está intacta em apenas 26% dos colesteatomas aticais, sendo o processo longo da bigorna a região mais afetada, seguida pelo corpo da bigorna e a cabeça do martelo (Fig. 2-1A e B). Já os colesteatomas da parte tensa apresentam um poder de erosão de 90%.[3]

A absorção óssea é estimulada por uma variedade de fatores, incluindo a inflamação, a pressão local, as citoqueratinas específicas e a queratina. O conceito enzimático, no qual enzimas de origem epitelial são consideradas as responsáveis pela destruição óssea, foi definido por Abramson, o qual demonstrou a presença de colagenases e hidrolases no colesteatoma, hipótese posteriormente confirmada por Thompsen.[4,5] Ferlito *et al.* sugeriram que a propriedade destrutiva dos colesteatomas, promovendo erosão óssea, é causada pela produção de colagenase pelos componentes dos tecidos epitelial escamoso e fibroso.[1] Não está bem demonstrado, ainda, se o osso mineralizado pode ser absorvido pela colagenase. À hipótese de reabsorção óssea por ação bioquímica, exclusivamente exercida por enzimas colagenolíticas, foram incorporados como o fator de necrose tumoral (TNF), as interleucinas (IL-1a) e as prostaglandinas (PGE2).[6]

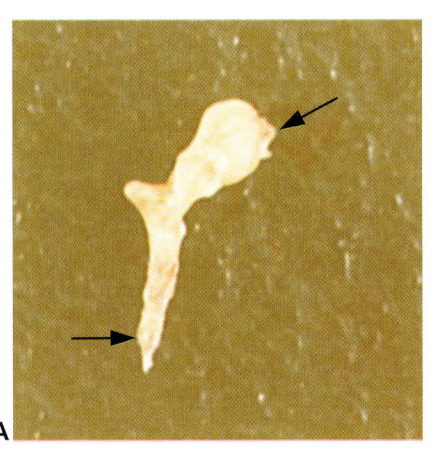

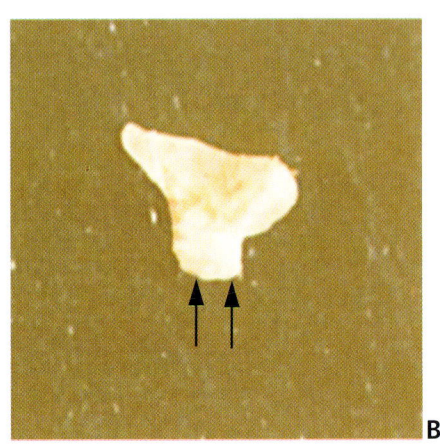

Fig. 2-1. Locais de destruição ossicular causada pelo colesteatoma. (**A**) Tecido de granulação envolvendo cabeça e cabo do martelo. (**B**) Destruição do ramo ascendente da bigorna.

Peek et al. estudaram a concentração de lipopolissacarídeos, componente da membrana de bactérias Gram-negativas em colesteatomas e compararam com os níveis encontrados em amostras de pacientes com otite média crônica não colesteatomatosa. Encontraram concentrações mais altas em pacientes com colesteatoma e sugeriram que estes resultados poderiam estar correlacionados com os altos índices de absorção óssea.[7]

Sadé e Berco realizaram exame histológico em 80 ossículos, obtidos em cirurgia, sendo 41 desses provenientes de pacientes com OMCNC, e 39 de OMCC. A erosão óssea foi encontrada em 42,5% dos ossículos de pacientes sem colesteatoma e em 84% dos pacientes com colesteatoma, sendo essa diferença estatisticamente significante ($P < 0,001$).[8]

Sadé e Fuchs compararam os achados da erosão ossicular em adultos com aqueles achados em crianças. O percentual de destruição do estribo e do martelo foram similares nos dois grupos. Já a bigorna apresentou destruição significativamente maior em adultos. Também a paralisia do nervo facial e a fístula labiríntica apresentaram percentual maior nos adultos.[9] Dornelles et al. realizaram um estudo de descrições dos achados, da orelha média, no transoperatório de 55 pacientes com otite média crônica.[10] Desses pacientes, 49% tinham diagnóstico de otite média crônica colesteatomatosa (OMCC). No conjunto da amostra, havia algum envolvimento da cadeia ossicular em 66%, sendo que, na OMCC, este índice era de 96% e na OMCS caía para 37%. A presença de colesteatoma estava associada à existência de dois ou mais ossículos afetados, assim como à maior prevalência de ausência ou erosão dos ossículos. Esses achados indicam que a maioria dos pacientes com OMC, submetidos à intervenção cirúrgica, possui algum acometimento da cadeia ossicular, e que a frequência e a extensão do comprometimento estavam muito mais relacionadas com a presença de colesteatoma.

ESTUDO HISTOLÓGICO DO COLESTEATOMA

Wayoff *et al.* definem histologicamente o colesteatoma como sendo um epitélio estratificado pavimentoso queratinizado que cresce na orelha média, no CAE, no rochedo, provocando o crescimento de uma massa cística que evolui progressivamente no qual é possível observar-se várias fases do epitélio, o recentemente formado, e o em fase de degeneração mais evidente, muitas vezes com concomitância de granuloma de colesterol e com células inflamatórias crônicas.[11] Seu conteúdo está formado de lamelas epidérmicas classicamente imbricadas em bulbo de cebola, espessas ou finas, alteradas em direção ao centro, tornando-se amorfas. Esta descrição corresponde ao colesteatoma seco. Quando ele se torna infectado e aberto, esta massa central é amolecida e supurante. Só a matriz é identificável. Em um corte histológico, encontramos camadas de tecido conectivo, rico em granulações gordurosas produzidas pela desintegração dos elementos celulares inflamatórios, imbricadas com restos epiteliais. A importância da reação inflamatória da lâmina própria (córion), a ruptura basal ou a estrutura papilar do colesteatoma explicam estas constatações aparentemente discordantes. A matriz, que é responsável pelo colesteatoma, condiciona sua extensão e é formada por um epitélio malphigiano queratinizado ou mesmo hiperqueratinizado repousando sobre um córion conjuntivo. É composta de:

1. **Superfície epitelial:** não possui papilas e nem anexos pilossebáceos. É uma lâmina muito fina. É composta de (camadas) epiteliais que produzem a diferenciação da célula basal em 4 mm em direção à superfície:
    - *Camada basal ou camada germinativa:* sua multiplicação assegura a renovação das células epiteliais, o que explica a presença de mitose.
    - *Camada espinhosa:* esta camada comporta duas a três bases celulares, ou queratinócitos.
    - *Camada córnea ou camada queratinizada:* comporta muitas camadas de células acidófilas inteiramente queratinizadas. Estas células degeneram e descamam. As lamelas de queratina, particularmente importantes no colesteatoma, formam o conteúdo do saco.

    Bremond *et al.* chamam a atenção para a presença de dois tipos celulares particulares igualmente presentes nos revestimentos cutâneos mais raramente descritos no colesteatoma: as células de Langerhans, que se encontram no seio da camada espinhosa, são mais numerosas na matriz do colesteatoma que no epitélio do tímpano normal,[12] e as células de Merkel, que são elementos claros, situados no seio da camada germinativa, ligados pelos desmossomos aos queratinócitos vizinhos. A presença dessas células, que não existem no estado normal no nível da mucosa da orelha média, dá um bom argumento a favor da teoria migratória desta lesão. Esses mesmos autores chamam a atenção para o fato de que a pele do fundo do conduto auditivo externo apresenta o mesmo aspecto histológico e ultraestrutural que o colesteatoma.

2. **Membrana basal:** Wayoff et al. chamam a atenção para o epitélio queratinizado que pode migrar através da espessura da mucosa da orelha média.[11] O estudo ultraestrutural da membrana basal mostra as células germinativas ligadas pelos desmossomos e unidas ao córion pelas fibrilas de reticulina. Admite-se que a membrana basal se forma a partir das células epiteliais que ela suporta e não a partir do tecido conectivo.

3. **Córion conjuntivo:** Wayoff et al. observaram que a camada conjuntiva tem uma espessura variável segundo seu estado inflamatório.[11] Pode ser extremamente fina (o tecido parece colado ao osso), ou, ao contrário, muito espessa, facilitando o descolamento. O córion está em contato íntimo com o osso subjacente e é rico em mucopolissacarídeos e mucoproteínas.

O revestimento da orelha média, em situações normais, consiste em uma delgada camada de tecido conectivo fibroso revestido por células pavimentosas de aspecto endotelial. Existem zonas onde se pode observar epitélio do tipo colunar, ao redor da tuba auditiva e promontório. O epitélio de revestimento na dependência da região da orelha média é do tipo respiratório (pseudoestratificado ciliado) e seu aspecto pode ser estudado em diferentes circunstâncias patológicas. O epitélio de revestimento da orelha média pode aparecer substituído por epitélio estratificado pavimentoso queratinizado. Este, em geral, traz como resultado, o aparecimento de uma otite epidermizante, que se agrava com infecções agudas e crônicas da orelha média.

Sadé acredita que é importante distinguir entre epitélio pavimentoso simples e epitélio pavimentoso colesteatomatoso.[13] É duvidoso que possa haver uma metaplasia de epitélio estratificado queratinizado em toda a orelha média na otite crônica. Diferentes condições locais podem ser responsáveis pelos diferentes achados entre uns países e em outros como, a deficiência em vitamina A, má nutrição etc.

De acordo com a teoria migratória na formação do colesteatoma, temos o desenvolvimento de dois tipos celulares:

1. A presença de células de Langerhans na pele é bem conhecida de todos, porém estas células têm sido encontradas no colesteatoma.[12,14,15]
2. Outro tipo celular são as células de Merkel, que são do tipo sensorial e geralmente se encontram em certas zonas cutâneas e nas mucosas bucal e nasal, e que mais recentemente foram descritas no colesteatoma.

Sabendo-se que estes tipos celulares normalmente não existem na mucosa da orelha média, sua presença no colesteatoma poder ser um bom argumento a favor da teoria migratória. A destruição óssea na otite crônica é maior em quase todas as estatísticas quando se associa a um colesteatoma e, em geral, ao redor do osso pode-se observar microscopicamente a presença de tecido de granulação inflamatório crônico, que pode estar presente, ainda que não se encontre colesteatoma.

O advento da microscopia eletrônica de transmissão possibilitou muitos avanços no conhecimento da estrutura celular. Utilizando esse instrumento, Lim e Saunders apresentaram uma descrição histológica detalhada dos colesteatomas (Fig. 2-2).[15] Descreveram que o colesteatoma possui um epitélio escamoso estratificado queratinizado, com as quatro camadas idênticas às da epiderme normal (basal, espinhosa, granulosa e córnea), células de Langerhans (em maior quantidade do que na epiderme normal) e grâ-

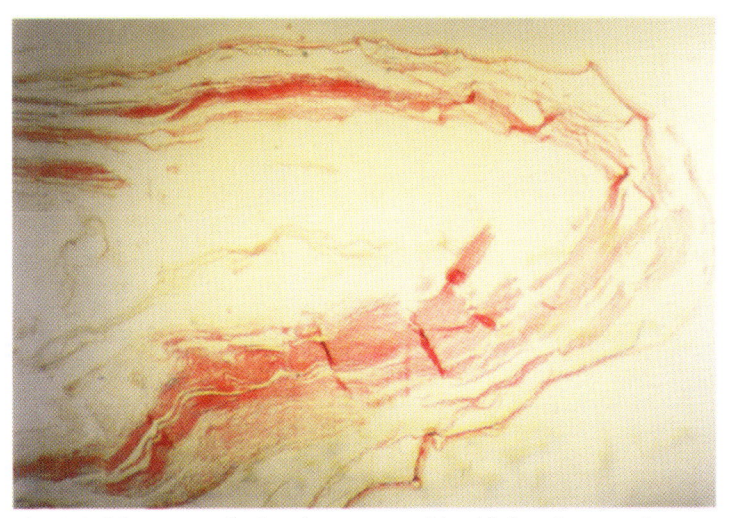

Fig. 2-2. Vista panorâmica de um corte histológico do saco do colesteatoma. Observar a presença de uma camada de queratina bem desenvolvida. Hematoxilina eosina 75×. Perimatriz, matriz e conteúdo cístico (de fora para dentro).

nulos querato-hialinos. Chamaram este epitélio de matriz do colesteatoma. Observaram, ainda, a presença de um tecido conectivo, contendo fibras colágenas, fibrócitos e células inflamatórias, que foi denominado de perimatriz, a qual estava em contato, na maioria dos casos, com uma camada de células escamosas ou cilíndricas ciliadas, remanescentes da mucosa original da orelha média. Em alguns casos, apesar de a perimatriz estar ausente à microscopia óptica, fazia-se presente quando estudada com o microscópio eletrônico de transmissão, mostrando-se extremamente fina, com as fibras colágenas praticamente ausentes e contendo cristais de carbonato de cálcio. Já em trabalho realizado por Paludetti *et al.*, a perimatriz consistia de tecido de granulação ou tecido conectivo subepitelial inflamado.[16]

Segundo Milewski *et al.*, o crescimento de um colesteatoma poderia requerer angiogênese no tecido conectivo da perimatriz, e que, células e substâncias da cascata de cicatrização poderiam ter um importante papel no desenvolvimento e no crescimento dos colesteatomas.[17] Esses processos envolveriam o fator de crescimento fibroblástico b (b-FGF), o qual, segundo esses autores, poderia estimular a produção de colagenase. Sugeriram, ainda, que a persistência da inflamação causaria um processo permanente de cicatrização na perimatriz, a proliferação de fibroblastos (tecido de granulação) e do epitélio (matriz).

Pereira *et al.*, em nosso meio, estudando 31 colesteatomas, sendo 20 de adultos e 11 de crianças, encontraram nove espécimes sem perimatriz, visível à microscopia óptica, sendo dois de adultos e sete pediátricos.[18] Estes achados corroboram com os de Lim e Saunders, os quais constataram que algumas perimatrizes só podem ser vistas em microscopia eletrônica.[15] Estes autores sugerem que uma possível causa dessa diminuição das fibras de colágeno poderia ser resultado de uma ação diferencial das colagenases.

Ramsei *et al.* analisaram 21 colesteatomas, por meio de reação em cadeia de polimerase (PCR), imuno-histoquímica e histologia, com o objetivo de investigar os fatores de estimulação e diferenciação de osteoclastos em colesteatomas, utilizando pele do meato acústico externo como controle.[19] A análise imuno-histoquímica demonstrou uma elevação de células precursoras de osteoclastos e macrófagos nos colesteatomas. A análise da perimatriz demonstrou que, nesta região do colesteatoma, há todos os fatores necessários para a osteoclastogênese e para a estimulação da reabsorção óssea.

Um sinal característico dos colesteatomas é a infiltração da perimatriz por células do sistema imune. Pincher, em sua tese sobre citocinas na otite média crônica com efusão, afirma que, além dos já conhecidos fatores de risco, como a disfunção tubária e as infecções, muitas pesquisas sobre otite média têm-se direcionado ao estudo dos diferentes componentes da resposta inflamatória.[20] O ponto fundamental é se a inflamação deve ser considerada apenas como um processo de defesa ou se ela tem papel na perpetuação da otite média crônica colesteatomatosa. Milewski *et al.* sugeriram que as citocinas inflamatórias, os fibroblastos e os macrófagos seriam os responsáveis pela origem, crescimento e destruição óssea dos colesteatomas.[17] Várias citocinas e fatores de crescimento poderiam estar envolvidos no mecanismo de proliferação e desenvolvimento do epitélio do colesteatoma. Tomita afirma que existem várias hipóteses de que os fatores de crescimento e as citocinas, presentes nos colesteatomas, induzam a ativação de genes, como o c-myc, causando a desregulação da proliferação celular.[21]

A otite média crônica colesteatomatosa poderia ser resultado de um descontrole desta proliferação celular.[1] Esta poderia ser considerada como uma desordem no controle do crescimento celular, compreendendo uma série de complexos e dinâmicos eventos envolvendo componentes celulares e extracelulares com alterações em seu comportamento biológico, como desregulação dos queratinócitos, os quais apresentam um crescimento hiperproliferativo e alterações na diferenciação celular.

Porém, não se sabe ao certo se esse descontrole é causado por defeitos em genes que controlam a proliferação, por citocinas liberadas de células inflamatórias ou por outros mecanismos ainda desconhecidos. Sendo assim, determinar a existência de defeitos na sua biologia, bioquímica e genética é o que se tenta esclarecer para o conhecimento da sua patogênese. A capacidade de invasão, migração, alteração na diferenciação, proliferação e recorrência dos colesteatomas é muito similar às neoplasias, porém há relutância, entre os pesquisadores, em aceitar o enquadramento dos colesteatomas nessa categoria.[22] Para os colesteatomas serem considerados uma lesão neoplásica é necessário a evidência de instabilidade genética; esta pode ser manifestada por meio de alterações no DNA ou de anormalidades cromossômicas específicas. Porém, Desloge *et al.* demonstraram não haver alterações no DNA, descartando, assim, essa hipótese.[23]

Uma característica comum na patogênese dos vários tipos de colesteatomas é a presença de bactérias, consequentemente, uma grande quantidade de citocinas liberadas pelas células inflamatórias, decorrentes da resposta imune. A presença de bactérias poderia promover um vínculo crítico entre o colesteatoma e o hospedeiro, impedindo que o epitélio neoformado concluísse o seu processo de diferenciação, o que o deixaria em um estado quiescente, minimamente proliferativo, sem ser migratório ou invasivo nessa etapa. As interações entre células inflamatórias e o epitélio do colesteatoma poderiam ser responsáveis pela indução das características biológicas aberrantes dessa patologia.

Chole e Faddis estudaram, por microscopia eletrônica de transmissão, 24 colesteatomas humanos e 22 de esquilo da Mongólia (gerbil).[24] Das amostras provenientes de humanos, 16 apresentaram achados histológicos consistentes com bactérias biofilme, enquanto no material de gerbil, 21 mostraram evidências dessa bactéria. Esse achado poderia estar relacionado com a atividade dos colesteatomas, principalmente com as infecções persistentes ou recorrentes e com sua resistência aos antimicrobianos tópicos e sistêmicos. Os autores sugeriram que a matriz do colesteatoma é um meio ideal para o desenvolvimento de um misto de biofilme microbiológico. Estes autores afirmam, ainda, que as bactérias com biofilme são resistentes a antibióticos por mecanismos diferentes dos usados por bactérias planctônicas, porém o exato mecanismo de resistência das colônias de bactérias em biofilme é desconhecido.

Os estudos publicados até agora apresentam muitos dados a respeito da biologia dos colesteatomas, porém muitas dúvidas persistem. Os colesteatomas apresentam características neoplásicas (invasão, migração, alteração na diferenciação), mas, até o momento, não foi encontrada nenhuma indicação de instabilidades genéticas na sua estrutura, fato que descarta a possibilidade de enquadrá-los como neoplasia. Outra propriedade que parece constante nos colesteatomas é a sua atividade hiperproliferativa, talvez, uma possível resposta para suas características de agressividade e crescimento descontrolado. Além desse fato, os estímulos da resposta imune, representados pelas citocinas relacionadas com as células inflamatórias da perimatriz, representam como um fator principal desta trama intrincada de mecanismos. Todas essas hipóteses levam-nos a considerar a complexidade envolvida na biologia dos colesteatomas e, consequentemente, aos eventos relacionados com sua patogênese.

REFERÊNCIAS BIBLIOGRÁFICAS

1. Ferlito O, Devaney KO, Rinaldo A et al. Clinicopathological consultation ear cholesteatoma versus cholesterol granuloma. *Ann Otol Rhinol Laryngol* 1997;106:79-85.
2. Sadé J, Halevy A. The aetiology of bone destruction in chronic otitis media. *J Laryngol Otol* 1974;88(2):139-43.
3. Swartz JD. Colesteatomas of the middle ear. Diagnosis Etiology and Complications. *Radiol Clin North Am* 1984;22:15-34.
4. Abramson M, Huang CC. Localization of collagenase in human middle ear cholesteatoma. *Laryngoscope* 1976;86:771-91.
5. Thompsen J. Bone resorption in chronic otitis media. In: McCabe BF, Sade J. Abramson M. (Eds.). Cholesteatoma: 1st International Conference on Cholesteatoma. Birmingham Alabama: Aesculapius, 1977. p. 136.

6. Kurihara A, Toshima M, Yuasa R et al. Bone destruction mechanisms in chronic otitis media with cholesteatoma: specific production by cholesteatoma tissue in culture of bone-resorbing activity attributable to interleukin-1 alpha. *Ann Otol Rhinol Laryngol* 1991;100(12):989-98.
7. Peek FA, Huisman MA, Berckmans RJ et al. Lipopolysaccharide concentration and bone resorption in cholesteatoma. *Otol Neurotol* 2003;249(5):709-13.
8. Sadé J, Berco E. Bone destruction in chronic otitis media. A histopathological study. *J Laryngol Otol* 1974;88(5):413-22.
9. Sadé J, Fuchs C. Cholesteatoma: ossicular destruction in adults and children. *J Laryngol Otol* 1994;108(7):541-44.
10. Dornelles C, Costa SS, Laux M et al. Estudo comparativo da dissolução de três diferentes marcas de colágeno utilizadas em técnicas cirúrgicas otológicas. *Rev Bras de Otorrinolaringologia* 2003;69(6):744-51.
11. Wayoff M, Charachon R, Rolleau P et al. Le traitement chirurgical du cholestéatome de l´oreille moyenne. Soc. Française d´ORL et de Pathologie Cervico-faciale. Paris: Libr. Arnette, 1982. p. 15-33, 141-42.
12. Magnan J, Bremond G, Demicco (Mme). Les aspects microscopiques du cholestéatoma. *Cahiers d´ORL* 1975;10(Suppl 3):303-11.
13. Sadé J. Cellular differentiation of the middle ear lining. *Ann Otol Rhino Laryngol* 1971;80:376-83.
14. Bodelet B, Wayoff M. Metaplasic et cholesteatoma. *Ann Otoralyngol Chirur Cervico-faciale* 1972;89:411-18.
15. Lim DJE, Saunders WE. Acquired cholesteatoma: light and electron microscopic observations. *Ann Otol Rhino Laryngol* 1972;81:2-12.
16. Paludetti G, Alamadori G, Ottaviani F et al. Ultrastructural aspects of cholesteatoma of the middle ear. *Acta Otorhinolaryngol Ital* 1989;9(2):169-80.
17. Milewski C, Fedorowski A, Stan AC et al. Basic fibroblast growth factor (b-FGF) in the perimatrix of cholesteatoma. *HNO* 1998(a);46(9):804-8.
18. Pereira CSB, Almeida CIR, Vianna MR. Imunoexpressão da citoqueratina 16 e do antígeno nuclear Ki-67 no colesteatoma adquirido da orelha média. *Rev Bras de Otorrinolaringologia* 2002;68(4):453-60.
19. Ramsei N, Ventriglia G, Hagnia M et al. Osteoclast stimulating and differentiating factors in human cholesteatoma. *Laryngoscope* 2003;113(3):436-42.
20. Pincher O. *Um novo modelo experimental para investigação da otite média com efusão e sua aplicação nos estudos das citocinas durante as diversas fases dessa doença.* Tese de doutorado. FCM Santa Casa de Misericórdia de São Paulo. 2000. p. 68.
21. Tomita S. *Aspectos moleculares do colesteatoma – Imunoexpressão das proteínas controladas do ciclo celular: p53 BAX e BCL-2.* SP Tese de Doutorado. Escola Paulista de Medicina; UNIFESP, 2000. p. 62.
22. Desloge RB, Carew JF, Finstad CL et al. DNA analysis of human cholesteatomas. *Am J Otol* 1997;18(2):155-59.
23. Shinoda H, Huang CC. Expressions of c-jun and p53 proteins in human middle ear cholesteatoma: relationship to keratinocyte proliferation differentiation and programmed cell death. *Laryngoscope* 1995;105(11):1232-37.
24. Chole RA, Faddis BT. Evidence for microbial biofilms in cholesteatomas. *Arch Otolaryngol Head Neck Surg* 2002;128:1129-33.

CAPÍTULO 3

ESTUDO CLÍNICO DO COLESTEATOMA

INTRODUÇÃO

O diagnóstico de uma otite média crônica colesteatomatosa (OMCC) é em geral fácil, embora nem sempre, e tornou-se mais fácil com o sistemático uso do microscópio em nossos consultórios.

ANAMNESE

A anamnese deve ser sempre destacada em qualquer processo patológico. No caso do colesteatoma, existe uma série de sintomas que devem ser esmiuçados mediante uma anamnese dirigida, podendo-nos encaminhar a um diagnóstico mais preciso. Para chegar a este diagnóstico, o otologista necessita fazer exames cuidadosos; um exame ORL sistemático, um exame com otoscópio ou com microscópio para saber a sede da perfuração, o tipo de corrimento, a ocorrência do tecido de granulação (pólipo). A localização ou a presença do colesteatoma e o grau de hipoacusia.

O grau de hipoacusia será dado pela audiometria. A extensão do colesteatoma poderá ser avaliado pelo exame de imagens (TC e RNM).

OTORREIA

A otorreia é um sintoma capital na clínica do colesteatoma e pode ser o motivo pelo qual o paciente vem à consulta. Dependendo do nível socioeconômico e do seu grau de informação cultural, este sintoma pode não ser destacado de forma adequada pelo doente, podendo ser negligenciado.

Essa procura do médico pode dar-se ainda quando há mudança nas características da otorreia (mudança na quantidade de secreção, aparecimento de sangue misturado ao corrimento auricular) ou há o aparecimento de outros sintomas, como otalgia, cefaleia, tonturas etc. O sangue, que às vezes aparece junto a uma otorreia crônica colesteatomatosa, pode ser consequência da ruptura de pólipo ou mucosa granulomatosa após uma superinfecção e pode alarmar muito o doente. Nem sempre o colesteatoma se acompanha de otorreia, como é o caso dos colesteatomas com tímpano fechado (colesteatomas congênitos) ou dos colesteatomas secos.

HIPOACUSIA

É tipicamente uma hipoacusia de condução, podendo haver um componente neurossensorial, pois em certas ocasiões, os produtos tóxicos poderiam passar através das membranas labirínticas, o mesmo podendo acontecer com antibióticos ototóxicos empregados como tratamento tópico da superinfecção do colesteatoma. O grau de hipoacusia é muito variável. Assim, colesteatomas de pequeno tamanho podem interromper a cadeia ossicular e produzir uma hipoacusia mais ou menos intensa, enquanto outros de grande tamanho chegam a tomar toda a cadeia ossicular em seu interior, destruindo-a, e podem atuar como mecanismo de transmissão, e a hipoacusia ser menor, e, às vezes, passar inadvertida.

Pode ser também o único sintoma presente principalmente em determinados casos de colesteatomas com tímpano fechado, o que torna importante a realização dos testes audiométricos e impedanciométricos no meio escolar. Dependendo da personalidade do paciente e da importância que tenha em sua vida profissional ou social, o doente poderá aceitar muito bem a unilateralidade da hipoacusia, não dando o devido valor a esse sintoma.

ZUMBIDO

É um sintoma que pode estar presente, principalmente se este incômodo for constante, podendo ser de tonalidade grave, ser mesmo bilateral ainda que o colesteatoma seja unilateral, e em consequência podemos pensar na possível existência de um fator tubário associado ao processo colesteatomatoso. Também podem existir zumbidos agudos que geralmente traduzem a presença de perdas neurossensoriais.

VERTIGEM

Para Glasscock *et al.* e Paparella e Shumrick, a presença de vertigem de caráter rotatório ou de distúrbios de equilíbrio em paciente com OMCC, torna suspeita a presença de fístula labiríntica pelo colesteatoma.[1,2] As vertigens poderão ser acentuadas chegando a imobilizar o doente por alguns dias, podendo ser interpretadas como doença de Ménière, porém é necessária uma melhor avaliação dos sintomas para não cometer este erro. Esses autores encontraram 2% dos colesteatomas em crianças e 6% dos colesteatomas no adulto com início por vertigem. Em certas ocasiões, as crises podem desencadear-se no momento da exploração por manobras inadequadas, como, a pressão da mastoide, quando se coloca o porta-algodão para a limpeza do ouvido ou o espéculo pneumático de Siegle. Este é o chamado "sinal de fístula", quase que patognomônico de colesteatoma.

PARALISIA FACIAL

Para Wayoff *et al.*, o nervo facial pode ser afetado em duas distintas situações: por erosão do tecido ósseo do canal de Fallópio como consequência direta do colesteatoma e a subsequente osteíte e o contato com o nervo, ou ainda em consequência da invasão do nervo pelo tecido de granulação.[3] O simples contato do colesteatoma sobre o nervo facial, não parece ser suficiente causa para poder provocar uma paralisia facial. Teria de haver algum processo compressivo para poder explicá-la. Este processo compressivo seria originado por um processo edematoso do endóstio e, como consequência deste, haveria a compressão da bainha e dos vasos nervosos e uma neurite por infiltração inflamatória. A porção do nervo facial mais frequentemente afetada parece ser a segunda, podendo-se ver o facial deiscente e um colesteatoma que ocupe o nicho da janela oval e que pode afetar esta zona.

A zona mais frequentemente desnuda se localiza na parte anterior da segunda porção, por cima do processo cocleariforme, região particularmente perigosa quando se limpa um colesteatoma da parede interna do ático.

A segunda porção pode ser seriamente afetada, ante um colesteatoma gigante intralabiríntico, que pode envolvê-la em sua totalidade, circunstância muito pouco frequente.

A terceira porção pode estar afetada um pouco abaixo do nível da emergência da corda do tímpano, por deiscência desta zona e por ação de um colesteatoma do recesso do facial, circunstância também pouco usual. Nas propagações intrapetrosas, a primeira porção do nervo facial pode estar desnuda após o conduto auditivo interno próximo ao gânglio geniculado. A dissecção deve ser feita com uma grande prudência. Se a paralisia facial estiver instalada a semanas, o comprometimento anatômico neural será confirmado e a secção do nervo muitas vezes será inevitável, havendo necessidade de um *re-routing* ou um enxerto de nervo. Enxerto *inlay* deve ser raras vezes admitido como possível. A paralisia facial, como complicação do colesteatoma pode ser segmentar ou completa, abrupta ou progressiva. Ela constitui raramente o primeiro sintoma, e representa 1% dos casos para Sheehy *et al.*[4]

DESCOBERTA OPERATÓRIA – OTOSCOPIA

A otoscopia é o meio de exploração mais importante no diagnóstico do colesteatoma. O microscópio binocular sendo usado cada vez mais de forma rotineira em nossos consultórios, leva-nos a errar menos na presença de uma OMCC.

Dawes, talvez por excesso de zelo, preconiza o emprego da anestesia geral, para se chegar a uma completa avaliação da existência e da extensão das lesões colesteatomatosas.[5] A observação por meio de uma perfuração, de escamas epidérmicas de coloração esbranquiçada, nacaradas, moles e facilmente aspiráveis fazem de imediato o diagnóstico. Existem casos em que esta observação não é possível, e é nestes casos que entram a experiência e a intuição do otologista. O examinador dirigirá, então, a sua atenção para os lugares ou localizações em que se tem maior frequência de lesões colesteatomatosas; elas podem estar ocultas ou são formações que podem acabar em colesteatoma.

Tipicamente, a lesão provém do ático ou de uma perfuração posterossuperior.

Sadé *et al.*, na exploração sistemática da membrana timpânica, dividem esta em *pars tensa* e *pars flaccida*.[6]

Pars flaccida ou membrana de Shrapnell

Ao examinarem sob microscópio a membrana de Shrapnell, encontraram:

- Uma perfuração com as típicas escamas epidérmicas.
- Uma perfuração em que não se veem as escamas.
- Uma invaginação em que se pode ou não ver seu fundo.
- Uma crosta, que ao ser levantada pode mostrar um colesteatoma típico, uma lesão do osso timpânico ou uma invaginação cujas características e localização farão suspeitar presença de colesteatoma. Sadé *et al.*, ao examinarem as citadas invaginações, encontraram 2% de retração da membrana de Shrapnell, que evoluíram para colesteatomas em um período de 2 a 5 anos de seguimento, sendo estes de tamanho menor ao que normalmente se vê quando se diagnostica na clínica um colesteatoma atical.[6] Estes autores chamam invaginações de médio tamanho as que são evidentes e descansam sobre a cabeça do martelo, existindo uma ligeira erosão do mesmo. As invaginações que eles chamam de grande tamanho, constituíram-se à custa também do ânulo timpânico, vendo-se parte da cabeça do martelo.

Tos e Poulsen mediante exame microscópico cirúrgico e impedanciometria de 527 ouvidos com otite média secretora, entre 3 e 8 anos antes da colocação de microdrenos, evidenciaram diferentes tipos de retrações da membrana de Shrapnell em 34% dos casos; em 4,2% encontraram retrações acentuadas com reabsorção do ânulo ósseo, e em 0,2% observaram colesteatoma atical, sendo mais frequentes e pronunciadas as retrações quando a idade do paciente era maior no momento da reavaliação.[7] Nem sempre é fácil distinguir uma perfuração da membrana de Shrapnell de uma invaginação desta. Sheehy *et al.* encontraram 42% dos casos com perfurações na Shrapnell, 31% posterossuperiores, 18% perfurações totais, 6% centrais e nenhuma em 3%.[4] Para estes autores a presença de uma perfuração da membrana de Shrapnell é muito sugestiva de colesteatoma e tanto a perfuração quanto a invaginação podem acompanhar-se de destruições ósseas do anel timpânico e paredes do ático, podendo-se observar, às vezes, autênticas aticotomias naturais.

Pars tensa

Sadé *et al.*, ao examinarem a *pars tensa* da membrana timpânica, encontraram:[6]

- Uma invaginação na qual podem ou não ver seu fundo.
- Uma perfuração por meio da qual podem ou não ver os acúmulos de material queratínico.

Descrevem quatro graus de perfuração já descritos linhas atrás e encontraram em um seguimento de 308 ouvidos, 82% de invaginação da *pars tensa* para o ático e ádito, que se transformaram em colesteatomas, enquanto não encontraram esta progressão nos casos de invaginações adquiridas ao promontório. Portanto, acreditam que seriam mais perigosas as retrações posteriores, principalmente as posterossuperiores (para o ático e ádito) do que as localizadas nos quadrantes anteriores.

Para Sheehy *et al.* o diagnóstico otoscópico é difícil, às vezes, pela presença de processos inflamatórios crônicos, com espessamento da mucosa da caixa timpânica e formação de pólipos, ou pela abundante otorreia, que impedem a correta observação.[4]

Nestes casos, para eles, é imprescindível reavaliação por meio de tratamento médico, antibiótico e anti-inflamatório que diminua estes fenômenos. O achado de um pólipo sugere a possibilidade de colesteatoma coexistente, sendo, muitas vezes, a extirpação destes pólipos um antecedente na história do colesteatoma e neste caso, deverá ser feito o diagnóstico diferencial do pólipo com o epitelioma no adulto e o sarcoma na criança. É preciso ter cuidado na extirpação de um pólipo, porque pode ocorrer paralisia facial. Em certas ocasiões a otoscopia pode ser taxada como normal e só a presença de uma hipoacusia de transmissão inexplicável ou o achado de certas alterações impedanciométricas levarão a suspeita da presença do colesteatoma, necessitando-se da exploração radiológica (TC e RNM) para a sua confirmação. Para Wayoff *et al.* em exploração da caixa timpânica quando há hipoacusia de transmissão, pode-se, embora raramente, descobrir colesteatoma por detrás da membrana timpânica normal.[3] Existe também a possibilidade de ser descoberto o colesteatoma em caso de paracentese em otite seromucosa. O problema dos colesteatomas com tímpano fechado com todas as suas implicações etiopatogênicas e diagnósticos é um dos mais interessantes na otologia atual.

House e Sheehy encontraram 3,7% de colesteatomas com tímpano fechado, sendo 50% dos casos em pacientes abaixo dos 20 anos.[8]

NA INFÂNCIA

Em algumas características do colesteatoma na infância, encontramos certas dificuldades diagnósticas e terapêuticas, em consequência do fato de não haver algumas vezes, nem dor e nem otorreia associados, a hipoacusia, quando ocorre, e se for unilateral, poderá passar negligenciado.

Às vezes, um tortuoso e pequeno conduto auditivo que dificulte a observação faz com que o colesteatoma passe e seja diagnosticado tardiamente.

Tos e Poulsen admitem a evolução de certo número de casos de otites médias secretoras para colesteatoma.[7] Buckingham assinala que essa complicação pós-colocação de tubo de ventilação, isto é, aparecimento de colesteatoma, oscila entre 0 e 5,6%.[9] Portanto, para se diagnosticar precocemente um colesteatoma infantil, na comunidade, este autor sugere um exame de saúde em meio escolar.

REFERÊNCIAS BIBLIOGRÁFICAS

1. Glasscock ME, Dickins JER, Wiet R. Cholesteatoma in children. *Laryngoscope* 1981;91:1743-53.
2. Paparella MM, Shumrick DA. Otorrinolaringologia. Tomo 2. Buenos Ayres: Panamericana, 1982. p. 439.
3. Wayoff M, Charachon R, Roulleau P et al. *Le traitement chirurgical du cholestéatome de l'oreille moyenne.* Soc Française d'ORL et de pathologie cervico-faciale. Paris: Libr. Arnette, 1982. p. 15-33, 141-42.
4. Sheehy JL, Brachmann DE, Grahan MD. Complications of cholesteatoma. A report on 1024 cases. In: McCabe BF, Sadé J, Abramson M. *Cholesteatoma:* 1st International Conference on Cholesteatoma. New York: Aesculapius, 1977. p. 420-28.
5. Dawes JDR. Clinical aspects of cholesteatoma in the adult middle ear and mastoid. *Acta ORL (Belg)* 1980;34(Suppl 1):107-13.
6. Sadé J, Avraham MD. Dinamics of ateleactasis and retraction pockets. In: Sadé J. (Ed.). *Proceedings pm 2nd International Conference on Cholesteatoma.* Israel: Kugler, 1982. p. 267-81.
7. Tos M. Poulsen attic retractions following secretory otitis. *Acta Otolaryngol* 1980;89:479-86.
8. House HP, Sheehy J. Cholesteatoma with the intact tympanic membrane: a report of 41 cases. *Laryngoscope* 1980;90:70-76.
9. Buckingham RA. Cholesteatoma and chronic otitis medi following middle ear intubation. *Laryngoscope* 1981;91:1450-56.

CAPÍTULO 4

MICROBIOLOGIA DO COLESTEATOMA

ACHADOS BACTERIANOS ENCONTRADOS NA OMC

A necessidade de um conhecimento mais exato da flora nas otites médias crônicas é ponto fundamental no dia a dia do especialista, tanto pela grande frequência de casos como pelo fator de cura da supuração ser condição desejável para uma cirurgia funcional posterior.

A otite média crônica (OMC) é uma doença que ainda prevalece em nosso meio e que tende a ser persistente e destrutiva, podendo levar sequelas irreversíveis. Sua etiopatogenia é multifatorial tendo as infecções respiratórias recidivantes importante papel na manutenção deste quadro. O processo infeccioso é caracterizado como polimicrobiano, geralmente evoluindo com associação de bactérias facultativas, aeróbio e anaeróbio estrito, estando esta última presente em 30 a 60% dos casos.[1]

Segundo Jahn, após a introdução dos antibióticos, a partir da década de 1940, as complicações decorrentes das otites médias crônicas desapareceram quase por completo da clínica otológica.[2] Entretanto, o uso indiscriminado de antibióticos na medicina tem contribuído nestes últimos anos, para o aparecimento de amostras multirresistentes e para o retorno das complicações nesta doença.

Os principais estudos bacteriológicos são de Palva, Karja e Raunio; Lang et al.; Harker e Koontz; Karma, Jokiph e Ojala; Meron e Goret; Itzhak Brook e Bethesda; Federspil et al.; Aquino et al.[3-10]

Temos de considerar, os tipos de germes mais detectados em culturas de secreções do ouvido e o papel dos germes e de seus produtos metabólicos na evolução da otite crônica.

A mudança da população bacteriana em infecção crônica com o decorrer dos anos é fato constatado na literatura.[1,2]

Aquino et al. realizaram um estudo retrospectivo bacterioscópico de 83 pacientes (125 orelhas) portadores de OMC, sendo 43 pacientes (52 orelhas) com otite média crônica colesteatomatosa (OMCC) e 40 pacientes (73 orelhas) com otite média crônica simples (OMCS).[10]

Essas 125 orelhas, foram submetidas ao exame bacterioscópico da secreção. A idade variou de 2 a 75 anos com predominância da faixa etária dos 16 aos 20 anos. Havia 42 pacientes do sexo masculino e 41 do sexo feminino, desses 64 eram adultos 19 eram crianças. A duração da otorreia variou de um mínimo de 2 meses até um tempo superior a 10 anos.

Para a colheita do material da orelha é realizada primeiro a limpeza do conduto auditivo externo com solução salina estéril. Em seguida a secreção é colhida por meio de um aspirador bastante prático e simplificado, possibilitando a prevenção a contaminação do material coletado. Este equipamento consiste em um vidro coletor estéril, no qual está conectado a uma tampa de borracha com dois orifícios. Um orifício de entrada para adaptar um sistema de aspiração, que foi conectado a uma ponta de aspirador, usada para aspirar a orelha media, através do conduto auditivo externo, para se obter a secreção desejada.

No outro orifício (de saída) adaptamos um dispositivo conectado a uma borracha diretamente ligada a um motor de aspiração cuja partida controle é feita por meio de um pedal (Fig. 4-1). O operador pode trabalhar sob visão otoscópica/microscópica, e o fluido da orelha média já coletado no frasco estéril é enviado o mais rápido possível ao laboratório, não mais que 24 horas, para exame da amostra colhida. Isso possibilita ter uma amostra relativamente estéril prevenindo uma contaminação desta, através do contato direto com o conduto auditivo externo ou com o contato do espéculo auricular. A amostra da secreção é obtida diretamente da caixa timpânica, através da perfuração timpânica.

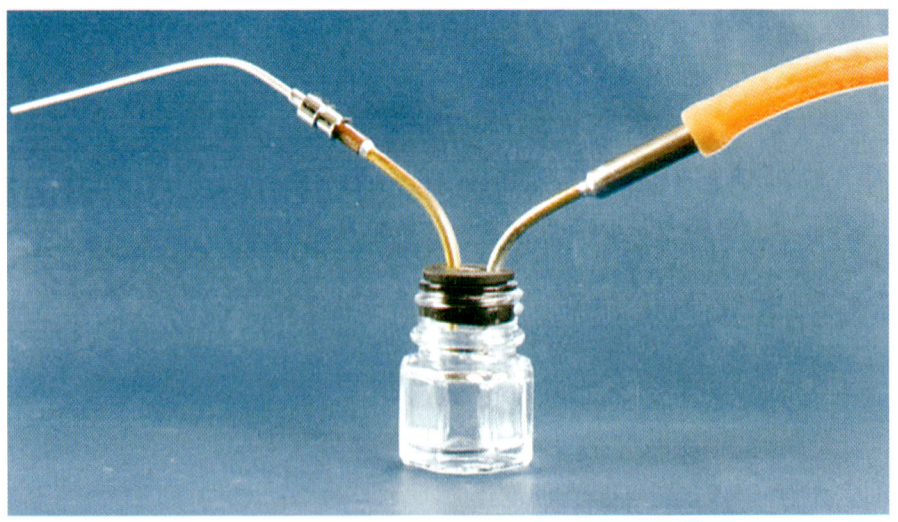

Fig. 4-1. Aspirador de secreção da orelha elaborado por Aquino.[10]

O material coletado é introduzido em tubo de ensaio contendo caldo tioglicolato e enviado ao laboratório e lá colocado em estufa à 36°C por 18 a 24 horas.

São poucas as explorações sistemáticas em relação à microbiologia da otite média crônica na literatura pesquisada nos últimos anos. Estudos de Barreto e Sernada; Schwartz e Baron mostram o desenvolvimento das bactérias e as enzimas por elas secretadas na evolução das otites crônicas.[11,12] A incidência da otite média crônica está sujeita a grandes variações regionais, e sua frequência é baixa em áreas com equipe médica treinada, boa higiene, facilidade da população para acesso ao tratamento médico. Em regiões onde as condições são menos favoráveis, as otites crônicas têm uma maior incidência.

Na secreção da OMCC Aquino *et al.* pesquisaram o *S. epidermidis* e *Corynebacterium sp.*, que são bactérias nativas da pele humana, e encontraram com mais frequência. A taxa de aparecimento de *S. aureus*, *P. aeruginosa* e fungo, foram significativamente mais baixas que as da OMCS.[10] Para Ibekwe *et al.*, o *S. aureus* e a *P. aeruginosa resultam em* maiores problemas clínicos no concernente a OMC.[13] Estes fatos sugerem que a infecção bacteriana deve ser um dos fatores de agravamento do colesteatoma e concluem que pode prolongar uma secreção aural no colesteatoma mais do que na OMCS, apesar do uso de antibióticos. Para Aquino *et al.*, a incidência de *P. aeruginosa* na secreção (13,7%) tende a decrescer tanto no colesteatoma quanto na OMCS.[10] Este decréscimo foi relatado com o uso de novas quinolonas usadas atualmente, como tratamento. A incidência de *Corynebacterium sp.*, neste estudo, foi de 17,5% dos casos, ficando por conta da infecção mista. Em alguns casos houve possibilidade do crescimento de *Corinebacterium sp.* proveniente do canal auditivo externo umedecido pela secreção com outros organismos causais.

Ibekwe *et al.* encontraram no estudo de 102 orelhas com OMC anaeróbios, aeróbios e fungos.[13] Quarenta e quatro porcento eram culturas puras, 33,3% mistas e 18,6% não tiveram crescimento. Cerca de 74% eram aeróbios, 25% fungos e somente 0,9% anaeróbios. *P. aeruginosa* (22,5%) foi o microrganismo mais isolado, seguido por *S.aureus* e *Aspergillus sp*. Confrontando os resultados de Aquino *et al.*, vemos que eles se aproximam dos de Ibekwe *et al.* e estes fatos apontam para a necessidade de promover investigação da ação do *Corynebacterium sp.* no desenvolvimento das lesões da OMC.[10,13]

Sweeney *et al.* isolaram os anaeróbios em 52 de 130 pacientes (44%) nos quais acreditam que o uso de tioglicato nos primeiros 73 pacientes inibiram o crescimento de anaeróbios.[14]

CAPÍTULO 4 — Microbiologia do Colesteatoma

Constable e Butler encontraram anaeróbios em 20 de 100 aspirados, onde o tempo de processamento entre o aspirado até o laboratório foi de 1 hora, porém o meio usado não foi enriquecido, e as amostras foram incubadas somente 24 horas antes da exposição ao ar do laboratório.[15] Por isso, todos estes fatores devem levar a redução do número de anaeróbios isolados nestes estudos.

Os estudos de Brook em confronto com o de Aquino *et al.* mostraram alguns pontos divergentes.[10,16,17] Brook encontrou bactérias anaeróbias em 51% dos aspirados de orelhas de crianças com OMC.[16,17] Estes aspirados foram inoculados em meio enriquecido onde ocorreu o crescimento de anaeróbios em um período de 14 dias, período suficiente para o crescimento.

As bactérias aeróbias isoladas foram Gram-negativas, principalmente *S. aureus*, *P.aeruginosa* e os anaeróbios isolados estavam em culturas mistas com outros anaeróbios ou com bactérias aeróbias e o número de anaeróbios isolados estava entre 2 e 4 por espécie demonstrando assim a etiologia polimicrobiana da OMC. Aquino *et al.* fizeram também um estudo comparativo entre as bactérias encontradas na orelha média e externa.[10] Somente 50% das bactérias encontradas na orelha média estavam também presentes no conduto auditivo externo. Estes achados demonstram que as culturas coletadas do CAE antes da sua esterilização podem ser mascaradas. Isto é particularmente importante em relação a *P.aeruginosa*, que é mais encontrada no CAE do que na orelha média, embora este microrganismo seja habitante do CAE, ele também pode ser encontrado na orelha média, onde pode participar do processo inflamatório.

Para Aquino *et al.*,[10] aspirados diretos da orelha média por meio da perfuração da membrana timpânica são bem mais seguros no estabelecimento da bacteriologia da OMC, auxiliando na seleção da própria terapia antimicrobiana.

A taxa de bactéria anaeróbias nesta infecção é sugestiva por sua alta taxa de achados na orelha média, comparado a seu achado no CAE, 38 espécies anaeróbias foram encontradas na orelha média, pelos mesmos autores, comparados a somente sete encontradas no CAE. Os germes anaeróbios foram encontrados com mais frequência na OMCC (8,3%).[10] Esses autores não encontraram na literatura nenhum autor que tenha distribuído seus pacientes quanto à duração da otorreia. Notaram que na OMCS a otorreia teve a maior frequência de duração entre 0 e 5 anos enquanto na OMCC essa frequência teve duração entre 6 e 10 anos ou mais.

Esse tempo de evolução desde o seu primeiro sintoma variou muito para cada doente, e mesmo não encontrando um grupo não negligente de doentes que ultrapasse 10% com uma evolução com mais de 30 anos de doença, 30% desses doentes, esperam entre 6 e 10 anos ou mais para procurar a primeira consulta, chegando a ter sintomas por muitos anos.

Também não encontraram mudanças notáveis na bacteriologia da otite média crônica supurativa em comparação com a otite colesteatomatosa.

Na otite média crônica simples, seus achados mais frequentes foram os *S. aureus*, *Pseudomonas sp.* e fungos.

Na otite média crônica colesteatomatosa os achados mais frequentes foram os anaeróbios e *Corynebacterium sp.*

A frequência de aparecimento para *S. epidermidis*, *Klebsiela sp.* e *Streptococcus sp.* foi igual nestes estudos.

REFERÊNCIAS BIBLIOGRÁFICAS

1. Finegold SM, Wexler HM. Therapeutic implications of bacteriologic findings in mixed aerobic anaerobic infections. *Antimicrob Agents Chemother* 1988;32(5):611-16.
2. Jahn AF. Chronic otitis media: diagnosis and treatment. *Med Clin North* 1991;75(6):1277-91.
3. Palva T, Karja J, Palva A et al. Bacterial in the chronic ear. Pre and postoperative evaluation. *Pract Oto Rhino Laryngol* 1969;31:30-45.
4. Lang RW, Liu S, Lim DJ et al. Antimicrobial factors and bacterial correlation in chronic otitis media with effusion. *Ann Otol Rhinol Laryngol* 1976;85(Suppl 25):1945-51.
5. Harker LA, Koontz FP. The bacteriology of cholesteatoma. In: Mac Cabe BF, Sade J, Abramson M. (Eds.).*The bacteriology of cholesteatoma. First Intern Conference on Cholesteatoma*. Birmingham: Aesculapius, 1977. p. 264-67.
6. Karma P, Jokiph L, Ojala K et al. Bacteriology of the chronically discharging middle ear. *Acta Oto Laryngol (stockh)* 1978;86:110-14.
7. Meron J, Goret F. La microbiologie du cholesteatoma. Donnes bibliographiques. *Acta Otorhinolaryngol Belg* 1980;34(1):43-50.
8. Itzhak B, Bethesda J. Aerobic and anaerobic bacteriology of cholesteatoma. *Laryngoscope* 1981;91:250-56.
9. Federspil P, Feidt H, koch A. Microbial spectrum in chronic otitis media and therapeutic conclusions. In: Tos M, Thomsen J, Peitersen E. (Eds.). *Proceedings of the 3rd Int Conf on cholesteatoma*. Israel: Kugler & Gedim, 1989. p. 595-98.
10. Aquino JE, Pereira SH, Aquino JN et al. Achados bacterianos encontrados na secreção da otite média crônica. Estudo comparativo entre OMCC e OMCS. *Arquivos da fundação Otorrinolaringologia* 2009;13:19.
11. Barreto Sobrinho LPS, Sernada DF. Contribuiçãno para estudo dos germes das otites media purulentas agudas e crônicas não colesteatomatosa. Sua sensibilidade aos antibióticos. *Revista Paulista de Medicina* 1958;52:1-13.
12. Schwartz LE, Brown RB. Purulent otitis media in adults. *Arch Intern Med* 1992;152(11):2301-4.
13. Ibekwe AO, Alshareef Z, Benavam A. Anaerocrobes and fungi in chronic suppurative otitis media. *Ann Otol Rhinol Laryngol* 1997;106(8):649-52.
14. Sweeney G, Picozzi GL, Browning GG. A quantitative study of aerobic and anaerobic bacteria in chronic suppurative otites media. *J Infect* 1982;5:47-55.
15. Constable L, Butler I. Microbial flora in chronic otitis media. *J Inf* 1982;5:57-60.
16. Brook I. Chronic otitis media in children: microbiological studies. *Ann J Dis Child* 1980;134:541-64.
17. Brook I. Aerobic and anaerobic bacteriology of cholesteatoma. *Laryngoscope* 1981;91:250-53.

CAPÍTULO 5

ESTUDO AUDITIVO E VESTIBULAR DO COLESTEATOMA

INTRODUÇÃO

O objetivo do tratamento cirúrgico do colesteatoma consiste na exérese completa do tecido epidérmico, das lesões que o acompanham, do cuidado de evitar complicações e recidivas, bem como melhorar a audição.

ESTUDO AUDITIVO

Para Walby *et al.* no estudo audiológico, a perda auditiva se evidencia geralmente por uma queda da condução aérea com limiares normais da condução óssea.[1] Observaram uma perda auditiva do tipo mista, com a presença simultânea de componentes condutivos e neurossensorial, podendo haver mesmo alteração significativa da função coclear. A perda auditiva do tipo condutivo do colesteatoma seria consequente ao transtorno do sistema de transmissão produzido pelo poder destrutivo do colesteatoma. A audição, às vezes, pode, ser quase normal, quando o colesteatoma se interpõe em falha da cadeia ossicular. A ocorrência de percepção óssea deficitária que se vê frequentemente neste tipo de afecção pode ser consequente à alteração da orelha média (mudanças na mecânica de transmissão do som) ou da orelha interna, ainda que o mecanismo não possa ser esclarecido em todos os casos.

Para Paparella *et al.* o mecanismo pelo qual se produz a perda auditiva neurossensorial e especialmente o acometimento dos tons mais altos, parece ser decorrente a uma contaminação química por absorção de toxinas através da membrana da janela redonda.[2,3] A natureza semipermeável desta, permite que materiais tóxicos alterem bioquimicamente a perilinfa e depois a endolinfa, produzindo-se uma destruição gradual do órgão de Corti.

Meyerhoff *et al.* acreditam que a invasão da janela redonda, pelo colesteatoma, na presença de uma membrana íntegra, leva a uma surdez coclear e pode ocorrer mesmo surdez súbita.[4]

ESTUDO VESTIBULAR

Para Wayoff e Friot e Sheeehy *et al.*, a exploração vestibular faz parte da avaliação clínica, nos pacientes que apresentam alterações de equilíbrio na OMCC.[5,6] Os métodos de investigação da função vestíbulo-ocular constituem a melhor expressão do mecanismo vestibular. No momento atual oferecem ajuda para detectar alterações da afecção que nos ocupa. A exploração vestibular constitui-se no estudo de sinais vestibulares espontâneos, Romberg, Babinski-Weil, desvios segmentares dos membros, nistágmo espontâneo e provocado e a prova de Lucae ou sinal de fístula.

Nos sinais vestibulares provocados, estes autores usam a prova rotatória. Injetar água no ouvido com tímpano perfurado não está indicado. Encontraram o sinal de Lucae em pacientes com mais de 10 anos de evolução da doença sendo a sua incidência maior, nos pacientes que ultrapassaram 20 anos.

REFERÊNCIAS BIBLIOGRÁFICAS

1. Walby AP, Barrera A, Shuknecht H. Coclear pathology in chronic suppurative otitis media. *An Otol Laryngol* 1983;103(Suppl 92):2-19.
2. Paparella MM, Oda M, Hiraide F *et al.* Pathology of sensorineural hearing loss in otitis media. *Ann Otol* 1972;81:632-47.
3. Paparella MM. Sensorineural hearing loss resulting from chronic otitis media. In: McCabe BF, Sadé J, Abramson M. *1st International Conference on Cholesteatoma.* Birmingham: Aesculapius, 1977. p. 438-51.
4. Meyerhoff W, Kim CS, Paparella MM. Pathology of chronic otitis media. *Ann Otol* 1978;87:749-59.
5. Wayoff M, Friot JM. Analysis of one hundred cases of fistulas of the external semi-circular canal. In: *1st International Conference on Cholesteatoma.* McCabe BF, Sadé J, Abramson M. Birmingham: Aesculapius, 1977. p. 438-51.
6. Sheehy JL, Brackmann DE. Cholesteatoma surgery: management of the labyrinthine fistula – A report of 97 cases. *Laryngoscope* 1979;89:78-8.

CAPÍTULO 6

ESTUDO RADIOLÓGICO DO COLESTEATOMA

RAINER HAETINGER

DIAGNÓSTICO POR IMAGEM DOS COLESTEATOMAS

O diagnóstico por imagem sempre contribuiu de maneira importante na investigação dos colesteatomas, principalmente nas suas complicações, no qual seu papel é fundamental. Inicialmente existiam somente as radiografias convencionais, depois a planigrafia e a politomografia, que tiveram sua aplicação até os anos 1970 e início dos anos 1980. Os livros clássicos da época, entre eles de Vignaud, Portmann e Guillén, foram verdadeiras obras primas, e seus conceitos e ilustrações até hoje inspiram os planos oblíquos de reconstrução nos métodos de diagnóstico atuais.[1,2] Embora a tomografia computadorizada (TC) tenha sido desenvolvida e comercializada em meados dos anos 1970, a espessura de corte com 10 mm não fornecia detalhe suficiente para o estudo dos ossos temporais. Os equipamentos de tomografia computadorizada nos anos 1980 constituíram uma verdadeira revolução no diagnóstico radiológico dos ossos temporais, por meio da criação dos cortes finos (na época, de 2 mm). A evolução deste método passou por diferentes gerações e hoje em dia temos os equipamentos com sistema de múltiplos detectores *(multislice),* fornecendo imagens com até 0,25 mm de espessura. A partir dos anos 1990, a ressonância magnética (RM) foi um novo marco na história da Radiologia. Este método abriu um novo universo, na medida em que não só as estruturas ósseas, mas a maioria dos tecidos moles da orelha e os labirintos membranosos podem ser avaliados, tanto em relação às estruturas anatômicas quanto aos tecidos patológicos.

Neste capítulo não abordaremos os princípios físicos de cada método. O objetivo é o de trazer exemplos práticos das diferentes formas de apresentação dos colesteatomas, no sentido de orientar sobre a investigação e demonstrar as características das lesões em cada modalidade diagnóstica.

Os colesteatomas são estruturas císticas revestidas por epitélio escamoso estratificado associado a um estroma fibroso situadas no interior da orelha média, segundo Friedmann, ou acúmulo de queratina esfoliada dentro da orelha média ou qualquer área pneumatizada do osso temporal, segundo Schuknecht ou, mais simplesmente, "pele no lugar errado", como citado por Moran.[3-5] O termo colesteatoma ficou consagrado, embora o termo queratoma seja mais apropriado – conforme proposto por Schuknecht e citado por vários autores como sinônimo.

A patogênese dos colesteatomas está descrita em detalhes no início deste livro. Apenas para relembrar, os colesteatomas são divididos primeiramente em congênitos (epidermoides) e adquiridos. Os colesteatomas adquiridos correspondem à grande maioria dos casos (98%) e são divididos em primários (sem história prévia de otite média crônica) e secundários. Os congênitos correspondem apenas a 2% dos colesteatomas da orelha média, formados a partir de restos de tecido epitelial embrionário em situação ectópica.

TÉCNICAS DE AQUISIÇÃO DE IMAGEM

O exame por tomografia computadorizada a princípio não necessita de injeção de meio de contraste iodado por via intravenosa na investigação dos colesteatomas, pois não ocorre impregnação do material, e entre os principais achados está a erosão óssea. O contraste intravenoso está indicado apenas na pesquisa de algumas complicações, como meningocele, encefalomeningocele, meningite ou abscessos. Vale lembrar que a ressonância magnética é excelente na investigação destas complicações e é uma alternativa no prosseguimento da investigação diagnóstica. Quando já há a intenção de solicitar o estudo por RM em curto prazo, o contraste intravenoso na TC é dispensável.

Uma indicação precisa de utilização de contraste iodado é na pesquisa de fístula liquórica. Neste caso, utiliza-se contraste iodado hidrossolúvel não iônico por via intratecal, ou seja, realiza-se uma cisternotomografia computadorizada do osso temporal.

No exame por tomografia computadoriza as imagens são obtidas com cortes submilimétricos de maneira volumétrica no plano axial, permitindo reformações nos planos coronal e/ou oblíquos. Na cisternotomografia computadorizada, entretanto, a aquisição das imagens é realizada com o(a) paciente em decúbito lateral, com o lado da suspeita de fístula para o lado da mesa do equipamento (para que o liquor contrastado fique concentrado na área de interesse).

Na ressonância magnética o estudo é realizado, em geral, a partir de sequências ponderadas em axial T1, axial T2, volume CISS (Fiesta, Balance), axial e coronal T1 após injeção intravenosa de gadolínio, com supressão de gordura no plano coronal. No caso específico da investigação de colesteatoma, a sequência de difusão é fundamental. Nos casos de investigação de recidiva de colesteatoma, uma sequência tardia pós-gadolínio está indicada para identificar o tecido de granulação.[6-10]

COLESTEATOMA ADQUIRIDO

Os colesteatomas adquiridos podem originar-se tanto da *pars flaccida* como da *pars tensa* da membrana timpânica.

O colesteatoma originário da *pars flaccida* (ou membrana de Shrapnell), também denominado colesteatoma atical, origina-se no espaço de Prussak, afetando tanto a parede lateral do ático ("esporão" de Chaussé) como a cadeia ossicular, na medida do seu crescimento. A erosão da cadeia ossicular ocorre em cerca de 70 a 75% dos casos. Sua expansão ocorre mais frequentemente no sentido posterior, em direção ao ádito e ao antro, mas pode seguir em outras direções, dependendo da pneumatização da mastoide (Fig. 6-1). Na TC identifica-se material com coeficientes de atenuação aos raios X diminuídos (geralmente descrito como "material com densidade de partes moles"), determinando erosão na cadeia ossicular e/ou na parede lateral do ático. Na RM, o colesteatoma é isointenso ao líquido cefalorraquidiano nas imagens ponderadas em T1, hiperintenso em T2 e restringe à difusão, aparecendo hiperintenso.[11]

O colesteatoma originário da *pars tensa* da membrana timpânica, também denominado colesteatoma do seio timpânico, inicia no mesotímpano posterior e se estende para os recessos posteriores, tanto lateralmente para o recesso facial como medialmente para o seio timpânico. Seu crescimento

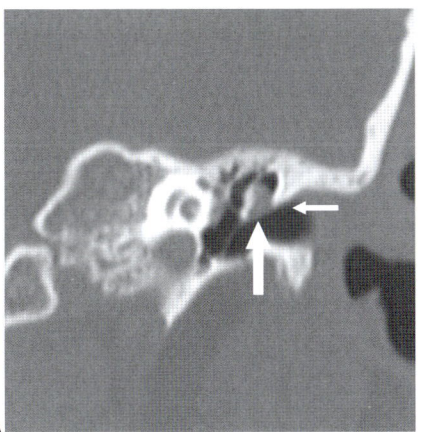

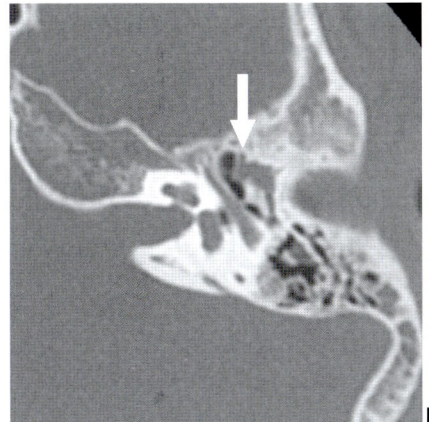

Fig. 6-1. Colesteatoma da *pars flaccida*. As imagens nos planos coronal (**A**) e axial (**B**) mostram lesão expansiva no espaço de Prussak *(setas grandes),* com erosão parcial da parede lateral do ático ("esporão") *(seta pequena* em **A**), sem sinais evidentes de otite média crônica.

ocorre frequentemente no sentido medial, comprometendo os ossículos em 90% dos casos. Nestes casos, a tomografia computadorizada é extremamente útil, pois clinicamente este tipo de colesteatoma pode ser mais difícil de ser visto à otoscopia nos casos iniciais (Fig. 6-2). Na TC identifica-se uma lesão erosiva no mesotímpano posterior e comumente há erosão do ramo longo da bigorna, do cabo do martelo e do estribo. Este é o método de escolha geralmente suficiente para o diagnóstico por imagem.[12]

Na RM, o colesteatoma é isointenso nas imagens ponderadas em T1, hiperintenso em T2 e restringe à difusão (hiperintenso). Vale a pena ressaltar que lesões pequenas, menores que 0,5 cm, podem não ser vistas na sequência de difusão. O colesteatoma não sofre impregnação pelo gadolínio. Mas um eventual tecido de granulação adjacente costuma impregnar. O estudo por RM é útil nas lesões que invadem o tégmen timpânico, onde há necessidade de investigar a existência de meningoencefalocele ou colesteatoma intracraniano (suspeitos pela TC), bem como infecção na fossa média. Estas complicações serão comentadas mais adiante, neste capítulo.

O colesteatoma originário do ático anterior, à frente da cabeça do martelo, é pouco frequente e pode estender-se no sentido do gânglio geniculado no nervo facial. Aqui, a TC também possui um papel especialmente importante, decorrente da dificuldade da sua identificação pela otoscopia.[13,14]

Otite média crônica não colesteatomatosa *versus* colesteatoma adquirido

A diferenciação entre a otite média crônica não colesteatomatosa e a associada a colesteatoma nem sempre é fácil. As alterações da otite média crônica

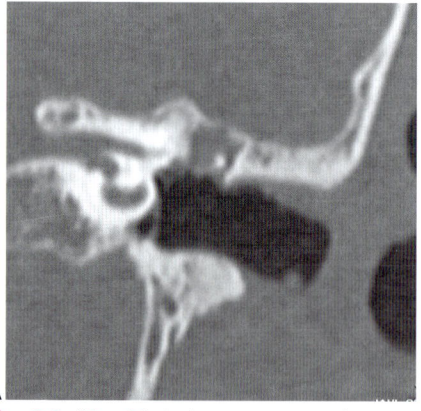

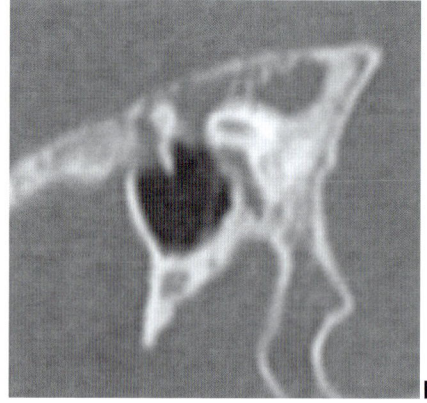

Fig. 6-2. (A e B) As imagens nos planos coronal e sagital evidenciam sinais de OMC, porém com destruição da bigorna e do estribo causada por um colesteatoma da *pars tensa*.

incluem hipopneumatização da mastoide acompanhada de esclerose óssea, preenchimento da cavidade timpânica e das células remanescentes da mastoide e retração da membrana timpânica, sem erosão da cadeia ossicular, das células periantrais, do septo de Koerner ou da parede lateral do ático (Fig. 6-3).

A TC exerce um papel muito importante na suspeita de um colesteatoma, pois a erosão das diferentes estruturas ósseas pode ser detectada com alta sensibilidade por este método, principalmente por meio do detalhamento que os cortes finos dos equipamentos atuais fornecem. Ainda continua sendo a primeira opção na investigação de colesteatoma. A RM auxilia no diagnóstico de maneira geralmente decisiva no diagnóstico do colesteatoma, porém algumas vezes não nos fornece com exatidão a extensão da lesão, nem informações sobre a integridade ou não das estruturas ósseas.[15]

Colesteatoma mural ou automastoidectomia

Existe uma forma rara de apresentação do colesteatoma adquirido, mais comum em pessoas mais idosas, denominada colesteatoma mural ou automastoidectomia, que consiste em um resquício de colesteatoma destruindo a parede óssea superior ou posterior do meato acústico externo, sem história de mastoidectomia. A cadeia ossicular também costuma estar destruída.

Na TC existem achados que sugerem uma "mastoidectomia", porém sem história de intervenção cirúrgica, em paciente com antecedentes de otite média crônica e queixa de otorreia crônica. Os ossículos podem estar

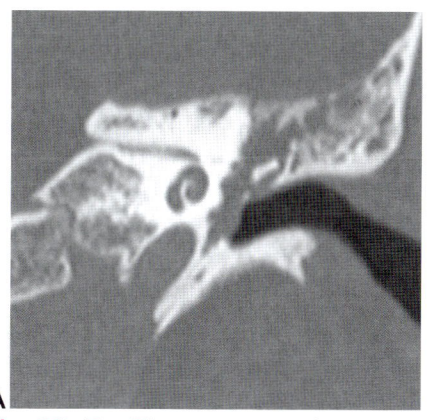

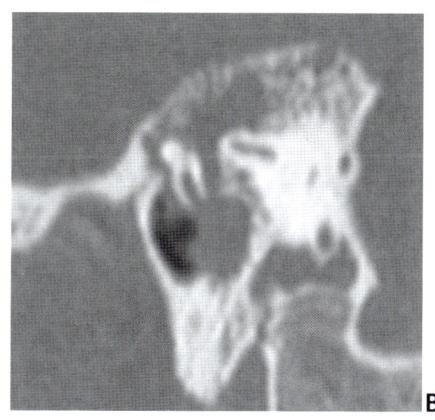

Fig. 6-3. (**A** e **B**) Imagens nos planos coronal e sagital, demonstram, respectivamente, sinais característicos de OMC, com retração da membrana timpânica, redução das células e esclerose da mastoide, preenchidas por secreção, porém com integridade da cadeia ossicular, da parede lateral do ático ("esporão") e das células periantrais.

total ou parcialmente destruídos, e o canal do nervo facial pode apresentar deiscência. Lesões maiores podem determinar fístula em qualquer lugar da orelha interna. Quando há erosão do tégmen timpânico, pode haver dúvida sobre a existência de meningocefalocele, pois os coeficientes de atenuação do colesteatoma são semelhantes aos do encéfalo na TC, sem interface entre eles. Nestes casos, somente a TC não é suficiente, embora seja o primeiro método de escolha (Fig. 6-4).

Na RM, a cavidade formada pela automastoidectomia é muitas vezes indistinguível de uma mastoidectomia. Uma meningoencefalocele pode estar presente e este é o melhor método para diagnosticá-la. A sequência ponderada em T1 pós-gadolínio demonstra impregnação do tecido de granulação na periferia, quando presente.[16]

COLESTEATOMA CONGÊNITO

O colesteatoma congênito da orelha média é encontrado atrás de uma membrana timpânica intacta, sem história de cirurgia, otorragia ou otite média crônica, de acordo com Schuknecht. Suas localizações incluem o tímpano mastóideo, o ápice petroso, o ângulo pontocerebelar e o forame jugular.

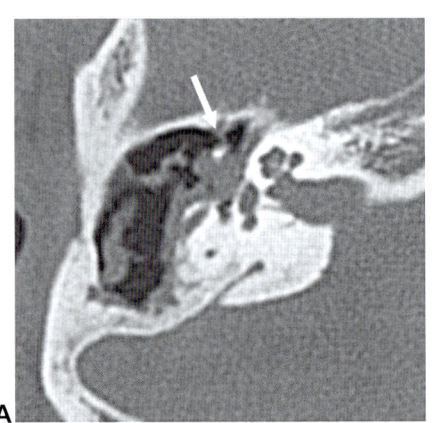

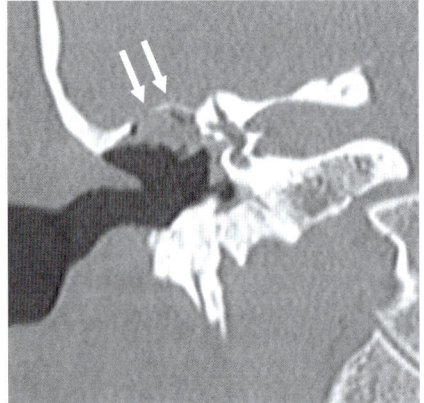

Fig. 6-4. Paciente sem história de mastoidectomia, com extensa cavidade única na topografia do ático, do antro e de grande parte das células da mastoide, incluindo erosão da parede lateral do ático e das paredes superior e posterior do meato acústico externo. (**A**) TC no plano axial; ainda há material com coeficientes de atenuação de partes moles na cavidade, com contornos irregulares, além de resquício do martelo *(seta)*. (**B**) TC no plano coronal; o tégmen timpânico apresenta soluções de continuidade *(setas duplas)*, mas não é possível afirmar se houve destruição do mesmo, pois deiscências ósseas são comuns no tégmen.

No estudo por TC, nas lesões menores a localização mais característica é medial à cadeia ossicular. Nas lesões grandes pode haver erosão da cadeia ossicular (geralmente ramo longo da bigorna e estribo), da parede medial da cavidade timpânica, erosão do canal semicircular lateral (com fístula labiríntica) ou o tégmen timpânico. A apresentação mais comum é com aeração normal das células da mastoide. Entretanto, quando o ádito ao antro está obstruído, existe associação ao acúmulo de secreção preenchendo o antro e as células da mastoide.

No estudo por RM, a intensidade de sinal é intermediária ou baixa nas imagens ponderadas em T1, elevada nas imagens ponderadas em T2 e hiperintensa na sequência de difusão. Nos casos de lesões maiores, com obstrução do ádito ao antro, há intensidade de sinal ainda mais alta em T2 no antro e nas células decorrente do acúmulo de secreção (Fig. 6-5).[13,17]

COLESTEATOMA APÓS MASTOIDECTOMIA (RESIDUAL OU RECIDIVADO)

Nos pacientes já submetidos a uma mastoidectomia existe, muitas vezes uma grande dificuldade para definir o conteúdo da cavidade cirúrgica, quando não está aerada. Definir se existe ou não uma recidiva de colesteatoma com base apenas na tomografia computadorizada pode ser um grande desafio para o Radiologista.

O primeiro passo na análise radiológica é definir se a mastoidectomia é conservadora (ou simples), radical ou radical modificada. A mastoidectomia conservadora (simples) consiste na exenteração de todas as células da mastoide, criando uma cavidade única, sem interferir no conteúdo da orelha média. A mastoidectomia radical inclui a retirada das paredes posterior e superior do meato acústico externo, os ossículos (exceto o estribo), a mucosa da orelha média e o músculo tensor do tímpano. A mastoidectomia radical modificada preserva a cadeia ossicular e a membrana timpânica (Fig. 6-6).[18-20]

COLESTEATOMA DE ORELHA EXTERNA

O colesteatoma do meato acústico externo é uma lesão composta por queratina esfoliada dentro do epitélio escamoso estratificado, caracteristicamente unilateral. Apresenta-se como uma lesão de tecidos moles determinando erosão óssea e, eventualmente, pode invadir outros tecidos adjacentes. Em cerca de 50% dos casos existem fragmentos ósseos residuais de permeio nas partes moles. A membrana timpânica costuma estar intacta e não existe comprometimento da orelha média.

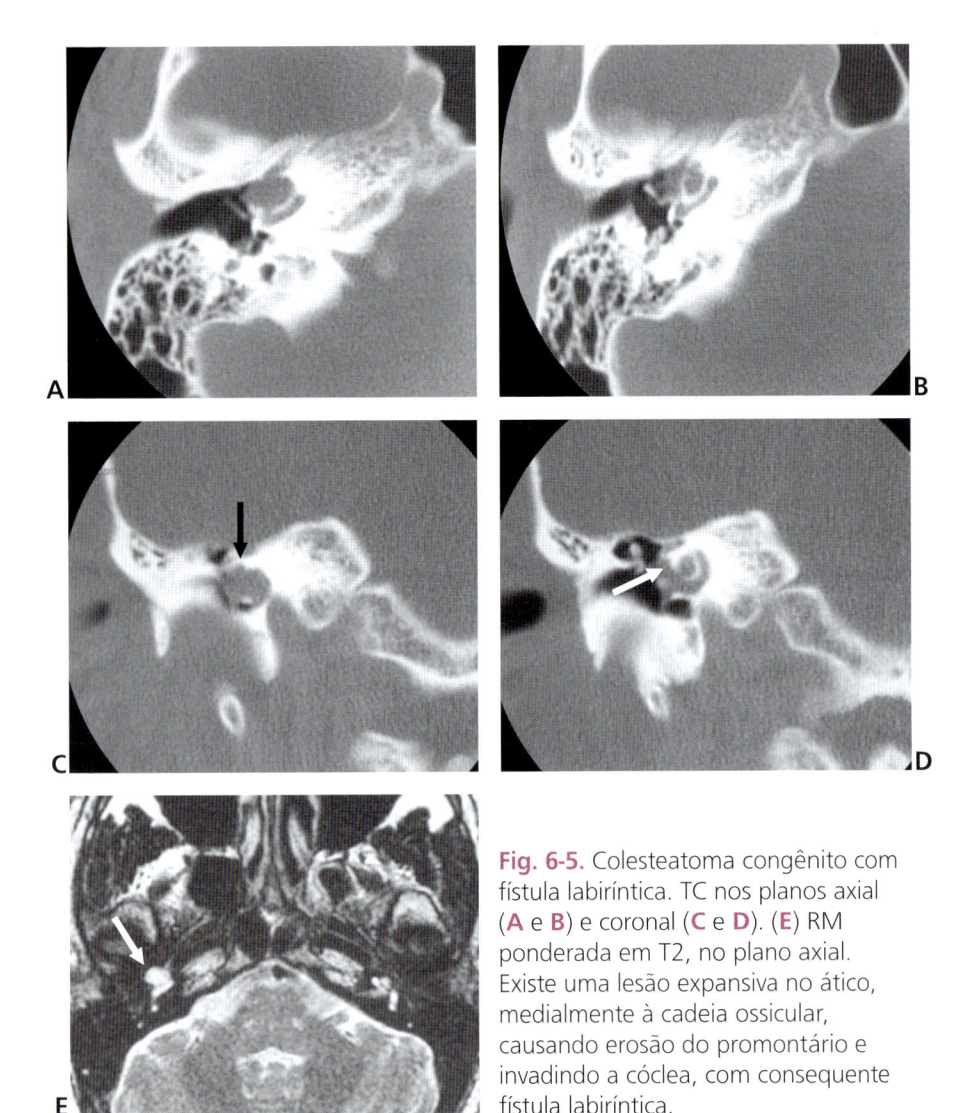

Fig. 6-5. Colesteatoma congênito com fístula labiríntica. TC nos planos axial (**A** e **B**) e coronal (**C** e **D**). (**E**) RM ponderada em T2, no plano axial. Existe uma lesão expansiva no ático, medialmente à cadeia ossicular, causando erosão do promontário e invadindo a cóclea, com consequente fístula labiríntica.

Fig. 6-6. Recidiva de colesteatoma. *Status* pós-mastoidectomia radical à esquerda. (**A**) TC mostra a cavidade cirúrgica totalmente preenchida por material de partes moles, inespecífico quanto à sua origem. Na RM, as imagens ponderadas em T1 pós-gadolínio nos planos axial (**B**) e coronal (**C**) demonstram duas áreas sem impregnação, sugerindo colesteatomas *(setas grandes)* circundadas por tecido impregnando-se pelo gadolínio, indicando tecido de granulação *(setas pequenas).* (**D**) Na imagem ponderada em T2 o conteúdo é todo hiperintenso *(seta).* (**E**) Na sequência de difusão nota-se restrição, caracterizada por hiperintensidade de sinal de uma das áreas que não sofreu impregnação em T1 *(seta).* (**F**) O mapa confirma a restrição à difusão, mostrando a área suspeita com hipossinal, afastando um eventual efeito T2 *(seta)* e, assim, confirmando a hipótese de colesteatoma atical recidivado.

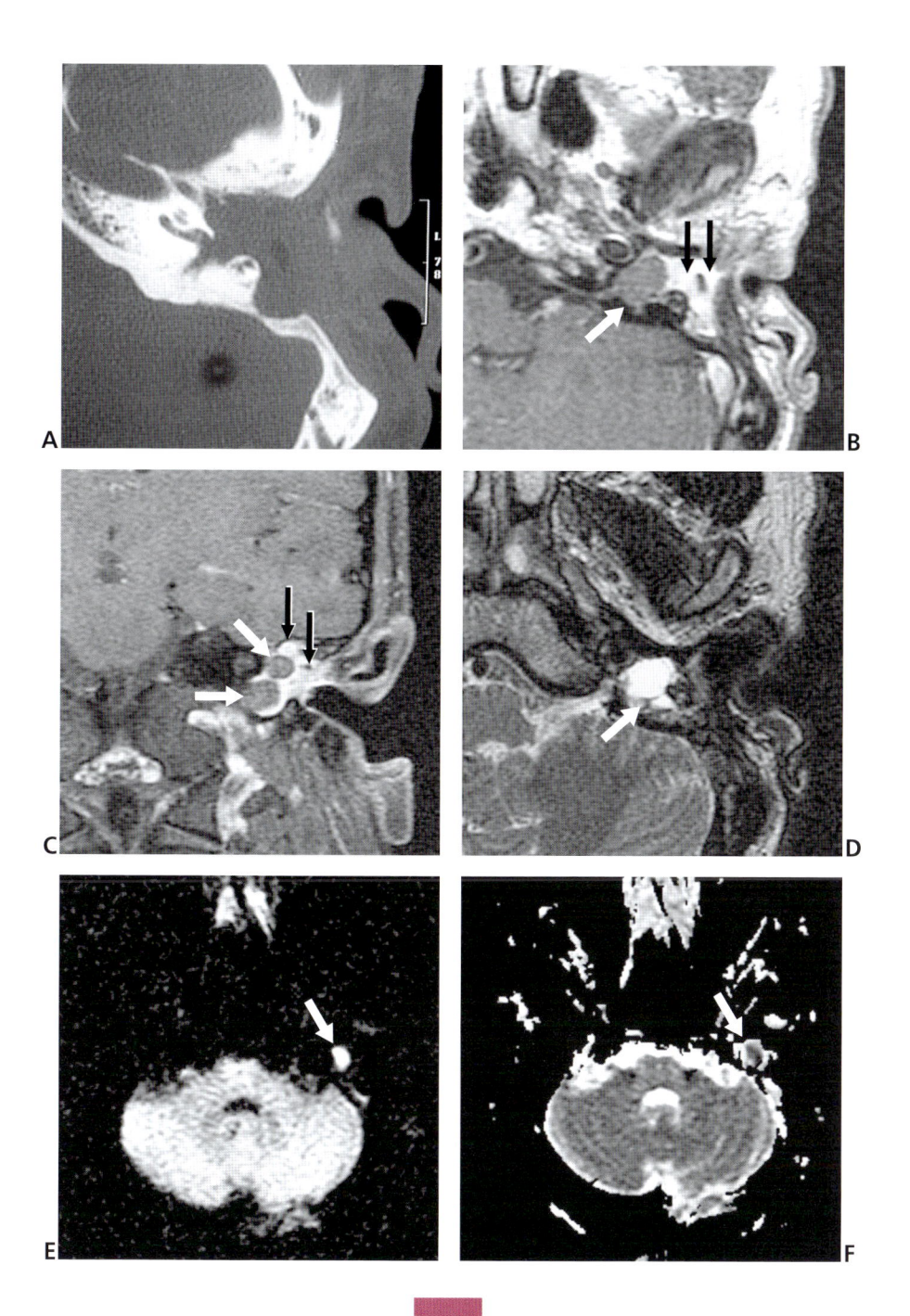

Estudo Radiológico do Colesteatoma CAPÍTULO 6

83

Sua etiologia pode ser espontânea, decorrente da migração anômala do ectoderma do meato acústico externo, secundária, nos casos pós-operatórios e pós-traumáticos, ou congênita (rara). Habitualmente a faixa etária mais acometida está entre os 40 e 75 anos. Clinicamente determina otorreia e otalgia.

Na TC aparece como uma lesão de tecidos moles com erosão óssea no meato acústico externo, com fragmentos ósseos no seu interior em cerca de 50% dos casos. Não ocorre impregnação da lesão pelo contraste iodado intravenoso, porque é muito pouco vascularizada.

Na RM apresenta intensidade de sinal entre baixa e intermediária (isointensa) nas imagens ponderadas em T1, leve hiperintensidade de sinal em T2 e após injeção de gadolínio pode ocorrer uma tênue impregnação periférica da lesão. Apresenta restrição à difusão, com hiperintensidade de sinal nesta sequência (Fig. 6-7).[21,22]

COMPLICAÇÕES

As complicações mais comuns são a erosão do tégmen timpânico, da parte labiríntica posterior, formação de fístula labiríntica (geralmente do canal semicircular lateral), extensão do colesteatoma para o ápice petroso e erosão do canal do nervo facial. Nos colesteatomas maiores, quando a erosão ultrapassa os limites do rochedo, também podem ocorrer outras complicações graves, como meningite, abscesso, tromboflebite, por exemplo, que pode acometer os seios sigmoides, petroso superior ou petroso inferior. A meningite secundária à otite costuma ser por disseminação hematogênica.[23,24] Embora rara, pode ocorrer fístula liquórica após uma mastoidectomia, levando-se em conta o risco pela fragilidade e, muitas vezes, uma deiscência do tégmen timpânico (Fig. 6-8).

Fig. 6-7. Colesteatoma de meato acústico externo. TC com janela óssea nos planos axial (**A**) e coronal (**B**) mostram lesão de partes moles causando erosão nas paredes ósseas do meato acústico externo *(setas duplas)*. (**C**) TC com janela de partes moles pós-contraste iodado intravenoso mostra que o tecido no MAE não sofre impregnação *(seta)*. (**D**) RM apresenta sinal hipointenso em T1 pós-gadolínio, com apenas uma tênue impregnação periférica *(seta)*. (**E**) Na sequência de difusão nota-se restrição, caracterizada por hiperintensidade de sinal no MAE *(seta)*. (**F**) O mapa confirma a restrição à difusão, mostrando a área suspeita com hipossinal, afastando um eventual efeito T2 *(seta)* e, assim, confirmando a hipótese de colesteatoma no meato acústico externo.

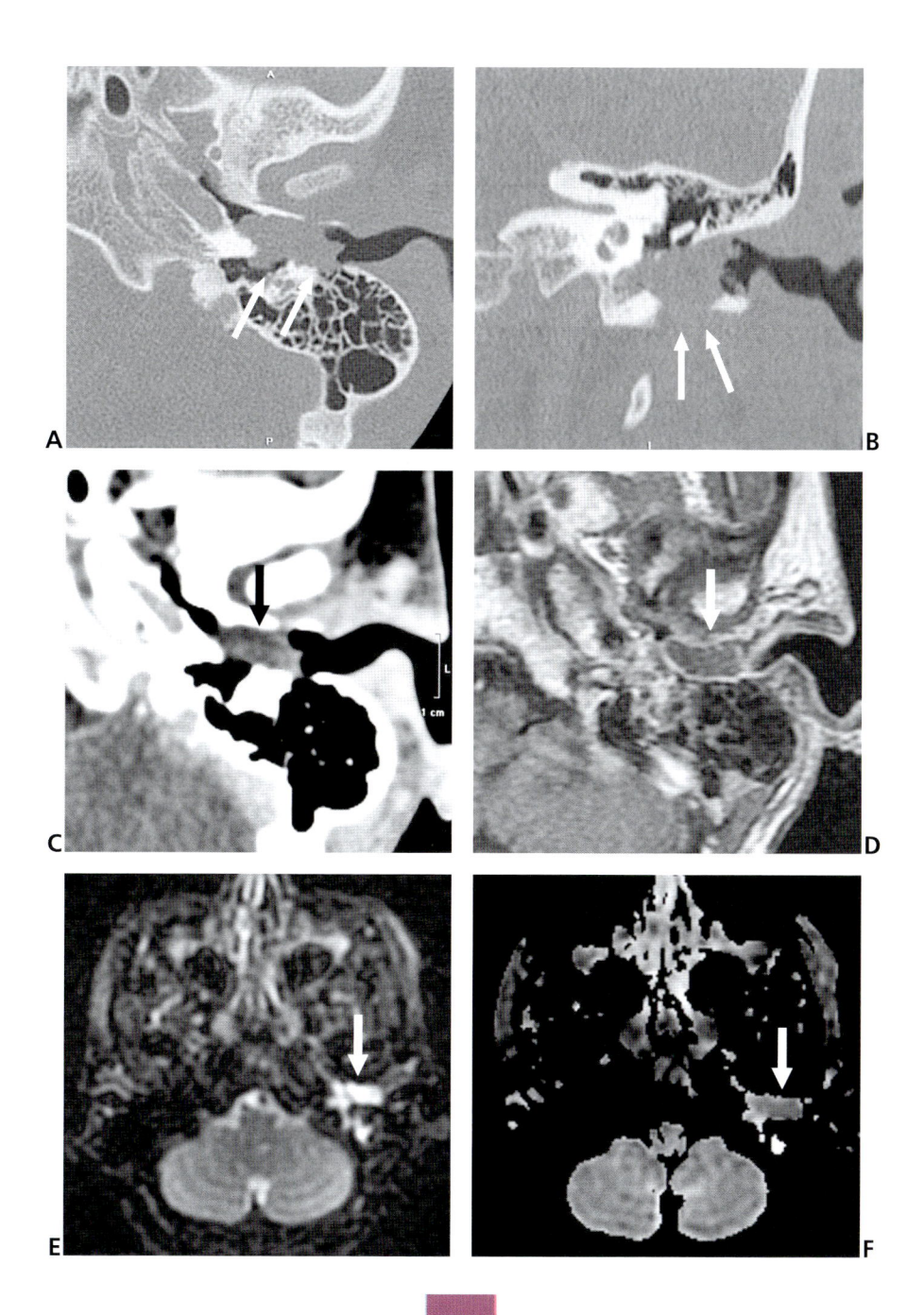

Estudo Radiológico do Colesteatoma — CAPÍTULO 6

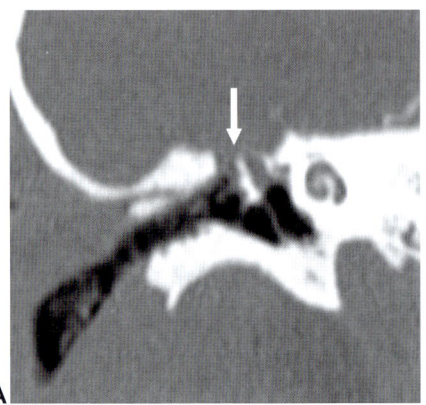

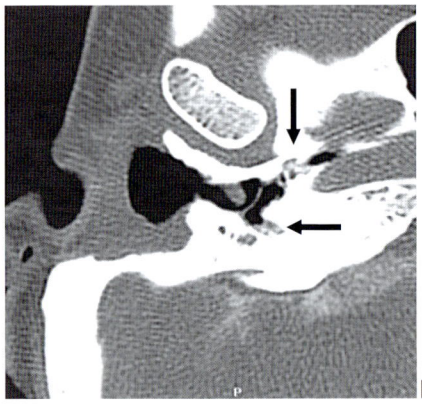

Fig. 6-8. Fístula liquórica pós-mastoidectomia. (**A** e **B**) O estudo por cisternotomografia computadorizada mostra *status* pós-mastoidectomia radical modificada, identificando-se deiscência no tégmen timpânico na imagem coronal (*seta* em **A**) e liquor contrastado em dois locais da cavidade timpânica, no hipotímpano próximo à tuba auditiva e no seio timpânico, em cortes de 0,5 mm (*setas* em **B**). Apenas tardiamente, após 90 minutos após a injeção do meio de contraste intratecal, o liquor contrastado foi identificado na TC dentro da cavidade cirúrgica, exemplificando o caráter artesanal deste tipo de método diagnóstico.

Cruz Filho *et al.* concluíram que a TC é exame preciso para avaliar a extensão do colesteatoma.[25] Em 94,73% dos casos estudados houve coincidência entre os achados desse exame e os da cirurgia.

REFERÊNCIAS BIBLIOGRÁFICAS

1. Vignaud J. *Traité de radiodiagnostic*. Paris: Masson, 1974, Tome XVII.
2. Portmann M, Guillén G. *Radiodiagnóstico en otología, prologo*. Barcelona: Toray-Masson, 1971.
3. Friedmann I. Epidermoid cholesteatoma and granuloma. *Ann Otol Rhin Laryng* 1959;68:57-59.
4. Schuknecht HF. *Pathology of the ear*. Boston: Harvard University, 1974.
5. Moran WB Jr. Cholesteatoma. In: English GE. (Ed.). *Otolaryngology*. New York: Harper & Row, 1980.
6. Schuknecht HF. *Pathology of the ear*. 3rd ed. USA: People's Medical, 2010. p. 248.
7. Moritani T, Ekholm S, Westesson PL. Diffusion-weighted MR imaging of the brain. Springer, 2009. p. 341, cap. 15.
8. Teschner M, Hinz K, Stöver T *et al*. Diffusion-weighted MRI in the diagnosis of cholesteatomas. *ORL J Otorhinolaryngol Relat Spec* 2009;71(2):99-104.
9. Vercruysse JP, De Foer B, Puillon M *et al*. The value of diffusion-wheighted MR Imaging in the diagnosis of primary acquired and residual cholesteatoma: a surgical verified study of 100 patients. *Eur Radiology* 2006 July;16(7):1461-67.
10. Casselman JW, De Foer B, De Bondt BJ. Le point sur. Les applications de la diffusion en imagerie: Tête et Cou/Diffusion-weighted MR Imaging of the head and neck. *J Radiol* 2010 Mar.;91(3 Pt 2):369-74.

11. Lee YYP, Harnsberger R. Pars flaccida cholesteatoma. In: Harnsberger HR, Glastonbury MBBS, Michel A et al. *Diagnostic imaging head and neck*. Amirsys, 2011. p. 28-31, cap. VI-3-28.
12. Lee YYP, Harnsberger R. Pars tensa cholesteatoma. In: Harnsberger HR, Glastonbury MBBS, Michel A et al. *Diagnostic imaging head and neck*. Amirsys, 2011. p. 32-35, cap. VI-3-32.
13. Swartz JD, Loevner LA. *Imaging of the temporal bone*. 4th ed. New York: Thieme, 2010. p. 115-154, cap. 3.
14. Kösling S, Brandt S, Neumann K. Bildgebung des schläfenbeins/Imaging of the temporal bone. *Radiologe* 2010 Aug.;50(8):711-34.
15. Tatlipinar A, Tuncel A, Ögredik EA et al. The role of computed tomography scanning in chronic otitis media. *Eur Arch Otorhinolaryngol* 2012 Jan.;269(1):33-38.
16. Lee YYP, Harnsberger R. Mural cholesteatoma. In: Harnsberger HR, Glastonbury MBBS, Michel A et al. *Diagnostic imaging head and neck*. Amirsys, 2011: 36-37, cap. VI-3-36.
17. Harnsberger HR. Middle ear congenital cholesteatoma. In: Harnsberger HR, Glastonbury MBBS, Michel A et al. *Diagnostic imaging head and neck*. Amirsys, 2011. p. 2-6, cap. VI-3-2.
18. Williams MT, Ayache D, Alberti C, Héran F, Lafitte F, Elmaleh-Bergès M, Piekarski JD, Detection of postoperative residual cholesteatoma with delayed contrast-enhanced MR imaging: initial findings. *Eur Radiol* 2003 Jan.;13(1):169-74.
19. Toyama C, Leite CC, Baraúna Filho IS et al. Aplicação da ressonância magnética no acompanhamento da cirurgia do colesteatoma/The role of magnetic resonance imaging in the postoperative management of cholesteatomas. *Braz J Otorrinolaringol* 2008 Set.-Out.;74(5):693-96.
20. Brito CC, Machado RS, Felix F et al. Cholesteatoma as a late complication of paraganglioma surgery: the role of diffusion-weighted MR imaging/Colesteatoma como complicação tardia de cirurgia de paraganglioma: o papel da ressonância magnética com difusão. *Arq Neuropsiquiatr* 2010 Apr.;68(2):306-8.
21. Dalton SR, Ferringer T, Mowad CM. Obstruction of the external auditory canal by a keratin cast: Keratosis obturans or cholesteatoma? *J Am Acad Dermatol* 2011 Sept.;65(3):88-89.
22. Ataman TS. Cholesteatoma of the tympanic part of the temporal bone. *Int Tinnitus J* 2007;13(1):45-48.
23. Da Costa SS, Cruz OLM. *Otite média colesteatomatosa, em Otorrinolaringologia. Princípios e prática*. Porto Alegre: Artes Médicas, 1994. p. 139.
24. Gabure LA, Cruz OLM. Diagnóstico por imagem do osso temporal. In: Cruz & Costa. *Otologia clínica e cirúrgica*. Rio de Janeiro: Revinter, 2000. p. 35-51, cap. 2.
25. Cruz Filho NA, Cruz NA, Campilongo M et al. Comparação entre os achados da TC e os achados cirurgicos na OMCC. *Rev Brasil de ORL* 1997;63(5):429-33.

CAPÍTULO 7

COMPLICAÇÕES PRÉ-CIRÚRGICAS

INTRODUÇÃO

Nas últimas décadas têm-se reduzido muito as complicações de OMCC, tanto extra como intracranianas, bem como o alto índice de mortalidade que apresentava. A causa do desaparecimento de novos casos, da gravidade e da mortalidade dessas complicações é essencialmente consequente ao uso de antibióticos e dos avanços na técnica cirúrgica, bem como a melhora do nível socioeconômico da população. Para Pfaltz antes da era dos antibióticos a porcentagem de complicações intracranianas otogênicas era de 4% no início do século XX e 2,5% antes da 2ª Guerra Mundial.[1] Essas cifras mostram como tem caído a importância nosológica das complicações na OMCC atualmente.

A etiopatogenia das complicações tem sido descrita amplamente em vários trabalhos de literatura otológica. A OMCC é responsável por 2/3 das complicações, pois o colesteatoma se distingue por sua capacidade de erodir as estruturas ósseas de modo silencioso. Esta erosão óssea pode originar-se na presença de inflamação do tecido de granulação, que rodeia o colesteatoma e pela destruição consequente à atuação das colagenases. A infecção se propagaria desde a orelha média, por ruptura da matriz do colesteatoma, pelo tecido de granulação e por contato direto por vias pré-formadas, ou, então, por tromboflebite de pequenos vasos através do osso intacto. Também poderia propagar-se por tromboflebites dos seios venosos intracranianos. Existe uma série de fatores que poderiam influir nestas complicações, como o tipo de germe assim como a sua sensibilidade aos diferentes antibióticos, com grande valor em terapêutica.[2,3]

Wolfowitz encontrou por ordem de frequência, em casos de complicações intracranianas, *P. mirabilis, P. vulgaris, S. pyogenes, Pneumococo, E. coli* e *S. aureus*.[4] A agressividade do colesteatoma e a sensibilidade individual à infecção também são outros fatores. Certas condições do colesteatoma seriam mais perigosas, como os colesteatomas gigantes. No quadro clínico das complicações são encontrados alguns casos com sinais de alarme que chamam a atenção. Entre os primeiros, estariam a otalgia que traduziria uma infecção local ou uma retenção das secreções, a otorragia consequente à reação do tecido de granulação ou polipoide, a reacutização acompanhada ou não de um aumento de otorreia, secundária a uma infecção rinofaríngea ou não. Outros sinais que devem alertar são a paralisia facial, uma vertigem intensa acompanhada de uma hipoacusia neurossensorial grave e brusca, uma invasão bacteriana da orelha interna, podendo aparecer uma meningite. Uma cefaleia intensa ou sensação de peso em região temporal ou occipitomastóidea seria suspeita de complicação intracraniana e quando acompanhada de febre e calafrios sugere uma complicação iminente, como uma tromboflebite do seio lateral. As complicações extracranianas mais frequentes são as fístulas labirínticas, as labirintites, as paralisias faciais e as petrosites. Como complicações intracranianas temos a meningite otógena, os abscessos extra e subdural, cerebral, cerebeloso e a tromboflebite do seio lateral.

FÍSTULA LABIRÍNTICA

A Otite Média Crônica Colesteatomatosa (OMCC) é uma afecção otológica, que, durante a sua evolução, pode apresentar complicações intra e/ou extracranianas. Nas últimas décadas, com o advento de antibioticoterapia eficaz e aperfeiçoamento das técnicas cirúrgicas e diagnósticas, a incidência dessas complicações tem decrescido sobremaneira, porém a incidência de fístula labiríntica tem permanecido constante de 3,6 a 12,8%.[5,6]

O canal semicircular lateral (CSL) é a localização mais frequente das fístulas labirínticas, podendo estar acompanhado ou não de outras estruturas como o canal semicircular superior, posterior e mais raramente a cóclea.[7,8]

A apresentação clínica da fístula é variada, pois algumas fístulas são assintomáticas, enquanto outras estão associadas a graus variados de distúrbio do sistema auditivo e vestibular.

Dentre os métodos de avaliação dos pacientes com OMC, a tomografia computadorizada de alta resolução é a mais utilizada atualmente, diagnosticando colesteatoma, envolvimento de cadeia ossicular, fístula labiríntica e defeitos do canal do nervo facial. Porém a sensibilidade desse exame varia conforme as estruturas comprometidas.

A tomografia computadorizada de alta resolução é considerada o exame de escolha para a avaliação da OMCC, apresentando boa sensibilidade para identificar tecidos de partes moles e erosão óssea das estruturas da orelha média, porém com limitações na identificação de lesões labirínticas.[9]

A presença de vertigem associada à otorreia e perda auditiva neurossensorial pode levar à suspeita de envolvimento labiríntico.

O tratamento da fístula labiríntica é controverso em relação à técnica cirúrgica (mastoidectomia aberta ou fechada), à remoção parcial ou completa da matriz e, nestes casos, ao material utilizado para o selamento.

A tomografia, porém, apresenta uma sensibilidade limitada. Alguns autores justificam esta falha pelo posicionamento do paciente e o nível do corte realizado possibilitando que lesões menores que 2 mm possam não ser evidenciadas.[10,11]

Os achados audiométricos mostram uma relação diretamente proporcional ao grau da fístula. Todos os pacientes com lesões do endósteo mostraram-se anacúsicos na avaliação pré-operatória. Quando não há lesão de endósteo, porém com sua exposição, observamos uma reserva coclear. Estes resultados relacionam o grau de perda auditiva com a destruição observada.[12,13]

A técnica cirúrgica, por sua vez, é o tópico mais controverso na literatura. Considerações sobre o tipo de mastoidectomia, aberta ou fechada, e a remoção completa ou incompleta da matriz do colesteatoma são questões ainda discutidas. Estas dúvidas são fundamentadas na natureza destrutiva do colesteatoma e no risco de perda da função cocleovestibular. Alguns autores defendem a ideia de que a preservação da matriz do colesteatoma predispõe a progressão da doença, desta forma indicam a sua completa remoção para evitar possíveis complicações.[14] Por outro lado, outros salientam que a preservação da matriz sobre a fístula com exteriorização por meio de uma cavidade aberta protegeria as funções labirínticas.[15,16]

As fístulas foram classificadas quanto ao grau de erosão óssea do labirinto por Vanclooster *et al.* (Quadro 7-1).[9]

Para o tratamento da fístula, a matriz pode ser retirada ou não. Diferentes tipos de materiais podem ser utilizados para o fechamento da fístula.

Nas fístulas de grau II, utiliza-se o uso de cera para osso, enquanto nos graus mais avançados, o material a ser empregado é variado, podendo ser fáscia, músculo, gordura ou pó de osso *(bone patté)*. Em fístulas extensas,

Quadro 7-1. Classificação do grau de fístula

Fístulas	
Estágio I	Erosão da cápsula ótica
Estágio II	Exposição do labirinto e endósteo íntegro
Estágio III	Espaço perilinfático aberto
Estágio IV	Extensa destruição do labirinto

com resquício de audição ou fístulas de qualquer grau em ouvido único, deve-se manter a matriz para evitar possível cofose.

A fístula labiríntica é a consequência da progressiva erosão determinada pela matriz do colesteatoma sobre o labirinto ósseo, respeitando ou não o membranoso, com conservação do endósteo ou não. Atualmente, para todos os cirurgiões otológicos é a complicação mais frequente da OMCC. A localização mais frequente é a parte mais externa e proeminente do canal semicircular horizontal ou lateral.

Para Ritter 87,6% dos casos teriam esta localização (semicircular horizontal).[17] Encontrou 7% nos canais horizontal e superior, 1,8% nos canais horizontal e posterior e os 3,6% restantes corresponderiam às localizações restantes.

Sheehy et al. não encontraram relação entre a presença ou não de fístula e a idade do paciente, assim como a localização e o tipo de perfuração da membrana timpânica; no entanto, em relação ao tempo de evolução da doença parece ser mais frequente a partir dos 20 anos decorridos.[18] Parece que a possibilidade de fístula labiríntica aumenta, ainda que discretamente, segundo a idade do paciente, bem como o tempo de evolução da doença e sua sede.

Sheehy e Brackmann, de acordo com a localização do colesteatoma em relação com o canal semicircular horizontal e sua extensão, observaram: epimesoantrotimpânico (16,2%); epitimpânico (6,82%); epimesotimpânico (4,92%) e mesotimpânico (0,0%).[19] Os colesteatomas epimesoantrotimpânicos são mais agressivos havendo maiores porcentagens de fístulas com endóstio destruído. Ainda que existam fístulas sem sintomatologia subjetiva, os sintomas mais frequentes são a vertigem, a otorreia e a hipoacusia. A vertigem desses pacientes é, em geral, de curta duração, variando de poucos segundos a alguns minutos, acompanhada de ligeiro desequilíbrio. Em alguns pacientes esta sensação vertiginosa é mais duradoura. Ritter encontrou sensação vertiginosa em 76% de seus pacientes; Sheehy et al. a encontraram em 67% e em 12% destes eram constantes; Wayoff et al. a encontraram em 80%.[3,17,18] Uma das provas mais importantes no estudo desta entidade é o sinal da fístula de Lucae.

Esta prova se realiza exercendo uma pressão de ar seguida de sua manutenção e posterior descompressão no nível do MAE, por meio de manômetro do impedanciômetro e valorizando sintomas e sinais que ocorrem por meio da eletronistagmografia. Se o sinal é positivo, desencadeará um sintoma do tipo vertiginoso, um nistagmo espontâneo que geralmente bate para o lado doente no momento da pressão e na descompressão ou aspiração para o lado são, modificando-se a direção deste nistagmo quando a fístula está situada no promontório. O sinal da fístula foi comprovado cirurgicamente em um estudo minucioso por McCabe *et al.* em 91%; Olaizola *et al.* em 42%; Pfaltz *et al.* em 60%, Wayoff *et al.* em 40 a 60%.[2,3,20,21]

Estes autores encontraram uma otorreia de longos anos de evolução que acompanha a fístula labiríntica e os germes comumente encontrados foram a *P. aeruginosa* e o *Proteus vulgaris;* ainda às vezes isolou-se Streptococo alfa-hemolítico e o Stafilococo coagulase positivo e negativo.

A hipoacusia pode não estar presente, porém Ritter e Olaizola *et al.* a observaram na maioria de seus casos.[17,21] Apresenta-se geralmente de forma mista em consequência das alterações perceptivas pelo acometimento labiríntico e condutiva produzida pela otite colesteatomatosa.

Para Ritter existe cofose em 30% dos casos, para Sheehy e Brackmann em 8% das fístulas pequenas e 36% nas fístulas de grande tamanho.[17,19] Para Pfaltz existe cofose em 10,52% dos casos nas fístulas pequenas.[1] O tipo de tratamento é o cirúrgico uma vez diagnosticada a fístula, em caráter de urgência dado o perigo de labirintite. Vários são os critérios cirúrgicos para se extrair a matriz do colesteatoma, bem como retirá-lo no primeiro tempo cirúrgico, no segundo tempo ou deixá-la definitivamente: Sheehy aconselha retirar a matriz e fechar a fístula com fáscia, porém em 1970 mudou de opinião, passou a deixar a matriz no primeiro tempo da técnica fechada, eliminando-a no segundo tempo.[22] Em 1973 voltou a mudar de opinião acreditando que era melhor eliminá-la no primeiro tempo. Em 1979 adotou os seguintes critérios: a matriz é extraída na primeira cirurgia em 70% dos casos, pois observou a mesma proporção de problemas neurossensoriais deixando-a ou não. Quando a fístula é encontrada em um ouvido único funcional, recomenda uma mastoidectomia radical modificada. Em outras circunstâncias, como nos casos de acometimento do outro ouvido, fístulas extensas, alteração auditiva neurossensorial e segundo o tamanho das mastoides, escolhem o tipo de cirurgia a realizar. Ritter e Gormley aconselham deixá-la, pois creem que os riscos auditivos são menores com este procedimento.[17,23]

Gacek aconselha nas fístulas do canal semicircular horizontal remover a matriz do colesteatoma se a fístula é pequena, porém esta decisão é muito difícil, pois se há uma aderência da matriz há maior risco.[24] Quando a fístula é coclear, aconselha deixar a matriz, pelo perigo que ocorre com a audição. Smyth aconselha uma técnica fechada com conservação da matriz, retirando-a em um segundo tempo.[25] Se a fístula é muito grande deixa a matriz e pratica a técnica aberta.

Wayoff e Friot retiram a matriz, porém sempre com a maior precaução possível.[26] Sheehy e Brackmann acreditam que se a fístula é liberada da matriz do colesteatoma de forma correta, a incidência de cofose pós-cirúrgica não é sensivelmente maior.[19] Estes autores encontraram 8% de cofose pós-fístulas pequenas e 36% nas grandes. Como podemos ver, existem diferentes métodos de tratamento de fístula labiríntica chegando a gerar controvérsias. As controvérsias entre técnica aberta *versus* a técnica fechada se remove ou não a matriz do colesteatoma, têm sido assuntos sempre em questão. Pfaltz retira a matriz em todos os seus casos por achar preferível.[1] Bosatra adota a remoção da matriz do colesteatoma em todos os casos, exceto naqueles em um só ouvido.[27]

Acreditamos que a tomografia computadorizada continua sendo o exame de eleição para avaliação de pacientes com OMCC, contudo o diagnóstico de fístula labiríntica, em alguns casos, é feito apenas no intraoperatório.

O cirurgião deve estar sempre atento para a possível presença de fístula, pois uma das causas mais importantes de cofose é o não diagnóstico desta no intraoperatório.

Encontramos uma relação entre o padrão audiométrico e a extensão da fístula. Nos casos onde o endósteo não está comprometido, consideramos oportuno retirar toda a matriz do colesteatoma e o uso de cera de osso, pois observamos melhora do padrão audiométrico. Nas fístulas mais extensas, a retirada da matriz colesteatomatosa deve ser condicionada à ausência de reserva coclear no paciente. Nos pacientes anacúsicos, optamos pela retirada da matriz, pois o risco de complicações no sistema nervoso central é alto.

LABIRINTITE

Atualmente é raro o aparecimento de uma labirintite de origem colesteatomatosa, sendo sua forma circunscrita, descrita como fístula labiríntica quase a única forma que se dá na clínica.

Para Paparella, a primeira etapa de infecção do ouvido interno provocada pela OMCC é a fístula do canal semicircular lateral, que acarreta exposição do labirinto membranoso e aparecimento de vertigem rotatória espontânea ou à menor compressão do meato acústico externo (sinal da fístula).[28] Em estágio posterior, é possível observar invasão infecciosa intralabiríntica. O quadro sintomatológico é variável na dependência da forma clínica.

1. **Labirintite circunscrita posterior:** vertigem rotatória espontânea, agravada com os menores movimentos da cabeça, aparecimento de nistagmo espontâneo e inclusive nistagmo de posição, tendência a náuseas e vômitos; ausência de sintomas cocleares.

2. **Labirintite circunscrita anterior:** aparecimento de sintomas puramente cocleares-zumbidos e disacusia do tipo neurossensorial; é forma pouco comum.
3. **Labirintite difusa:** estão presentes sintomas vestibulares e cocleares simultaneamente vertigem rotatória, zumbido e disacusia neurossensorial. Pode surgir difusa de início ou ser secundária a uma forma circunscrita. A labirintite pode instalar-se em consequência da simples passagem de toxinas por meio das janelas labirínticas por uma espécie de "diálise".

Além disso, ainda há a possibilidade de aparecer em decorrência de intervenção cirúrgica sobre a mastoide, que poderá abrir, acidentalmente, caminho à contaminação infecciosa do labirinto, notoriamente quando já existe uma perilabirintite circunscrita. Se a labirintite evolui para cura com recuperação funcional, embora parcial, pode-se estabelecer o diagnóstico de labirintite serosa. Se, ao contrário, evolui para abolição funcional definitiva do labirinto, pode-se fazer o diagnóstico de labirintite purulenta. A labirintite purulenta pode evoluir para complicação intracraniana (meningite, abscesso do cerebelo) ou extracraniana (labirintite ossificante).

Labirintopatia ossificante (ou esclerose labiríntica)

A ossificação do labirinto membranoso, ou labirintite ossificante (LO), é usualmente uma sequela de infecção, frequentemente de labirintite supurativa.[29] Esta pode desenvolver-se por meio de três vias de disseminação de infecção: hematogênica; meningogênica ou timpanogênica. A LO é o resultado final da labirintite supurativa, independente da origem da infecção.[30]

Outras causas incomuns incluem tumores, otosclerose avançada, fratura de osso temporal e hemorragia de orelha interna.[31] A LO resulta em perda auditiva profunda e decorrente do processo de ossificação pode impedir a realização de implante coclear (IC).[32] A tomografia computadorizada de alta resolução (TC) tem facilitado o diagnóstico de LO e nos permite avaliar a viabilidade do IC.[33,34]

A injúria labiríntica que resulta em disacusia profunda, com ossificação coclear ou LO, pode ocorrer após vários tipos de danos otológicos sendo possível a infecção atingir a orelha interna por meio da corrente sanguínea (hematogênica), da orelha média (timpanogênica) ou das meninges (meningogênica).[35,36]

A via timpanogênica é a mais comum de LO.[33] O caminho pelo qual a infecção da orelha média atinge a orelha interna foi estudado por vários autores. Estes trabalhos identificaram a janela da cóclea como principal via de disseminação da infecção para a orelha interna, mas esta também pode ocorrer pela janela do vestíbulo ou por ambas as janelas. Paparella *et al.* descreveram uma alta incidência de alterações histopatológicas da orelha interna, secundárias à otite média.[37] Tais alterações foram observadas mais frequentemente na escala timpânica, o que corrobora a afirmação de que a janela da cóclea seria a principal via de disseminação. Porém a ossificação é mais densa e extensa nos casos de meningite meningogênica durante a infância. Nestes casos, a infecção atinge a orelha interna por meio do espaço subaracnóideo, do aqueduto coclear e do meato acústico interno.[38] A ossificação geralmente ocorre bilateralmente nestes pacientes, e pode ser constatada em 3 a 4 meses após o quadro de meningite bacteriana. Quanto à labirintite hematogênica, a infecção intrauterina é a causa mais comum, estando associada aos vírus do sarampo e da caxumba. A labirintite hematogênica ocorre a partir de um foco oculto ou a distância é rara.[33]

A inflamação da cápsula ótica, de etiologia infecciosa ou não, é o evento inicial em um processo de destruição do labirinto membranoso que culmina na ossificação das estruturas da orelha interna. Denominada como LO leva o paciente a experimentar um quadro de hipoacusia profunda, de caráter irreversível, acompanhado ou não de desequilíbrio, que pode ter implicação importante no desenvolvimento socioeducacional. O diagnóstico é facilitado pelos exames de imagem (TC), que também tem importante papel na indicação de IC nos casos selecionados.

Cruz Filho *et al.* estudaram oito casos de labirintite ossificante dos quais seis casos estavam relacionados com otite média supurada crônica, dois casos não puderam ter a causa reconhecida.[39] Dos seis casos com OMC, dois tiveram comprovadamente colesteatoma. O método utilizado para fazer diagnóstico da ossificação do labirinto foi a tomografia computadorizada (TC).

PARALISIA FACIAL

Geralmente aparece no curso de uma OMC de longa duração, com grandes lesões destrutivas e osteíticas que afetam o nervo facial intrapetroso, havendo ainda maiores facilidades para a sua ocorrência na segunda porção do canal de Fallópio.

O nervo facial é a estrutura da orelha média que mais comumente resiste ao colesteatoma. Na maioria das vezes há uma grande destruição do canal de Fallópio e a parte mais frequentemente exposta é a horizontal ou segunda porção, seguidas do segundo joelho e terceira porção. Outras vezes, a lesão se inicia havendo uma deiscência do canal ou, então, uma alteração por meio do canal da corda do tímpano ou do músculo do estribo.

A degeneração da função do nervo facial começa quando a matriz e a perimatriz do colesteatoma infiltram no epi e perineuro causando neurite e degeneração dos neurônios. Quando o canal está aberto o nervo facial pode apresentar-se vermelho ou edemaciado ou estar com a sua coloração normal.

Podemos encontrar também o perineuro comprometido por granuloma inflamatório, que pode ter dissociado as fibras nervosas. Sheehy *et al.* encontraram 3/4 das paralisias faciais por OMCC em doentes com mais de 20 anos de evolução do colesteatoma, e na metade dos casos em pacientes com perfuração posterossuperior da membrana timpânica.[18]

A paralisia facial que ocorre durante o curso de otite crônica colesteatomatosa, geralmente em face de reacutização do processo infeccioso, pode aparecer bruscamente ou de forma progressiva começando por uma paresia, estágio onde, às vezes, permanece por um longo período de tempo até chegar a uma paralisia. Uma vez constituída, o quadro clínico corresponde ao de uma paralisia facial periférica clássica total ou parcial. É frequente a presença concomitante de fístulas ou destruições labirínticas variando, segundo alguns autores, sua simultaneidade de 1/3 a 2/3 dos casos.[18,40]

Fleury *et al.* encontraram essa associação em 2/3 dos seus casos, com destruições importantes do labirinto.[40] Na presença de um acometimento do nervo facial em maior ou menor grau, no curso de uma otite colesteatomatosa, decidem por intervenção cirúrgica de urgência. Acreditam que a intervenção cirúrgica é geralmente difícil, de longa duração e cheia de surpresas e riscos. Na maioria dos casos, a técnica é a descompressão do nervo facial intrapetroso sendo que o canal de Fallópio deve ser amplamente aberto até passar-se com sobra a zona sã de epineuro.

Quando encontram um granuloma dissociando as fibras, dissecam-no. Nos casos de lesão mais extensa, indicam a secção e sutura facial com *rerouting* ou com a interposição de um enxerto nervoso.

Os colesteatomas, de um modo geral, possuem características expansivas e de lise óssea, podendo invadir estruturas adjacentes. O mecanismo responsável pela erosão óssea ainda é controverso e algumas hipóteses têm sido aventadas como a compressão mecânica, a estimulação osteoclástica, a ação de citocinas e a produção de enzimas proteolíticas como as colagenases.[41,42]

Decorrente do comportamento destrutivo, muitas vezes insidioso do colesteatoma, o diagnóstico precoce e o tratamento adequado auxiliam na prevenção de suas complicações, que podem ser muito graves.

Uma das complicações mais importantes é, sem dúvida, a paralisia facial periférica, responsável muitas vezes por sequelas irreversíveis, resultando em déficit significativo da qualidade de vida do paciente.

A paralisia facial periférica causada pela lesão colesteatomatosa possui uma incidência baixa e o envolvimento do nervo facial depende do modo de propagação do colesteatoma. Nos colesteatomas adquiridos (98% dos colesteatomas), o segmento timpânico e a região do segundo joelho são os mais afetados. Nos casos em que a doença invade o espaço epitimpânico anterior, o gânglio geniculado fica mais propenso a sofrer injúria.[43] O colesteatoma congênito também pode causar lesão do nervo e o segmento acometido vai depender da sua localização no interior do osso temporal.[44]

O advento da tomografia computadorizada de alta resolução e da ressonância magnética possibilitou um estudo mais detalhado da extensão e via de propagação da lesão colesteatomatosa e suas possíveis complicações.[45]

Existe muita controvérsia na literatura quanto à etiopatogenia da reabsorção óssea na lesão colesteatomatosa. A teoria mais difundida é a da osteólise induzida pela compressão mecânica. Alguns autores acreditam que o epitélio escamoso estratificado por si só seria incapaz de erodir o osso, havendo a necessidade do tecido inflamatório de granulação concomitante para que tal fato ocorresse.[46] A estimulação osteoclástica pelo colesteatoma também foi sugerida e em estudo realizado por Abramson foi demonstrado a atividade colagenolítica do colesteatoma (por meio da produção de colagenases) como responsável pela lise óssea.[42]

A paralisia facial periférica resultante da doença colesteatomatosa possui baixa incidência, aproximadamente 1,1% e provavelmente ocorre em decorrência do efeito compressivo do colesteatoma com consequente diminuição do suprimento sanguíneo do nervo facial como também pela ação de substâncias neurotóxicas produzidas pela matriz do colesteatoma ou por bactérias geralmente presentes na massa colesteatomatosa.[43] É importante ressaltar que nos colesteatomas invasivos (envolvendo o ápice petroso, região supralabiríntica e meato acústico interno) a probabilidade de ocorrer uma disfunção do nervo facial aumenta, podendo alcançar uma incidência de 20%.[47]

Em um paciente com otite média crônica que a partir de um determinado momento começa a apresentar paralisia facial periférica, existe a grande possibilidade de haver lesão colesteatomatosa concomitante.[48] Em algumas ocasiões, o primeiro sintoma associado à compressão do nervo facial pelo colesteatoma é a hiperfunção deste, caracterizada por fasciculações e espasmos hemifaciais.

Para Chu e Jackler, o envolvimento do nervo facial nos colesteatomas adquiridos ocorre mais frequentemente na porção timpânica e na região do segundo joelho do facial.[43] Estes locais são mais acometidos pelo fato de estarem próximos à principal via de disseminação da lesão colesteatomatosa, a via epitimpânica posterior, que segue o seguinte trajeto: espaço de Prussak; epitímpano posterior; ádito e antro mastóideo.

O colesteatoma congênito também pode ser responsável pela paralisia facial, principalmente quando localizado no ápice petroso.[47]

Nos casos de paralisia facial progressiva associada à perda auditiva condutiva estável sem história pregressa de otite média crônica, a hipótese de colesteatoma congênito deve ser aventada e o estudo por imagem (tomografia computadorizada e ressonância magnética) é essencial na investigação diagnóstica, inclusive para diferenciar de outras afecções como granuloma de colesterol (no ápice do rochedo) e o Schwannoma do nervo facial.[48]

Para Ylikoski e Aquino *et al.* apesar de o colesteatoma possuir um comportamento mais agressivo na população pediátrica, o índice de complicações como a paralisia facial é maior nos adultos, devido provavelmente ao maior tempo de evolução da doença.[49,50]

Embora a tomografia computadorizada seja o exame de imagem de eleição para a avaliação dos colesteatomas de orelha média (caixa do tímpano e mastoide) o envolvimento do nervo facial nestes casos é mais bem evidenciado por meio da ressonância magnética, principalmente nas imagens ponderadas em T1 após administração do contraste paramagnético gadolínio, ocorrendo por conseguinte uma maior impregnação do contraste no nervo.[46]

Ylikoski realizou um estudo histopatológico do nervo facial em pacientes portadores de paralisia facial associada ao colesteatoma, submetidos à cirurgia de reinervação e evidenciou que algumas áreas do nervo possuíam tecido fibrótico extenso, com ausência de axônios e células de Schwann.[49]

A ruptura do nervo facial em paciente com doença colesteatomatosa recidivante foi descrita por Waddell e Maw.[41]

A recuperação da motricidade da face poderá ser boa desde que o paciente seja operado nas primeiras 24 a 72 horas após a instalação da paralisia facial pela decorrência do colesteatoma.[50]

Para Chu e Jackler, no diagnóstico diferencial das lesões que podem envolver o nervo facial intrapetroso estão colesteatoma (congênito e adquirido), otite média tuberculosa, osteomielite do osso temporal, schwannoma do nervo facial, hemangiomas do canal de Fallópio, meningiomas do ápice petroso, paragangliomas e tumores malignos (primários e/ou metastáticos).[43]

O tratamento cirúrgico precoce é mandatário nos casos de colesteatoma que cursam com déficit funcional do nervo facial, com o intuito de promover a exérese deste, responsável pela compressão e injúria do tecido neural. O nervo deve ser descomprimido tanto na direção proximal quanto distal em relação à lesão, em uma distância de 5 a 10 mm, porém a sua bainha não deve ser aberta. Nos casos de ruptura do nervo facial e/ou substituição intensa do tecido neural por fibrose (nas paralisias crônicas) pode-se realizar alguns procedimentos para tentar restaurar a função nervosa, como, a anastomose dos cotos proximal e distal do nervo (facial) após *rerouting*, enxerto de nervo (auricular magno e/ou sural) ou anastomose hipoglosso-facial.

Quanto maior o tempo de paralisia, pior é o seu prognóstico, pois a recuperação funcional pós-operatória torna-se deficitária. A perda da população de placas motoras terminais associada à denervação crônica reduz a possibilidade de retorno significativo das funções neurais.[51]

Podemos concluir que o colesteatoma é uma causa rara de paralisia facial periférica e o diagnóstico de outras afecções como o Schwannoma do nervo facial deve sempre ser lembrado. A cirurgia deve ser realizada precocemente, com o intuito de remover a lesão colesteatomatosa e consequentemente descomprimir o nervo facial, sem contudo abrir a sua bainha, devido ao risco de infecção. As regiões do nervo mais frequentemente acometidas pelo colesteatoma são a porção timpânica e a região do segundo joelho (transição das porções mastóidea e timpânica), muito embora nos colesteatomas medialmente invasivos (com progressão preferencialmente pela via supralabiríntica) o gânglio geniculado seja o segmento mais lesado. Deve-se ter em mente a possibilidade de ruptura do nervo, principalmente nos casos de doença colesteatomatosa recidivante em que tenha sido realizado uma descompressão do nervo facial previamente e o paciente apresente uma piora da função nervosa alguns meses ou anos após a cirurgia, sendo necessário nestas ocasiões a realização de enxerto neural. Nos casos de paralisia crônica, a possibilidade de anastomose hipoglossofacial deve ser sempre aventada.

PETROSITE

Na era pré-antibiótica, a disseminação da infecção do ouvido médio para a mastoide e ápice petroso frequentemente resultava em complicações intracranianas sérias, como trombose de seio cavernoso, meningite e morte. Com o advento de novas técnicas diagnósticas e potentes antibióticos, estas complicações se tornaram cada vez mais raras, já que passaram a ser interrompidas em sua fase inicial.

A síndrome de Gradenigo foi descrita pela primeira vez em 1907, por Giuseppe Gradenigo (1859-1926), e caracterizada pela otite média complicada com otorreia purulenta, dor na área de inervação do primeiro ou segundo ramo do nervo trigêmeo e paralisia do nervo abducente. Sua causa pode ser explicada pela disseminação da infecção por contiguidade do ouvido médio até o ápice da parte petrosa do osso temporal por meio das células ósseas aeradas, localizadas próximas à área de passagem dos nervos abducente e trigêmeo.

O tratamento para esta afecção constitui grande polêmica na literatura mundial, com muitos autores justificando a intervenção cirúrgica precoce, enquanto outros poucos acreditam que o tratamento conservador consegue reverter sinais e sintomas desta síndrome e minimizar a ocorrência de sequelas. Sua etiopatogenia pode ser entendida pela descrição da anatomia da porção petrosa do osso temporal, onde esta área tem a forma de pirâmide; na sua base encontra-se a mastoide e a orelha média e seu ápice encontra-se separado apenas pela dura-máter do gânglio do nervo trigêmeo e do canal de Dorello, por onde passa o nervo abducente. A disseminação da base para o topo ocorre por meio das células aeradas; estas são encontradas em 80% das pessoas na mastoide e em apenas 30% no ápice da parte petrosa. Nessas últimas células, há osteíte e consequente leptomeningite, levando ao distúrbio dos nervos cranianos pela proximidade das estruturas nervosas já citadas. Entretanto, há relato de apicite petrosa em ossos temporais não pneumatizados com provável disseminação direta da infecção por osteomielite, planos faciais e canais vasculares.

O intervalo de tempo do início da otite até o comprometimento dos nervos cranianos pode variar de 1 semana, ou até 2 a 3 meses. Os patógenos mais comuns são os estreptococos hemolíticos e pneumococos, mas alguns autores relatam grande frequência de *Staphylococcus aureus* e em casos crônicos, *Pseudomonas aeruginosa*. A maioria dos pacientes apresenta hiperestesia na área de inervação do trigêmeo, principalmente no seu ramo oftálmico, diplopia e evidências de infecção em ouvido médio.[52]

A petrosite pode ser classificada em aguda ou crônica, de acordo com seu curso clínico e gravidade da doença.[53] A forma aguda é caracterizada por infecção inespecífica com processo inflamatório envolvendo a mucosa e o tecido ósseo, com achados semelhantes em ouvido médio e mastoide, enquanto a forma crônica é marcada por espessamento da membrana mucosa do osso petroso como resultado do proliferação fibrosa. Frequentemente, nessa última forma, cria-se um espaço cístico central cercado por mucosa espessa envolta por tecido ósseo. Estas áreas levam ao encarceramento da infecção do processo crônico, tornando difícil o tratamento com terapia antimicrobiana apenas.

Os avanços na radiologia proporcionaram diagnóstico mais fácil do acometimento do ápice petroso, ao passo que o desenvolvimento dos antibióticos tornou essa complicação cada vez mais rara. Para Wood, a tomografia computadorizada pode mostrar velamento de células aéreas e envolvimento periostal com erosão em ápice petroso.[54] A presença ou não de células aéreas próximo ao ápice da parte petrosa não descarta seu acometimento. Para Dave *et al.*, a ressonância nuclear magnética é útil para avaliar lesões em tecidos moles, mostrando, na maioria das vezes, imagem hipointensa em T1 na topografia de ápice petroso, hiperintensa em T2 e maior acentuação da região com o uso de contraste venoso gadolínio.[55]

O diagnóstico diferencial deve ser feito com hidrocefalia ótica, abscessos intracerebrais e tumores de ápice petroso (como meningioma, neuroma ou metástases), colesteatoma e aneurisma intracraniano.[52,56]

Dentre as possíveis complicações, Motamed e Kalan encontraram meningite, acometimento de outros nervos cranianos (como facial e troclear), abscesso intracraniano, abscesso parafaríngeo/pré-vertebral, disseminação pelo plexo simpático ao redor da artéria carótida (levando à síndrome de Claude-Bernard-Horner) e disseminação para a base do crânio levando ao acometimento de nervos IX, X e XI (síndrome de Vernet).[57] Casos graves podem evoluir com hemorragia por lesão da parede da carótida e/ou trombose dos seios venosos basais.

Historicamente, o tratamento da petrosite tem sido por intervenção cirúrgica.[58] Entretanto, algumas situações têm permitido a opção por um tratamento mais conservador, especialmente quando não há sinais de otite crônica. Esta forma de tratamento para apicite petrosa aguda vem mostrando bons resultados com o uso de antibióticos de amplo espectro e com boa penetração intracraniana associado a miringotomia.

Bremond encontrou em cerca de 1/3 de seus ossos temporais células na "ponta" do rochedo.[59] Estas células podem ser infectadas por disseminação direta da infecção da orelha média e da mastoide.

A petrosite se evidencia pelo comprometimento do VI nervo craniano em um paciente com otite média. Quase sempre é acompanhada de dor auriculotemporal, devido à irritação do V nervo craniano. Esta síndrome foi descrita por Gradenigo, como característica da petrosite. Entretanto, pode haver petrosite sem os três sintomas clássicos, especialmente em casos em que a supuração ou a dor continuam após a intervenção cirúrgica. Podem existir sinais meningoencefalíticos com frequentes alterações do fundo de olho e, às vezes, edema papilar.

Para Bremond 15% dos casos de petrosite têm paralisia facial, o estado geral do paciente se encontra muito comprometido e há febre.[59] O estudo radiológico do rochedo nas posições clássicas bem como o tomográfico simples, esclarecem o diagnóstico. Se não se faz um tratamento correto, a petrosite pode evoluir para exteriorização com formação de abscesso secundário ou para uma complicação craniana também grave. O tratamento é essencialmente clínico com antibioticoterapia de amplo espectro em altas doses sendo o germe responsável geralmente, estreptococo hemolítico ou o pneumococo. No caso de a causa ser o colesteatoma, faz-se mastoidectomia ampla, adotando-se a técnica aberta, e, quando necessário, chega-se ao ápex.

Na literatura encontramos poucos relatos de tratamento conservador. Minnoti e Kountakis utilizaram como tratamento miringotomia, antibioticoterapia venosa por 4 dias (com melhora da paralisia de sexto par) e oral por mais 3 semanas.[60] Marianowski *et al.* relataram miringotomia com antibioticoterapia venosa por 33 dias (ceftriaxona, metronidazol e amicacina, este último por apenas 3 dias), confirmando a melhora total da paralisia do nervo abducente após aproximadamente 60 dias do início do tratamento.[61] Tutuncuoglu *et al.* relataram o uso de ceftriaxona e metronidazol por 2 semanas seguido de cotrimoxazol por mais 6 semanas, ocorrendo melhora da paralisia com 3,5 meses.[62] A melhora da dor facial na área de inervação do nervo trigêmeo ocorreu sempre dentro da primeira semana após início da antibioticoterapia intravenosa.

MENINGITE

Para Proctor, Gower e McGuirt, a meningite seria a complicação intracraniana mais frequente da OMCC, tendo, felizmente, na atualidade, apresentado uma queda do índice de ocorrência após o aparecimento dos antibióticos.[63,64] Em geral, a meningite como complicação otológica se dá em otites médias agressivas, com supuração fétida abundante, perfuração atical e destruição da membrana de Shrapnell.

Para Gower e McGuirt, os germes mais frequentemente encontrados são o Pneumococo, *H. influenzae, Proteus,* Estreptococo e Estafilococo em menor grau.[64] Para Bourget *et al.*, a extensão da infecção do ouvido para o interior das meninges pode fazer-se por via sanguínea ou por erosão progressiva do osso (processo osteítico).[65] A extensão também pode dar-se por meio de uma tromboflebite podendo ser ela mesma a fonte de um abscesso cerebral ou cerebeloso. A meningite de origem labiríntica é na atualidade muito rara e vem precedida sempre de vertigem intensa e de sinais cocleovestibulares.

Clinicamente podemos encontrar dois quadros típicos, o da meningite de início progressivo e o da meningite confirmada. Embora os dois tipos sejam clinicamente semelhantes, o líquido cefalorraquidiano (LCR) de pacientes com meningite confirmada geralmente apresenta bactérias, ao passo que na meningite de início progressivo estas comumente não são encontradas. As características clínicas incluem rigidez na nuca, temperatura elevada, náusea e vômitos (às vezes, em jato) e dor de cabeça. Nos casos mais avançados há delírio e estado de coma.

No exame clínico, o pescoço apresenta-se resistente à flexão, o sinal de Kernig e Brudzinski são positivos e a contratura muscular raquídea faz com que o doente se encontre em opistótono. Geralmente, a taxa de açúcar é baixa, e a de proteína é alta no LCR. O tratamento começará com antibioticoterapia de amplo espectro, até se conhecer o germe pelo antibiograma, momento em que se começará o tratamento antibiótico adequado por via endovenosa, e, se o quadro meníngeo for grave, por via intratecal.

Caso o tratamento médico falhe, Bourget et al. dão preferência do ato cirúrgico, se o estado do paciente permite.[65] A técnica adotada é a técnica aberta, descobrindo-se e examinando-se o estado da meninge e do seio lateral e busca de uma supuração subdural coletada ou de uma tromboflebite.

ABSCESSOS INTRACRANIANOS

Podemos considerar dois grupos: um que englobaria os abscessos extradural e subdural, e o segundo, mais importante, formado pelos abscessos cerebral e cerebeloso.

Abscessos extradural e subdural

Os abscessos extradurais são aqueles formados entre o osso e a dura-máter, e os subdurais os desenvolvidos entre a dura-máter e a aracnoide. Sua localização mais frequente é junto ou próximo ao foco de osteíte que deu origem à erupção do pus no interior da cavidade endocraniana.

É pobre de sintomas. Sua sintomatologia clínica e sensação de peso ou dor na região do ouvido doente, com supuração contínua é quase sempre confundida com a dor da otite média ou mastoidite. A terapêutica consiste em um tratamento cirúrgico da otite causadora, liberando a dura-máter até um pouco mais além da zona afetada.

O aspecto da dura-máter vai do simples espessamento até à necrose. O abscesso subdural é o abscesso intramenígeo, bloqueado no espaço subaracnóideo e corresponde ao quadro descrito por muitos autores com o nome de paquimeningite exsudativo-purulenta circunscrita. É a verdadeira meningite encistada. Sua origem estaria, em grande parte, na infecção de contato com os focos de necrose óssea no nível da camada limitante da dura-máter que se daria em curso de certas otites colesteatomatosas; podem ser produzidas ainda por via metastática às custas dos vasos perfurantes que em certas circunstâncias podem propagar a infecção para áreas isoladas da superfície cerebral. Pode ser secundário a um abscesso extradural ou formar-se primitivamente por meio da via vascular (flebite retrógrada).

Em geral, forma-se no decurso de infecções otogênicas subagudas compatíveis com o tempo necessário para a formação de aderências. Sua localização mais frequente é a fossa craniana média e posterior.

A sintomatologia é pobre e parece a de um quadro meningítico com sinal de déficit cerebral. No caso de abscesso subdural muito volumoso, podemos encontrar sinais de hipertensão intracraniana. De modo geral, quando se suspeita do diagnóstico de complicação intracraniana no decurso de infecção otogênica, o tratamento é o de punção-drenagem por via neurocirúrgica com aplicação de antibióticos adequados por via tópica e geral seguida de tratamento cirúrgico da otite causadora com uma técnica aberta.

Abscessos cerebral e cerebelar

Abscesso cerebral

A localização habitual do abscesso cerebral otogênico é o lobo temporal. No período inicial de formação da coleção purulenta cerebral, a cefaleia e a temperatura elevada são quase sempre atribuídas à otomastoidite de origem. Cessada a fase de encefalite aguda, a temperatura desaparece. E o abscesso cerebral em formação poderá passar por período de cura aparente, com duração de semana ou meses, sem maior sintomatologia ou apenas com surtos intermitentes de cefaleias ou vômitos esporádicos, geralmente atribuídos a outras causas.

Constituído o abscesso, sobrevêm o período manifesto com sintomatologia de hipertensão intracraniana. É comum também o aparecimento de sonolência, confusão mental, retardamento na associação de ideias, mau humor, depressão psíquica e emagrecimento rápido.

O exame de líquor (LCR) apresenta-se normal ou com ligeiras modificações físico-químicas. A sensação de peso na cabeça e a obnubilação intelectual acarretam nítida suspeita de abscesso cerebral que o exame de fundo de olho (estase de papila) vem confirmar. A tomografia computadorizada é fundamental, porém a angiografia e a ventriculografia podem ajudar a localizar a lesão.

O tratamento é cirúrgico, e a lesão deve ser drenada e o paciente é então submetido a tratamento com antibióticos. Além do tratamento neurocirúrgico do abscesso cerebral, é necessário que seja feita uma mastoidectomia radical, para tornar o ouvido livre da doença causadora.

Abscesso cerebelar

A infecção otogênica poderá atingir o cerebelo por diversas vias:

- Via labiríntica (por meio do meato acústico interno).
- Via pré-sinusal, por meio de foco de osteíte entre o seio lateral, o antro e a parede posterossuperior do rochedo (triângulo de Trautman).
- Via sinusal, por intermédio de tromboflebite do seio lateral.
- Via retrossinusal por meio das células mais posteriores da mastoide.

Para Paparella o mecanismo de formação do abscesso cerebelar otogênico é idêntico ao do abscesso cerebral.[66] Os sinais de hipertensão intracraniana são mais intensos que no abscesso cerebral. A cefaleia é de localização occipital, com irradiação temporofrontal com crises paroxísticas e acompanhadas de ligeira rigidez dos músculos da nuca. A estase papilar é mais comum que no abscesso cerebral, do mesmo modo que as modificações físico-químicas do LCR.

Os sinais de localização são transitórios, decorrente da grande capacidade de adaptação do cerebelo. A marcha, quando o estado do paciente permite pesquisá-la, é ebriosa (zigue-zague). Vários sinais de localização cerebelar podem ser encontrados: hipermetria, assinergia, disdiadococinesia. A tomografia computadorizada é fundamental.

Tromboflebite do seio lateral (TSL)

Para Teichgraeber *et al.* a infecção do seio sigmoide, no seu trajeto ao longo da mastoide, causa tromboflebite do seio lateral.[67] Esta era uma complicação bastante grave antes da era dos antibióticos, sendo rara hoje em dia. Febre que não pode ser atribuída a outras causas, é o primeiro sintoma da bacteremia. A temperatura tende a oscilar consideravelmente e quando a doença se instala por completo, adquire um padrão séptico ou de "pico". A elevação da temperatura é quase sempre acompanhada de calafrios; a dor é relativamente rara, mas pode aparecer se houver um abscesso perissinusal. As culturas do sangue podem ter resultados positivos, especialmente se feitas na ocasião dos calafrios.

O tratamento é cirúrgico e consiste na remoção do foco infeccioso das células infectadas da mastoide, da parede óssea necrosada que recobre o seio lateral ou da própria parede sinusal infectada e, muitas vezes, necrosada.

Se houver formação de um trombo, pode ser indicada a drenagem do seio e a remoção do coágulo infectado. Se a infecção persiste, procede-se à ligadura da veia jugular interna para evitar que o êmbolo infectado passe para o pulmão ou para outras partes do corpo.

A incidência das complicações intracranianas das otites médias supurativas diminuiu bastante com a introdução de agentes antimicrobianos eficazes nas décadas de 1930 e 1940. As taxas de incidência de 2,3% da era pré-antibiótica reduziram-se para 0,04% após a introdução dos antimicrobianos.[68] No entanto, essas complicações continuam apresentando altas taxas de morbimortalidade, em alguns tipos atingindo até 36% de mortalidade.[67]

De acordo com os dados de uma série de 224 pacientes, as complicações mais comuns da otite média supurativa, em ordem decrescente de frequência, são a meningite, o abscesso cerebral, o abscesso extradural e a tromboflebite do seio lateral (TSL).[69] No entanto, Miniti *et al.*, relatando a experiência em complicações intracranianas das otomastoidites do Serviço de ORL da Faculdade de Medicina da Universidade de São Paulo, encontraram 14 casos de TSL, oito casos de meningite e sete casos de abscesso cerebral.[70]

Em uma estimativa média dos dados disponíveis da literatura, a TSL representa 5 a 17,4% das complicações intracranianas de otite. Embora os antibióticos tenham reduzido drasticamente a frequência da TSL como complicação otogênica, o mesmo não se observou com as taxas de mortalidade, que atualmente permanecem entre os índices de 10 a 36%. O objetivo é chamar a atenção dos otorrinolaringologistas não familiarizados com essa complicação, para possibilitar diagnóstico e tratamento precoces.

Os antibióticos também provocaram alterações nas características epidemiológicas e etiológicas da doença. Atualmente, a TSL representa uma complicação otológica de adolescentes e de adultos jovens, enquanto antigamente era restrita às crianças.[71] Geralmente, a TSL era secundária a uma otite média aguda, sendo hoje mais comumente complicação de uma otite média crônica, seja colesteatomatosa ou não.

O Estreptococo beta-hemolítico era antigamente o agente causal quase universal. Atualmente, não existe mais preponderância, sendo que as séries relatadas têm isolado vários patógenos, entre eles *Pseudomonas aeruginosa*, *Proteus mirabilis*, *Escherichia coli*, *Staphylococcus aureus*, *Strep-*

tococcus pneumoniae e anaeróbios.[72] Logo, estão indicados antibióticos de largo espectro.

O diagnóstico clínico deve sempre ser confirmado com imagens. A tomografia computadorizada ainda é o método de escolha para a demonstração da TSL. Estudo recente demonstrou valor especial da ressonância nuclear magnética com contraste na confirmação diagnóstica e delineamento da extensão dessa doença.[73]

O achado característico da TC e da ressonância magnética com contraste é o "Sinal Delta", que consiste em uma imagem triangular com luz central. Representa a inflamação dos tecidos moles circunjacentes à dura que reveste o seio lateral, que se impregna pelo contraste utilizado.

O procedimento cirúrgico otológico deve ser realizado assim que o paciente apresentar condições clínicas para se submeter à anestesia geral. A técnica adotada preferencialmente é a mastoidectomia aberta *(wall-down)* com limpeza de toda a afecção existente e liberando totalmente o seio lateral para a cavidade mastóidea.[74]

Alguns autores recomendam intervir sobre o seio lateral, seja com sua ligadura, seja com a sua abertura para a remoção dos trombos e concluem que, embora atualmente raras, as complicações intracranianas da otite média supurativa ainda existem, persistindo com altas taxas de mortalidade. Entre essas, a tromboflebite do seio lateral é uma das mais mórbidas. O método diagnóstico de escolha é a tomografia computadorizada. No manejo, inicialmente devem-se utilizar antibióticos intravenosos de largo espectro e, assim que possível proceder à cirurgia otológica (timpanomastoidectomia nos casos de otite média crônica supurativa). A heparinização e a ligadura da veia jugular interna são assuntos controvertidos.

REFERÊNCIAS BIBLIOGRÁFICAS

1. Pfaltz CR. Complications of otitis media. *J Otol Rhinol Laryngol* 1982;44:301-9.
2. Juselius H, Altiokallio K. Complications of acute and chronic otitis media in the antibiotic era. *Acta Otolaryngol* 1972;74:445-50.
3. Wayoff M, Charachon R, Rolleau P et al. Le traitement chirurgical du cholestéatome de l'oreille moyenne. Soc Française d´ORL et de Pathologie Cervico-faciale. Paris: Libr. Arnette, 1982. p. 141-42.
4. Wolfowitz B. Otogenic intracranial complications. *Arch Otolaryngol* 1972;96:220-22.
5. Palva T, Ramsay H. Treatment of labyrinth fístulae. *Arch Otolaryngol Head Neck Surg* 1989;115:804-6.
6. Sanna M, Zini C, Galometi R et al. Closed versus open technique in the the management of labyrinth fístulae. *Am J Otol* 1988;9:470-75.
7. Abramson M, Harke LA, McCabe BF. Labyrinthine fístula complicating chronic suppurative otitis media. *Arch Otolaryngol* 1974;100:141-42.
8. Edwards WG. Some cases of fistula of labyrinth. *J Laryngol Otol* 1964;78:831-36.

9. Vanclooster C, Debruyne F, Vantrappen GR et al. Labylinthine fistulae: a retrospective analysis. *Acta Otorhinolaryngol Belg* 1997;51:119-21.
10. Herzog JA, Smith PG, Kletzker GR et al. Management of labyrinyhine fistulae secondary to cholesteatoma. *Am J Otol* 1996;17:410-15.
11. O'Reilly JO; Chevretton, EB et al. The value of CT scanning in chronic suppurative otitis media. *J Laryngol Otol* 1991;105:990-94.
12. Chao YH, Yun SH et al. Cochlear fistula in chronic otits media with cholesteatoma. *Am J Otol* 1996;17:15-18.
13. Jang CH, Merchant SN. Histopathology of labyrinthine fístulae in chronic otitis media with clinical implications. *Am J Otol* 1997;18:15-25.
14. Parisier SC, Edelstein SC et al. Management of labyrinthine fístulae caused by cholesteatoma. *Otolaryngol Head Neck Surg* 1991;104:110-15.
15. Smyth GDL, Garmley PK. Preservation of cochlear function in the surgery of cholesteatoma, labyrinthine fístulas and oval window tympanosclerosis. *Otolaryngol Head Neck Surg* 1987;96:111-18.
16. Vatainen E. What is the best treatment for labyrinthine fístula caused by cholesteatoma? *Clin Otolaryngol* 1992;17:258-60.
17. Ritter FN. Chronic suppurative otitis media and the pathologic labyrinthine fistula. *Laryngoscope* 1970;80:1025-30.
18. Sheehy JL, Brachmann DE, Grahan MD. Complications of cholesteatoma. A report on 1024 cases. In: *1st International Conference on Cholesteatoma*. Aescupulus, 1977. p. 420-28.
19. Sheehy JL, Brackmann DE. Cholesteatoma surgery: management of the labyrinthine fistula – A report of 97 cases. *Laryngoscope* 1979;89:78-87.
20. McCabe BF. Research vistas in chronic otities media. *Clin Otolaryngol* 1978;3:469-73.
21. Olaizola F, Tapia NC, Guevara M. Estudio eletronistagmografico del "fistula test". *Acta Otorhinolaryngol Esp* 1981;32:891-97.
22. Sheehy JL. Surgery of chronic otitis media. *Otolaryngology* 1968;2(10B).
23. Gormley PK. Surgical management of labyrinthine fistula with cholesteatoma. In: *3rd International Conference on Cholesteatoma*. Kugler & Guedini, 1989. p. 1059-62.
24. Gacek RR. The surgical managemente of labyrinthine fistulae in chronic otitis media with cholesteatoma. *Ann Otol* 1974;10:5-14.
25. Smyth GDL. Post operative cholesteatoma in combined approach tympanoplasty. Fifteen years report on tympanoplasty. part I. *J Laringol Otol* 1976;90:597-621.
26. Wayoff M, Friot JM. Analysis of the hundred cases of fistulae of the extrnal semi-circular canal. In: *1st International Conference on Cholesteatoma*. Aescupulus, 1977. p. 463-64.
27. Bosatra A. A long term evaluation of auditory and vestibular function after surgical revision of cholesteatoma. In: *3rd International Conference on Cholesteatoma*. Kugler & Guedini, 1989. p. 1059-62.
28. Paparella MM. Insidious labyrnthine changes in otitis media. *Acta Otolaryngol* 1981;92:513-20.
29. Neely JG. Complications of temporal bone infection. In: Cummings CW et al. Otolaringology – Head and neck surgery. St Louis: Mosby Year Book, 1993. p. 2840-64.
30. Hoffman RA, Brookler KH, Bergeron RT. Radiologic diagnosis of labyrinthitis ossificans. *Ann Otol* 1979;88:253-57.
31. Suga F, Lindsay JR. Labyrinthitis ossificans. *Ann Otol Rhinol Laryngol* 1977;86:17-29.
32. Gantz BJ, McCabe BF, Tyler RS. Use of multichannel cochlear implants in obstructed and obliterated cochleas. *Otolaryngol Head Neck Surg* 1988;98:72-91.
33. Swartz JD, Mandell DM, Faerber EN et al. Labyrinthine ossification: etiologies and CT findings. *Radiology* 1985;157(2):395-98.
34. Weissman JL, Kamerer DB. Labyrinthitis ossificans. *Am J Otolaryngol* 1993;14(5):363-65.

35. Hinojosa R, Redleaf MI, Green Jr JD et al. Spiral ganglion cell survival in labyrinthitis ossificans: computerized image analysis. *Ann Otol Rhinol Laryngol Suppl* 1995;166:51-54.
36. De Souza C, Paparella MM, Schacern P et al. Pathology of labyrinthine ossification. *J Laryngol Otol* 1991;105(8):621-24.
37. Paparella MM, Oda M, Hiraide F et al. Pathology of sensorineural hearing loss in otitis media. *Ann Otol Rhinol Laryngol* 1972;81:632-47.
38. Green Jr JD, Marion MS, Hinojosa R. Labyrinthitis ossificans: histopathologic consideration for cochlear implantation. *Otolaryngol Head Neck Surg* 1991;104:320-26.
39. Cruz Filho NA, Cruz NA, Aquino JEP. Labyrinthitis ossificans. *A Folha Médica* 1987;95(Suppl 2):99-103.
40. Fleury P, Basset JM, Coupez D et al. Paralysies faciales au cours d'otites chroniques. *Ann Otolaryngol, Paris* 1978;95(Suppl 9):533-48.
41. Waddell A, Maw AR. Cholesteatoma causing facial nerve transection. *J Laryngol Otol* 2001 Mar.;115(3):214-15
42. Abramson M. Collagenolytic activity in middle ear cholesteatoma. *Ann Otol* 1969;78:112-25.
43. Chu FWK, Jackler RJ. Anterior epitympanic cholesteatoma with facial paralysis: a characteristic growth pattern. *Laryngoscope* 1988;98:274-78.
44. Candela FA, Stewart TJ. The pathophysiology of otologic facial paralysis. *Otolaryngol Clin North Am* 1974;7:309-28.
45. Magliulo G, Terranova G, Sepe C et al. Petrous bone cholesteatoma and facial paralysis. *Clin Otolaryngol* 1998;23:253-58.
46. Mafee M. MRI and CT in the evaluation of acquired and congenital cholesteatoma of the temporal bone. *J Otolaryngol* 1993;22:239-48.
47. Atlas MD, Moffat DA, Hardy DG. Petrous apex cholesteatoma: diagnostic and treatment dilemmas. *Laryngoscope* 1992;102:1363-68.
48. Sadé J, Fuchs C. Cholesteatoma: ossicular destruction in adults and children. *J Laryngol Otol* 1994;108:541-44.
49. Ylikoski J. Pathological features of the facial nerve in patients with facial palsy of varying aetiology. *J Laryngol Otol* 1990;104:294-300.
50. Cruz Filho NA, Aquino JE. Paralisia facial por otites médias. *Rev Brasil de ORL* 1994;57:119-26.
51. Axon PR, Fergie N, Saeed SR et al. Petrosal cholesteatoma: management considerations for minimizing morbidity. *Am J Otol* 1999;20:505-10.
52. Graaf J, Cats H, De Jager A. Gradenigo's syndrome: a rare complication of otitis media. *Clin Neurol Neurosurg* 1988;90(3):237-39.
53. Allam A, Schucknecht H. Pathology of petrositis. *Laryngoscope* 1968;78:1813-32.
54. Woody R. The role of computerized tomographic scan in the management of Gradenigo's syndrome: a case report. *Pediatr Infect Dis* 1984;3(6):595-97.
55. Davé A, Diaz-Marchan P, Lee A. Clinical and magnetic ressonance imaging features of Gradenigo syndrome. *Am J Ophtalmol* 1997;124(4):568-70.
56. Homer J, Johnson I, Jones N. Middle ear infection and sixth nerve palsy. *J Laryngol Otol* 1996;110:872-74.
57. Motamed M, Kalan A. Gradenigo's syndrome. *Postgrad Med J* 2000;76:559-60.
58. Al-Ammar A. Recurrent temporal petrositis. *J Laryngol Otol* 2001;115:316-18.
59. Bremond G. Petrosites. *Enc Med Chir Fr ORL* 1969;20170 A 10.
60. Minotti A, Kountakis S. Management of abducens palsy in patients with petrositis. *Ann Otol Rhinol Laryngol* 1999;108:897-902.
61. Marianowski R, Rocton S, Aimer J et al. Conservative management of Gradenigo syndrome in a child. *Int J Pediatr Otorhinolaryngol* 2001;57(1):79-83.

62. Tutuncuoglu, S.; Uran, N.; Kavas, I.; OZGUR, T. Gradenigo syndrome: a case report. *Pediatr Radiol* 1993;23:556.
63. Proctor C. Intracranial complications of otitis origem. *Laryngoscope* 1966;76:298-308.
64. Gower D, MC Guirt WF. Intracranial complications of acute and chronic infections ear disease: a problem still with vs. *Laryngoscope* 1983;93:1028-33.
65. Bourget J, Jesequiel J, Bourdinierè J. Meningites otogènes. EMC Fr ORL 1975;20150 A-LO-2.
66. Paparella, M.M. Mastoiditis and brain hernia (mastoiditis cerebri). *Laryngoscope* 1978;88:1097-106.
67. Teichgraeber JF, Per-Lee JH, Turner JS. Lateral sinus thrombosis: a modem perspective. *Laryngoscope* 1982;92:744-51.
68. Dowes JD. Complications of infections of the middle ear. In: Scott-Brown WG, Ballantyle J, Graves J. (Eds.). Diseases of the ear, nose, and throat. London: Butterworths, 1965;2:478-554.
69. Samuel J, Fernandes CMC, Steinberg JL. Intracranial otogenic complications: a persisting problem. *Laryngoscope* 1986;96:272-78.
70. Miniti A, Mion D, Paiva LJ et al. Complicações endocranianas das otomastoidites. *Rev Bras Otorrinolaring* 1966;34:35-38.
71. Goycoolea MV, Jung TTK. Complications of suppurative otitis media. In: Paparella MM, Shumrick DA, Gluckman JL et al. (Eds.). *Otolaryngology*. 3rd ed. Philadelphia: WB Saunders, 1991. p. 1381-403.
72. Venezio FR, Naidich TP, Shulman ST. Complications of mastoiditis with special emphasis on venoss sinus thrombosis. *J Pediatr* 1982;101:509-13.
73. Fritsch MH, Miyamoto RT, Wood TL. Sigmoid sinus thrombosis diagnosis by contrasted MRI scanning. *Otolaryngol Head Neck Surg* 1990;103:451-56.
74. GLasscock ME, Shambaugh GE, Johnson GE et al. Intracranial complications of otitis media. In: Surgery of the ear. 41st ed. (Eds.). Philadelphia: WB Saunders, 1990. p. 249-7

CAPÍTULO 8

TRATAMENTO CIRÚRGICO

CONCEITO

O tratamento do colesteatoma é cirúrgico e uma vez feito o diagnóstico em qualquer idade a cirurgia se impõe. Temos de levar em consideração que todas as técnicas são suscetíveis a dar bons resultados, principalmente quando elas estão bem indicadas e bem executadas. A cirurgia do colesteatoma visa basicamente os seguintes objetivos:

A) Remoção da doença da forma mais completa possível, evitando assim sua recorrência. Para que consigamos esta remoção completa, torna-se necessária, algumas vezes, a adoção de técnicas cirúrgicas mais radicais, porém muito mais seguras e definitivas.

Em certos casos, técnicas conservadoras podem-se constituir em uma ilusão. A esperança de recuperação auditiva, da confecção de uma cavidade cirúrgica fechada, que permite ao paciente a natação, pode levar a cirurgias repetidas no ouvido e, finalmente depois de várias recorrências do colesteatoma, o cirurgião acaba por decidir pela cirurgia mais radical.

Há, no entanto, inconvenientes: impossibilidade de natação e no caso de entrada acidental de água no ouvido deve o paciente fazer limpeza local; ida periódica (pelo menos uma a cada 6 meses) ao médico para limpeza da cavidade.

Em relação à audição, as cirurgias radicais podem permitir a manutenção dos níveis auditivos semelhantes ao do estado pré-operatório e, quando forem possíveis cirurgias radicais modificadas, poderemos até recuperar a audição a níveis normais ou próximos aos normais.

A associação da segurança e da possibilidade da recuperação auditiva, faz da cirurgia radical a atitude cirúrgica mais segura em certos tipos mais agressivos de colesteatomas.

B) Manutenção do ouvido operado em condições saudáveis e protegido de agressões externas. Nas cirurgias conservadoras, pode-se manter uma cavidade cirúrgica bem pequena, isto é, sem derrubar a parede óssea e baixar o maciço facial.

Isto dá certa segurança em relação aos agentes externos, e pacientes submetidos a estas cirurgias conservadoras não têm nenhuma limitação em relação aos esportes náuticos e não precisam de cuidados especiais.

C) Quando possível, recuperar a audição a níveis socialmente úteis, principalmente na idade escolar. Este é um ponto desejável na cirurgia do colesteatoma, mas, infelizmente, nem sempre possível de se obter. Condições inerentes ao próprio ato cirúrgico, a extensão do colesteatoma e o envolvimento ou comprometimento da cadeia ossicular, ou à habilidade e experiência do cirurgião podem comprometer este objetivo.

INTERVENÇÕES CIRÚRGICAS

Acreditamos que os diversos métodos cirúrgicos propostos para tratar o colesteatoma tentam resolver um difícil problema entre a necessidade de uma erradicação completa das lesões e o interesse evidente da reabilitação da função auditiva. Distinguem-se dois principais tipos de intervenção: a técnica aberta e a técnica fechada.

- *Técnica aberta:* verdadeiro ataque à orelha média. Derruba a parede posterior do MAE, poupa os elementos mais nobres (nervo facial, labirinto); compreende a execução de plástica da concha que assegura a ventilação adequada da cavidade assim obtida. Eventualmente o volume a aerar pode ser reduzido por uma operação obliterativa.
- *Técnica fechada:* busca preservar ao máximo as estruturas anatômicas normais, em particular a parede posterior do conduto, permitindo a reabilitação funcional.

Cada uma dessas duas grandes opções cirúrgicas tem suas vantagens e desvantagens. Segundo opinião de Portmann e Portmann elas podem ser:[1]

Técnica aberta (*open technic* ou canal *down technic*)

Será praticada sobre uma mastoide ebúrnea e preferencialmente para grandes colesteatomas, muitas vezes com infecção concomitante e com curva óssea baixa. Este procedimento deve ser preferido diante de uma complicação, como um abscesso cerebral, que constitui uma intervenção de urgência.

O resultado funcional pode ser bom, quando é feita uma timpanoplastia praticada no mesmo ato cirúrgico ou com reconstrução da cavidade radical em segundo tempo, se a tuba auditiva for funcionante e a mucosa estiver em bom estado. Esta segunda opção é muitas vezes preferida no tratamento do colesteatoma da criança.

A realização da plástica da concha é imprescindível e pode ser postergada, assim como a execução de uma obliteração, se a infecção local é muito importante; o primeiro tempo é então, nessa eventualidade, unicamente uma etapa de limpeza. A via de acesso permanece aberta por 15 dias, com cuidados locais repetidos e com controles bacteriológicos.

As possíveis técnicas operatórias para realização da mastoidectomia foram classificadas a partir de um princípio básico, isto é, a derrubada ou não da parede posterior e superior do MAE. De maneira geral, dividiram-se as mastoidectomias em técnicas fechadas (nas quais as paredes posterior e superior do MAE são preservadas, não havendo comunicação permanente entre o exterior e a cavidade cirúrgica) e técnicas abertas (sem preservação das paredes posterior e superior, havendo comunicação entre o exterior e a cavidade cirúrgica).[2]

Yukiko *et al.* avaliaram o fato destas duas técnicas poderem levar a diferentes resultados na audição, nos aspectos físico e estético e nos cuidados pós-operatórios.[3] Mencionaram que as técnicas fechadas podem necessitar mais de uma operação para erradicação da doença e apresentar maior taxa de recidiva ou de colesteatoma residual, porém, normalmente, apresentam melhores resultados funcionais. Já as técnicas abertas, frequentemente, levam a piores resultados funcionais, requerendo maior cuidado no pós-operatório e, geralmente, têm menor índice de recidiva ou doença residual.

Uma variedade de acessos é, hoje, utilizada para remover os colesteatomas. Nas técnicas abertas, nas quais se derruba a parede posterior do meato, existem as mastoidectomias radical e radical modificada. Já nas fechadas, preserva-se ou reconstrói-se a parede posterossuperior do MAE. Em ambos os tipos de mastoidectomia, a cadeia ossicular, quando acometida, pode ser reconstruída de diversas formas, de preferência em um segundo tempo cirúrgico.[4] A mastoidectomia radical é o procedimento no qual pratica-se o broqueamento da mastoide, com retirada da parede posterossuperior do meato, de resquícios da MT, martelo e bigorna quando presentes, e em relação à mastoidectomia radical modificada, realiza-se a reconstrução de estruturas da orelha média, como os ossículos e MT.

A reconstrução da cadeia ossicular pode ser realizada mediante colocação de fragmentos ósseos autólogos ou materiais sintéticos (próteses). Existem duas técnicas para o emprego das próteses, como o PORP *(partial ossicular replacement prothesis)* e TORP *(total ossicular replacement prothesis)*. Na primeira, o material é instalado entre a MT ou martelo e a cabeça do estribo. Na última, o material é interposto entre a MT ou martelo e a platina do estribo.[3,4]

CAPÍTULO 8 — Tratamento Cirúrgico

Um tipo de mastoidectomia radical modificada é a operação de Bondy. Nesta, além do acesso à mastoide, procede-se ao broqueamento da parede posterior do MAE somente até o nível do ânulo timpânico, o qual é descolado. O colesteatoma é, então, removido sob visão pela mastoide e pelo meato, preservando os ossículos e a *pars tensa* do tímpano. Já na técnica fechada, deve-se preservar a parede posterossuperior do MAE. Caso a parede seja reconstruída, o procedimento passa a ser considerado uma mastoidectomia com reconstrução de MAE.

O objetivo cirúrgico primário é a remoção completa dos tecidos infectados e do colesteatoma, evitando a recorrência e, secundariamente, a reconstrução das estruturas da orelha média envolvidas na audição. Esta, depende do grau de lesão da orelha média causada pela doença e da tática operatória adotada.[2,5]

Graças aos avanços tecnológicos, como a melhora do instrumental cirúrgico, dos microscópios, da antibioticoterapia, do acesso aos serviços de saúde, além do diagnóstico precoce, possibilitou-se a abordagem do colesteatoma em uma fase mais precoce. Em razão disto, a preocupação com a audição pós-operatória passou a ocupar lugar de destaque.

No entanto, ainda hoje, nem sempre é possível atingir todas as metas estabelecidas no pré-operatório. O colesteatoma pode não ser totalmente erradicado em um primeiro tempo (residual), ou pode sofrer recidiva (novo surgimento, a despeito de remoção completa prévia). Além disso, o tipo de reconstrução da cadeia ossicular também pode garantir resultados auditivos diferentes.

Alguns autores afirmam que audição dos pacientes submetidos às mastoidectomias pode sofrer melhora em grau variado, manutenção, ou até mesmo piora.[1,6]

Estudos sobre os resultados cirúrgicos do tratamento do colesteatoma têm sido amplamente divulgados pela literatura. Tais trabalhos fazem, essencialmente, uma avaliação das taxas de recidiva e da audição finais pós-operatórias entre os principais métodos cirúrgicos empregados. Os diversos tipos de ossiculoplastias também são avaliados quanto ao sucesso na manutenção ou na recuperação da audição, ainda que parcial.

Tipos de técnicas abertas

Vários são os tipos de técnicas abertas:

- *Esvaziamento total da cavidade de mastoidectomia:* nessa técnica remove-se a parede posterior do meato e os remanescentes da membrana timpânica e da cadeia ossicular, preservando-se sempre o estribo. É o esvaziamento típico de caráter radical, que permite a remoção completa do colesteatoma com a maior segurança.

- *Técnica aberta com reparação da caixa:* é o estado da caixa que permite decidir quanto a um procedimento funcional ou não. A reparação da cavidade implica na colocação de um enxerto, correspondendo a membrana timpânica, com ou sem efeito columelar. Esta intervenção corresponde a Radical Modificada *(Modified Radical Mastoidectomy)* e não se concebe mais sem uma timpanoplastia associada.
- *Técnica aberta com reparação da caixa e da cavidade posterior:* à intervenção precedente, junta-se um retalho musculoaponeurótico ou outros materiais para reduzir as dimensões da cavidade.[7] É a MOT de Smyth que significa mastoidectomia com sacrifício da parede posterior do meato e obliteração da cavidade posterior com reconstrução do tímpano *(mastoid obliteration with tympanoplasty after previous mastoidectomy).*[8] Adaptando-se a aeração ao volume da cavidade (plástica do meato e mesmo da concha).
- *Técnica da aticotomia transmeática:* pode ser utilizada para a ablação de um colesteatoma limitado ao ático; a reconstituição da parede externa deste será assegurada por lâmina óssea ou por fragmentos cartilaginosos colados e perfeitamente ajustados.[9,10]

Técnicas fechadas (*closed technic* ou *canal up technic*)

Elas se caracterizam pelo respeito ou reconstrução, a mais perfeita possível, da parede posterior do meato e da parede externa do ático.[11]

Esta reconstrução pode ser feita no curso do primeiro tempo operatório, reconstruindo-se imediatamente a parede externa do ático, ou a parede posterior do meato.[12,13]

Para a maioria dos autores, a utilização da técnica fechada significa a pretensão de realizar uma "colesteatectomia" por um acesso misto transmeatal e transmastóideo. O ideal é ter acesso ao colesteatoma por trás, abrindo-se largamente a mastoide, dissecá-lo e retirá-lo na sua totalidade, inclusive da caixa por timpanotomia posterior.

Como define Fisch "a mastoidectomia indispensável deve ser uma celulectomia a mais completa possível, com as mesmas exigências que no curso de um esvaziamento, salvo o respeito absoluto à parede posterior óssea do conduto auditivo externo".[14]

Após a ablação do colesteatoma, a reparação da membrana timpânica e eventualmente da cadeia serão feitas segundo modalidades variáveis (regras clássicas da timpanoplastia). A indicação ideal desta técnica é para colesteatoma de volume pequeno a moderado, com curva óssea pouco comprometida e tuba auditiva funcionante. Só uma perfeita permeabilidade tubária permite a manutenção de um equilíbrio normal entre a caixa e o ático que poderá permitir, por exemplo, a reconstrução total da cadeia por aloenxerto tímpano-ossicular. Esta situação é de fato excepcional.

Em geral, se a permeabilidade tubária não é perfeita, é preferível após a erradicação do colesteatoma, fechar a timpanotomia posterior. Suprime-se assim, as condições anatômicas do desenvolvimento de nova bolsa de retração (recidiva).

Tipos de técnicas fechadas

- *Técnica fechada com mastoidectomia e timpanotomia posterior:* esta denominação e feita por Jansen.[15] Não podemos deixar de citar também as correspondentes designações da língua inglesa:
  - *CAT – combined approach tympanoplasty:* há acesso combinado às lesões pela mastoide largamente aberta sobre toda sua cortical externa e para o meato auditivo externo ósseo, a pele do meato já tendo sido previamente descolada e tratada de maneira variada segundo os autores, antes de ser recolocada.[8]
  - *ICWT – intact canal wall tympanoplasty:* é a realização de uma timpanoplastia respeitando o conduto ósseo e a parede externa do ático. A Escola de Los Angeles preconiza "com mastoidectomia" para designar este tipo de intervenção.[16]
- *Timpanotomia posterior (posterior tympanotomy):* esta é uma técnica difícil que depende da destreza e do treino do cirurgião. A qualidade de execução de uma técnica fechada depende fundamentalmente da timpanotomia posterior. É um espaço que se cria na parede posterior do conduto e adiante no segmento mastóideo do nervo facial, para o acesso da caixa do tímpano.

Permite observar o estribo ou a sua platina, a pirâmide e eventualmente o promontório, a janela redonda e o hipotímpano (Fig. 8-1).[15]

Detalhes técnicos

Toda cirurgia do colesteatoma tem como objetivo a sua total exérese. Apesar de abundante terminologia científica, Wayoff *et al.* e Portmann e Portmann são de opinião que somente existem três formas: técnicas fechadas; abertas e mistas. Estes autores consideram três técnicas:[1,17]

A) Esvaziamento da cavidade de mastoidectomia.
B) Timpanoplastia em técnica aberta.
C) Timpanoplastia em técnica fechada.

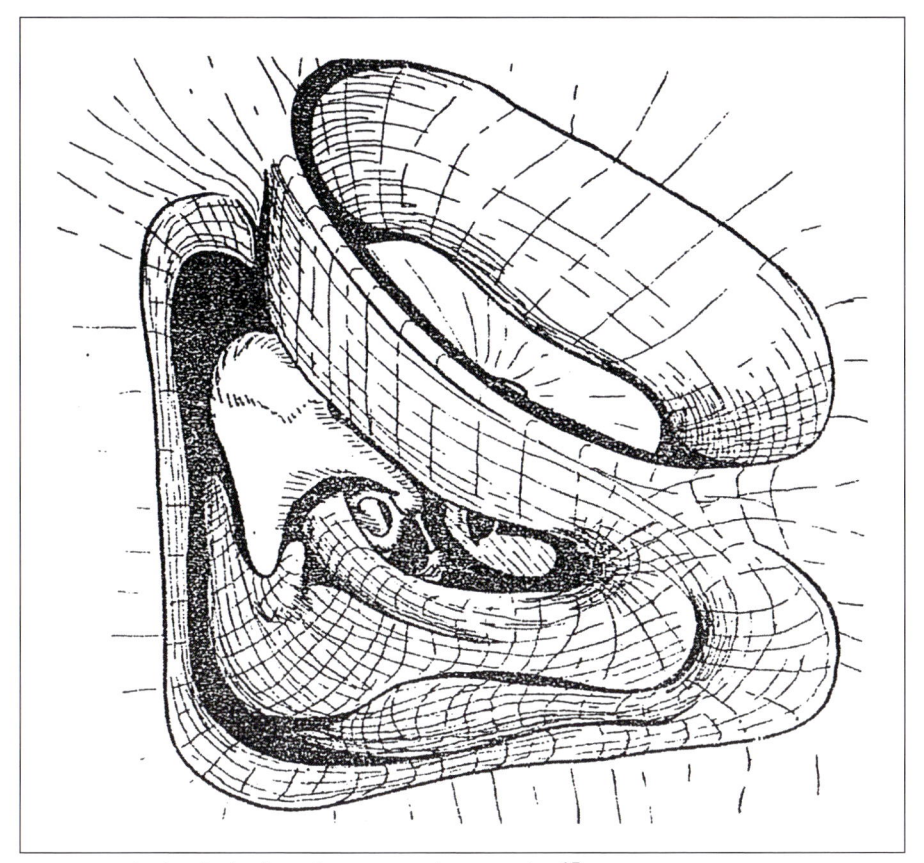

Fig. 8-1. Técnica fechada – timpanotomia posterior.[15]

CLASSIFICAÇÃO DAS TÉCNICAS

Wayoff *et al.* classificam as técnicas e apresentam suas vantagens e desvantagens.[17]

Esvaziamento clássico da cavidade de mastoidectomia

Consiste na exérese do colesteatoma com o sacrifício do conduto auditivo externo, descrita por Stacke, porém foi Kuster, que a descreveu pela primeira vez.[18,19]

 A técnica consiste em reunir em uma só cavidade a caixa e a mastoide, extirpando-se todo o colesteatoma e toda mucosa doente da orelha média, da porção tubária, caixa do tímpano e do antro inclusive, com fechamento do orifício tubário. Uma ampla cavidade constitui a finalidade desta técnica. Esta cavidade corresponde ao esvaziamento petromastóideo clássico, *radical mastoidectomy* e mais recentemente canal *down* (para os autores de língua inglesa) ou *radical operation* para os alemães.

Vantagens
A existência de uma cavidade aberta evita as recidivas do colesteatoma quando ela é suficientemente aerada. Mesmo em caso de recidiva, a gravidade será atenuada pela sua descoberta precoce, facilidade de remoção ou por sua espontânea exteriorização, que reduz o risco de complicação grave.

Desvantagens
Necessidade de seguimento dessa cavidade por toda a vida (seja para limpeza dos tampões de cerume ou tampões epidérmicos infectados seja por supuração de origem tubária). Há necessidade de evitar a entrada de água na orelha operada (riscos de reinfecção, otalgia, vertigens).
Como sequela frequente há a hipoacusia moderada.

Timpanoplastia em técnica aberta
Assemelha-se ao esvaziamento petro mastóideo clássico, porém com reparação do sistema tímpano-ossicular, ou seja, pelo simples fechamento da perfuração ou então associado à realização de um efeito columelar simplificado (para os autores da língua inglesa: *modified radical mastoidectomy*). Esta é a técnica da pequena caixa para Portmann e Guerrier e Portmann *et al.*[11,20]

Vantagens
Com o fechamento da orelha média, a mucosa tubo-timpânica se encontra nas condições fisiológicas, evitando as supurações de origem tubária comumente encontradas nas cavidades radicais. Dá um ganho médio por via aérea de 15 dB.[11]

Desvantagens
Colesteatoma residual evoluindo sob tímpano fechado.

Timpanoplastia em técnica fechada
É o acesso ao colesteatoma por via mastóidea realizada de tal modo que a totalidade do conduto auditivo externo ósseo é respeitado. Após a retirada do colesteatoma esta técnica permite fechar facilmente a caixa com um neotímpano e realizar um efeito columelar.

Para Smyth, esta técnica implica obrigatoriamente em fazer uma timpanotomia posterior (*intact canal wall technic*) que é uma janela criada entre o sulco timpânico e o nervo facial e apresenta vários interesses:[8]

- Permite a exérese do colesteatoma no nível de recesso do facial que pode ser a única sede da lesão.
- Conserva o conduto ósseo e dá melhor exploração das janelas.
- Representa uma via de ventilação e drenagem necessária pelo volume de uma cavidade mastóidea, exigindo assim um maior volume de ar circulante.
- Permite controlar a estabilidade da montagem do efeito columelar.

Vantagens
Vida mais confortável, melhor que a obtida pela técnica aberta. Não há necessidade do paciente submeter-se aos seguimentos regulares para limpeza da sua cavidade, e tem como objetivo melhorar a audição.

Desvantagens
Risco de colesteatoma residual que é relativamente frequente, e risco de recidiva verdadeira do colesteatoma.

TIPOS DE MASTOIDECTOMIA

Mastoidectomia radical (técnica aberta)

Neste tipo de intervenção, além da retirada da parede posterossuperior (tradicionalmente conhecida por "técnica aberta"), também é realizada a ressecção da membrana e ânulo timpânicos, ossículos e mucosa da orelha média acometidos, com ou sem oclusão da tuba auditiva. Nenhum tipo de reconstrução da orelha média é tentado (Fig. 8-2).[3,5]

A cavidade aberta neoformada é comunicada com o exterior por meio de amplo orifício na orelha externa, a qual necessita ser periodicamente acompanhada pelo cirurgião, em razão da possibilidade de acúmulo de debris e otorreia persistente. Deste modo, o inconveniente desta técnica é, além do funcional, o de não poder deixar entrar água no ouvido. Inúmeras técnicas são usadas para minimizar potenciais complicações. Uma delas é o retalho músculo-periostal retroauricular (retalho de Palva), para obliterar a mastoide.[21]

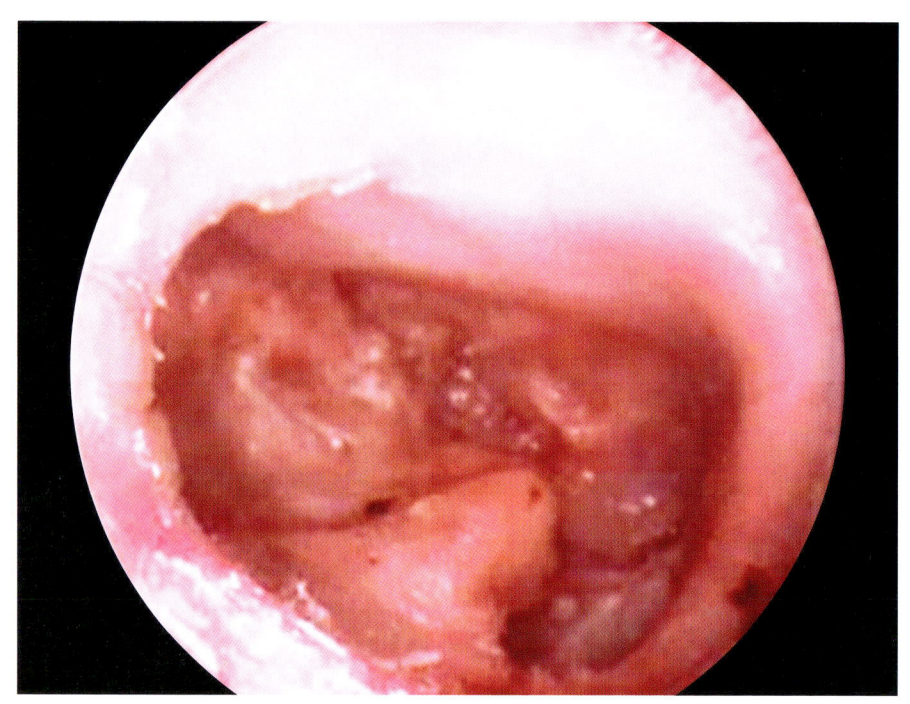

Fig. 8-2. Mastoidectomia radical.

Mastoidectomia radical modificada

A preocupação com os resultados funcionais e possíveis complicações do procedimento radical ocorreu quando Bondy, propôs as indicações e a sistematização da técnica da chamada mastoidectomia radical modificada.[22]

A mastoidectomia radical modificada consiste na realização de mastoidectomia com retirada da parede posterossuperior do MAE, associada à reconstrução da MT e da cadeia ossicular (timpanoplastia). Apesar de gerar cavidade aberta (a qual também pode ser obliterada), vale-se da ossiculoplastia na tentativa de restauração funcional, que pode ser realizada por diversas técnicas por meio do MAE de ossículos ou enxertia de cartilagem ou fragmento ósseo de outro sítio anatômico (materiais autólogos), assim como de materiais sintéticos (próteses), demonstrando haver possibilidade de melhores resultados funcionais no pós-operatório, em relação à técnica radical, mesmo com cavidade aberta.[21,23]

Técnica de Bondy

Vartiainen e Junior *et al.* observaram que esta técnica normalmente oferece, como resultado cirúrgico, boa audição, baixa incidência de recorrência e cuidado pós-operatório menos trabalhoso.[21,24]

Técnica fechada

No final da década de 1950, na *House Ear Clinic*, em Los Angeles, começou a ser empregada a chamada "técnica fechada", em razão da preservação da parede posterossuperior do MAE, iniciando, assim, uma discussão quanto à eficiência dos tipos de mastoidectomia.[23]

Vartiainem e Nuutinem relataram que a meta é a exposição da doença, remoção do tecido doente, reconstrução do mecanismo de condução do som e manutenção da anatomia da orelha média a mais intacta possível que pode e deve ser associada à timpanoplastia.[2] Neste procedimento, a parede posterior do MAE pode ficar intacta (preservada) ou ser reconstruída. Normalmente, recorre-se à timpanotomia posterior para acesso à caixa do tímpano. O acesso cirúrgico para remoção da doença fica mais limitado, havendo maior possibilidade de recidiva por lesão residual, embora a preservação da estrutura óssea do MAE possa fornecer melhores resultados auditivos. Portanto, quando realizada, geralmente procede-se a um *second look*.

Mastoidectomia com reconstrução de MAE

Nesta técnica, a retirada da parede posterossuperior do MAE é seguida da reconstrução desta. Tal reconstrução pode ser realizada de diversas formas, como recolocação da peça óssea (cavidade aberta temporária), aplicação de enxerto de hidroxiapatita, titânio ou de cartilagem (concha auricular).[25,26] Nesta última, a porção da parede do MAE ausente é substituída por fragmento de cartilagem proveniente da concha auricular, o qual é encaixado entre as porções ósseas remanescentes.

Esta modalidade de tratamento reúne as vantagens potenciais das técnicas aberta e fechada, na medida em que possibilita bom campo para visualização da doença, com possibilidade de menor taxa de recidiva, associada à maior preservação da conformação anatômica do aparelho auditivo. Duckert *et al.* definiram a reconstrução do meato como uma opção interessante, já que a realização do procedimento não foi garantia de melhora da audição em relação à técnica de cavidade aberta, por exemplo.[27] Takahashi *et al.* e Morimitsu também referiram resultados audiométricos semelhantes entre as técnicas aberta e fechada com reconstrução do canal, a despeito de ossiculoplastia (Fig. 8-3).[10,28]

Técnica fechada versus aberta

Cada técnica tem suas vantagens e desvantagens. A escolha depende da natureza e extensão da doença, da reabilitação do paciente, da experiência e da habilidade do cirurgião.[3,4]

CAPÍTULO 8 — Tratamento Cirúrgico

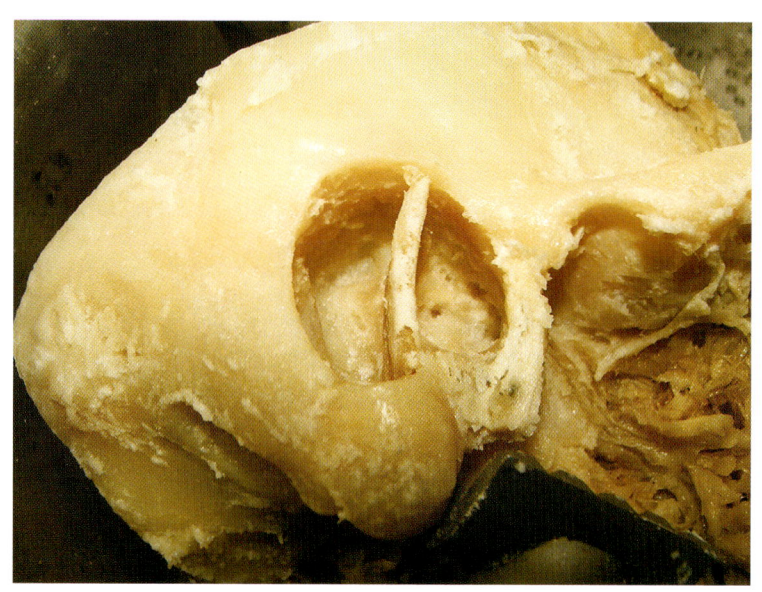

Fig. 8-3. Reconstrução da parede posterior do conduto, numa cavidade radical, em peça anatômica.

A técnica fechada tem como vantagens:

- Manutenção da MT em posição fisiológica.
- Maior preservação da orelha média.
- Parede posterior do MAE intacta.
- Realização de uma cavidade pequena.
- Possibilita melhorar a audição.

Como desvantagens, apresenta:

- Possibilidade de não visualização de colesteatoma residual oculto.
- Recorrência de colesteatomas aticais.
- Visualização limitada do campo cirúrgico.

Já a técnica aberta tem como vantagens:

- Visualização adequada de colesteatomas residuais e melhor visualização da cavidade.
- Menor necessidade de uma outra cirurgia.
- Melhor controle da cavidade.

Como desvantagens, apresenta:

- Orifício externo amplo, esteticamente pior.
- Maior acúmulo de debris e necessidade de limpezas periódicas.

- Não permitir a entrada de água na cavidade.
- Prioriza mais o controle do colesteatoma e menos a audição.

Discute-se, ainda, qual é a melhor técnica na abordagem do colesteatoma. A manutenção do meato nas técnicas fechadas preserva sua anatomia normal, com menor tempo de recuperação e cicatrização, objetivando melhores resultados auditivos. No entanto, a exposição operatória do epitímpano é limitada, podendo levar a altas taxas de recidiva, com *second look* frequentemente necessários.[29]

A técnica aberta oferece uma excelente exposição para a remoção do colesteatoma, com baixas taxas de recidiva, podendo, comumente, ser realizada em etapa única. A principal desvantagem está associada à necessidade de limpeza periódica da cavidade. Infecções subsequentes da orelha externa podem ocorrer, especialmente quando a cavidade torna-se úmida, ocasionando mudanças do estilo de vida significativas, principalmente nos pacientes pediátricos. Além disso, os resultados auditivos mostram-se, usualmente, piores, em razão da alteração anatômica local.[30]

A fim de solucionar esta controvérsia, propuseram-se técnicas cirúrgicas que removem a parede posterossuperior do MAE, oferecendo ao cirurgião uma boa exposição do campo operatório, acompanhada de sua reconstrução posterior, que pode ser realizada com enxertia de material autólogo (cartilagem, osso) ou sintético (hidroxiapatita, titânio).[25]

VIAS DE ACESSO

Estas vias podem ser realizadas em duas direções: transmeatal (TM) e transmastóidea ou transantral (TA). Assim, a TM é indicada para a eliminação de uma lesão confinada ao ático e, eventualmente, para o trabalho em cavidades posteriores, como antro e ático (radicais conservadoras, radicais modificadas etc.). Na TA o plano de ataque é a parede externa da mastoide, onde se busca acesso à orelha média pelo antro, por onde podemos realizar uma técnica aberta ou fechada.

Acesso transmeatal (TM)

Serve para realizar desde intervenções mínimas aticais em colesteatomas incipientes a antrotomias mais ou menos grandes, ou ático-antrotomias, que em sua ampliação progressiva à custa da parede posterior e parede externa da mastoide chegam a uma cavidade de mastoidectomia radical. Tem a vantagem de ser intervenção restrita, com cavidade mais reduzida. Esta via, que teve sua fase de esplendor, hoje conta com menor número de seguidores. Assim mesmo, há risco pela possibilidade de colesteatoma residual ou recidivante, pela permanência de pequenos restos por debaixo de

CAPÍTULO 8 — Tratamento Cirúrgico

algumas estruturas, como sob a parede externa do ático e nos ossículos, ou por retração timpânica. A extirpação se realiza com broca, ampliando a brecha óssea atical existente pela lesão, rebaixando por igual a área da parede externa do ático (Fig. 8-4).

Também será necessário abrir o antro, *ab initium* até observar a existência de prolongamentos colesteatomatosos no caso de existirem. Três pontos são considerados importantes:

A) A parede superior óssea do meato auditivo externo, que geralmente se encontra inclinada e impossibilita uma boa visão da parede externa atical e que convém rebaixar de forma regular.

B) A extirpação do bloco ósseo que corresponde à sutura tímpano-escamosa, sistematicamente presente, e em alguns casos muito desenvolvido, que dificulta a observação da região posterossuperior.

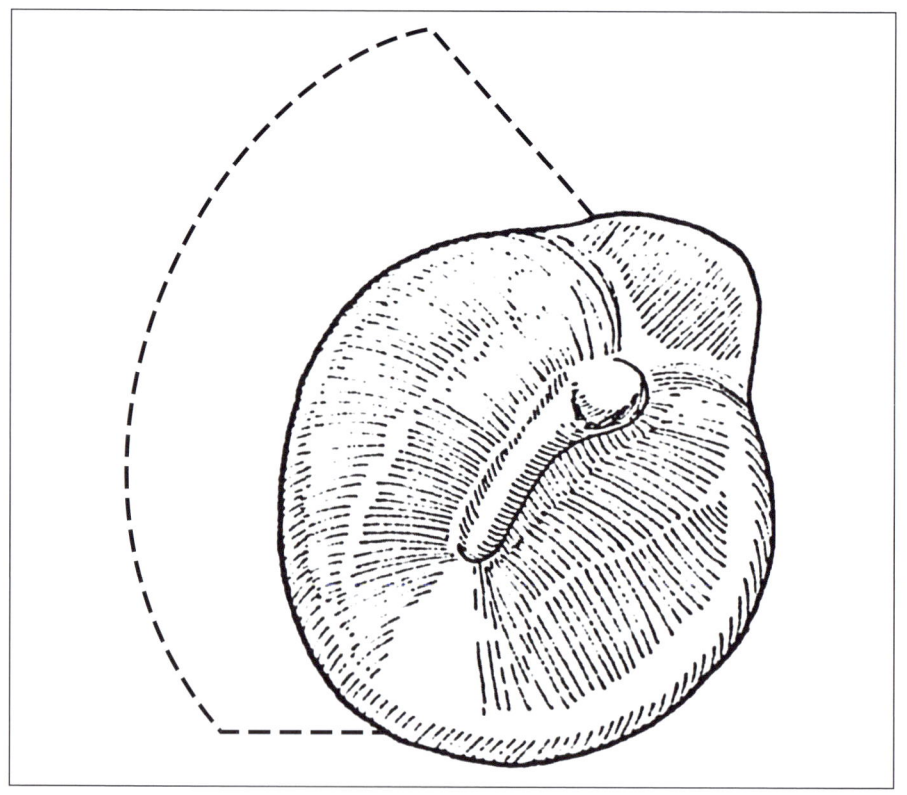

Fig. 8-4. Acesso transmeático para exploração dos ossículos e das janelas.[11]

C) A abertura e o broqueamento do ático anterior, onde se deverá ter muito cuidado para não traumatizar o retalho de pele anterossuperior e a cadeia ossicular que pode estar íntegra ou não.

Acesso transmastóideo ou transantral (TA)

Para Portmann e Guerrier e Portmann e Portmann, este é o acesso mais frequentemente utilizado.[11,31] Tem a vantagem de servir para realizar desde intervenções mínimas aticais em colesteatomas até a mastoidectomia radical. Portanto, serve para uma ampla gama de indicações, inclusive para as complicações meníngicas e cerebrais, assim como para expor o facial segmentos mastóideo e timpânico e a região retrossigmóidea. Tem o inconveniente que, se a lesão colesteatomatosa se assenta amplamente na mastoide e no ático, é necessário destruir uma grande quantidade de osso mastóideo, do ádito e do ático com um único fim de conseguir o acesso à zona lesada.

Este acesso será mais ou menos amplo e destruirá ou conservará as paredes do meato (técnica aberta, técnica fechada). O triângulo de ataque será dado pela linha temporal que corresponde à fossa cerebral média, uma linha vertical por detrás do bordo convexo da parede posterior do meato auditivo externo ósseo e uma linha inclinada que se estende na zona superior por diante do seio lateral (ângulo de Citelli) e faz uma interseção com o vertical na ponta da mastoide; pratica-se ablação dentro das três zonas mastóideas superficiais (antral e subantral) e profunda, que em um mapa exterior correspondem às zonas antral superficial, subantral superficial e a da ponta (Fig. 8-5).

Incisões

Todos os acessos cirúrgicos permitem um acesso correto às áreas anatômicas da orelha média e a sua escolha está fundamentada no hábito de cada cirurgião.[32]

Existem quatro vias de acesso por meio das partes moles para se chegar à orelha média:

1. **Acesso endoaural e suas variantes:** parece ser o acesso mais lógico, pois dá acesso direto a caixa do tímpano. Ela é insuficiente em casos de grande cavidade mastóidea na qual dá uma exposição incompleta da ponta da mastoide. A incisão vertical é inter-hélix-trago sobre 1 ou 2 cm, mas ela pode ser prolongada mais para cima ao acesso endoaural alargado. A incisão horizontal é traçada na união conduto cartilaginoso-conduto ósseo e se estende (como no relógio) de 8 horas às 2 horas, no caso de ser uma orelha direita (Fig. 8-6).[33-36]

CAPÍTULO 8 — Tratamento Cirúrgico

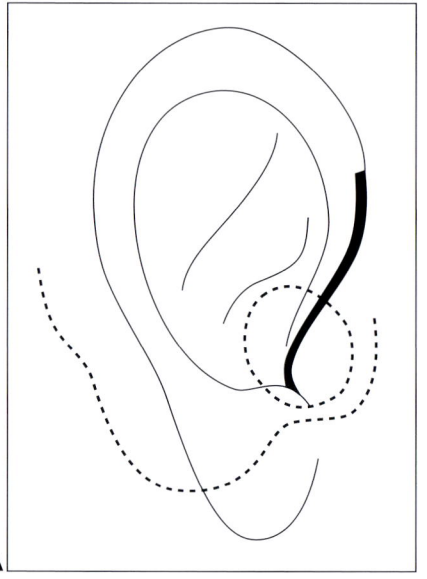

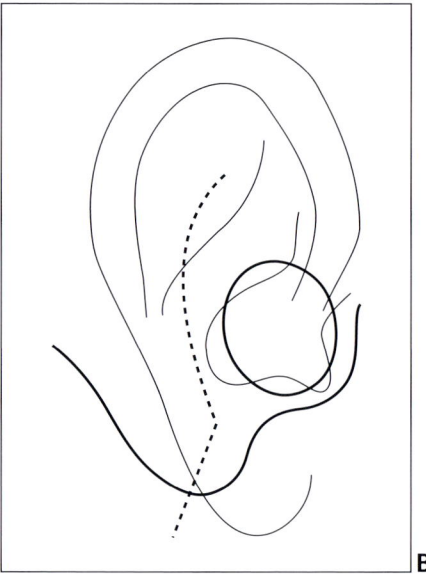

Fig. 8-5. (**A**) Acesso para trepanação das cavidades antroático timpânicas. (**B**) Incisão para mastoidectomia simples.[11]

2. **Acesso retroauricular e suas variantes:** fazemos a incisão cutânea no sulco retroauricular propriamente dito ou 1 cm por detrás deste; a incisão vai de uma linha vertical que prolonga a parte anterior do MAE a uma linha horizontal que prolonga a parte inferior do MAE.

Nas crianças, a incisão deve ser mais posterior dirigindo-se para a implantação inferior do pavilhão, tendo em conta a pobre pneumatização da mastoide e a superficialidade do nervo facial. Fisch e Marquet praticam uma incisão mais posterior (ao nível do início do couro cabeludo), estendendo-se até à porção inferior do sulco,[13,14] facilitando, desta

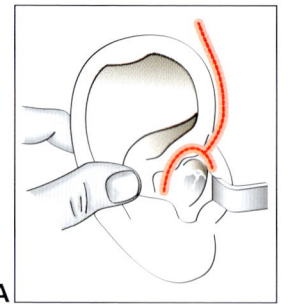

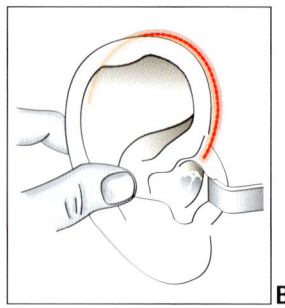

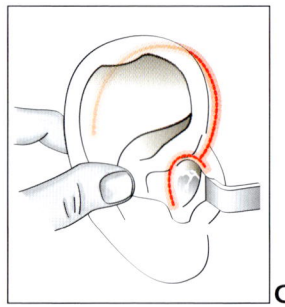

Fig. 8-6. Incisões endoaurais. (**A**) Aubry.[34] (**B**) Wullstein.[35] (**C**) Heermann.[36]

forma, para as técnicas de preenchimento da cavidade e para exérese de fragmento de osso mastóideo para reconstrução (Fig. 8-7).[33,35]

3. **Acesso de Heermann:** Heermann utiliza uma única incisão tanto a pré-auricular como a retroauricular, complementando-se uma com a outra.[36] É a incisão pré-auricular por diante da hélix que se continua com a implantação do pavilhão na parte superior e posterior. Ela é muito parecida com o acesso endaural prolongado de Fleury.

4. **Acessos mistos:** Fleury *et al.* (1974) os utilizam nos casos de lesões mastóideas extensas. Eles associam:
   - Uma incisão endaural alargada e uma incisão retroauricular baixa.
   - Uma incisão retroauricular clássica e uma incisão endaural pequena.
   - Uma incisão retroauricular deslocada por trás, tipo Marquet, associada a uma transfixiante do conduto rente à cortical óssea.

CONCEPÇÃO DE UMA CAIXA TIMPÂNICA

Esse é um problema relativamente fácil de resolver quando se tem restos timpânicos importantes, uma mucosa da caixa timpânica em bom estado e um funcionamento normal da tuba auditiva.

Uma colocação do enxerto, pela face interna ou externa timpânica, resolverá totalmente o caso, porém a situação começa a se complicar, caso qualquer um desses elementos falhe. Se a falha é no funcionamento tubário, pode fracassar a porção posterior da membrana timpânica com uma atelectasia ou *pocket*. Wullstein chama a atenção, para o estado da mucosa da caixa timpânica:[37]

1. Se ela contém granulações e pólipos, granulomas de colesterol ou nichos de colesteatomas, não há dúvida de que a sua exérese é im-

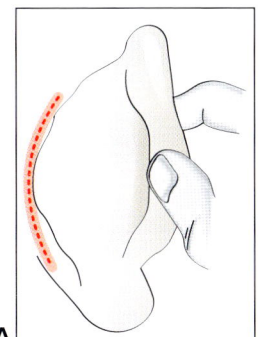

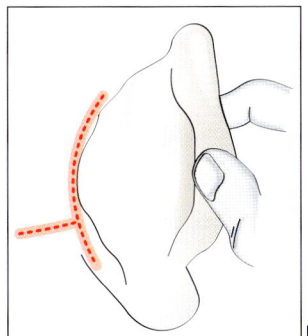

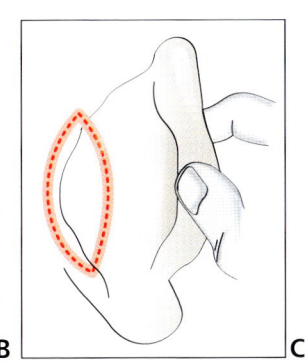

Fig. 8-7. Incisões retroauriculares. (**A**) Retroauricular clássica. (**B**) Fleury.[33] (**C**) Wullstein.[35]

prescindível, devendo se ter muito cuidado nas zonas das janelas oval e redonda, principalmente em torno desta última, pela sua fragilidade.
2. Se a mucosa da caixa está hipertrófica e edemaciada vai depender da extensão da lesão e da atuação do operador. O autor aconselha pequenas incisões na mucosa e aspirações repetidas.
3. Quando a mucosa é muito hipertrófica e metaplásica, aconselha duas soluções:
    A) Tratá-la como se fosse uma lesão importante com a retirada de toda mucosa.
    B) Eliminação da sua camada externa, gravemente doente, e conservação do córion profundo na espera de uma nova epitelização.

Tanto no grupo 1 como nas duas variantes do grupo 3, existem duas superfícies cruentas que podem determinar uma atelectasia da caixa por cicatrização fibrosa de ambas as camadas (tímpano e promontório). Como esta câmara aérea é tão necessária para a função auditiva, é necessária também para evitar uma atelectasia que pode provocar a formação de colesteatoma (*pocket*).

Temos três formas básicas para se tentar evitar a atelectasia:

A) Conservar as estruturas em sua situação natural.
B) Extirpar a zona da mucosa lesada.
C) Colocar a substância absorvível ou de lâmina não absorvível, para evitar aderências entre a membrana timpânica ou enxerto e a parede interna da caixa.

Conservação das estruturas em sua situação natural

Marquet quando encontra um cabo de martelo em contato com o promontório e com um resto timpânico atrofiado e, portanto, perdida já a sua rigidez, admite que isto facilite o aparecimento de uma atelectasia.[38] Acredita que um preenchimento desta caixa timpânica com gelfoam não resolve o problema. Pois uma vez reabsorvido, voltará de uma maneira fatal a situação anterior.

Quando existem martelo e estribo qualquer mecanismo de interposição ossicular entre ambos poderá levar o cabo martelo, elevando o resto timpânico. Igualmente pode-se realizar reparação com a bigorna apoiada sobre a platina. Outra possibilidade é o aloenxerto tímpano-ossicular, que decorrente de sua estrutura timpânica íntegra, mantém as condições de elasticidade e resistência convenientes para a consecução de uma câmara evitando atelectasia. Sem dúvida, um colesteatoma infectado e invasivo é uma contraindicação formal para a escolha desta técnica.

Enchimento absorvível

O gelfoam é um produto muito empregado, desde que foi introduzido na cirurgia otológica por Wullstein.[39] A reabsorção começa na segunda semana e é completada ao redor de 1 mês a 1 mês e meio, aproximadamente.

Tem muitas vantagens, pela sua maleabilidade esponjosa, poder de hemostasia, embebição etc. O grave problema que apresenta é que se a mucosa não está integra (um dos motivos pelos quais é utilizado) pode formar-se na zona lesada tecido fibroso. Outro inconveniente é a formação, em sua degradação, de formaldeído, produto tóxico para o ouvido.

Enchimento não absorvível

Patterson e Dickison e Hoffmann utilizam lâmina de *silastic*, para evitar aderências, com bons resultados.[40,41] Estes produtos, em determinadas ocasiões (causados por eles mesmos ou por outras circunstâncias), provocam infecções locais repetidas que obrigam a sua extração, pois atuam de forma irritativa. Em outros casos, como em uma reconstrução da parede do meato, mantém-se durante anos sem manifestar a sua existência, enquanto o tecido conectivo unido a este não apresenta nenhuma alteração.

O teflon, na experiência de Paparella e Shumrick, Schuknecht e Oleksiuk, Austin e Sanabria etc., em forma de lâmina de fina espessura tem boa tolerância.[42-44] O *Silastic*, substância mais moderna e menos reacionária, é utilizado pela maioria dos cirurgiões, podendo ser utilizado em diferentes espessuras e serve para favorecer a formação da mucosa e evitar aderências.

Sheehy utiliza uma fina lâmina de *silastic* quando tem de cobrir pequenas perdas de mucosa.[45] Uma timpanotomia posterior ampla, leva à possibilidade de uma invaginação dos tecidos moles (tímpano e pele meatal) por meio dela e por isso mesmo, coloca uma lâmina grossa de *silastic* por meio da timpanotomia posterior, pois a ampla cavidade do macroantro faz uma pressão negativa, favorecendo a complicação. Se a perda de substância é ampla, aconselha uma lâmina de *silastic*; se praticamente a mucosa desapareceu, colocar uma lâmina grossa de *silastic* de até 1 mm, por meio do recesso facial, porque quando se coloca uma lâmina fina, corre-se o risco de formação de colesteatoma por meio da bolsa de retração. Sempre que se coloca uma lâmina grossa temos de programar a operação em dois tempos.

REPARAÇÃO TIMPÂNICA – ENXERTOS

Wullstein e Zollner apresentaram os enxertos de pele total para o fechamento de uma perfuração timpânica, utilizando o nome de **timpanoplastia**.[39]

Shea, a partir desta época, começou a utilizar enxertos de veia, de fáscia e de tecido conectivo retroauricular; Jansen, de cartilagem; Goodhill *et al.*, de pericôndrio.[46-48]

Nessa época também foram utilizados **homotransplantes** de duramáter, de pericárdio e de membrana timpânica.[49-52]

De todos estes tipos citados, com o fim de conseguir os melhores resultados, por oferecer condições idênticas às da membrana timpânica, os aloenxertos da membrana timpânica, passaram a ser utilizados, porém apresentam condicionamentos e proibições em certos países, por motivos de legislação. Daí a utilização de colágeno; de peritônio, de veia jugular.[40, 53,54] Este último necessita de uma preparação especial como imitação da membrana timpânica em um molde, onde se modela um tímpano com uma parede anterior curta e uma posterior mais alargada.

Esta gama de mal chamados transplantes, vai sendo reduzida fundamentalmente à fáscia, autóloga e homóloga, não só a *temporalis* como a *fascia lata*, a veia homóloga e autóloga, o pericôndrio, o tecido conectivo retroauricular e a dura-máter. Podemos dizer que entre o material homólogo, o de membrana timpânica é melhor que qualquer dos outros tecidos de resultados francamente favoráveis, de acordo com as dificuldades já expostas.

Dos transplantes, aqueles pré-formados, utilizando como matéria a veia jugular de Zini *et al.* são os que se mantêm ainda em maior vigência.[54] Para Wullstein, qualquer que seja o material utilizado é necessário que existam condições técnicas gerais, como:[55]

A) Ausência de infecção.
B) Remover o epitélio da zona do ânulo (epitélio da mucosa) que é muito vascularizado.
C) Cobrir toda a zona timpânica ou justatimpânica da perfuração.
D) Confiar com reservas no osso periostal do conduto, que é pouco vascularizado, para nutrição do enxerto.

A técnica tem o objetivo do fechamento de uma perfuração timpânica dentro da sistemática das timpanoplastias, e se reduz a três formas:

1. Fechamento por primeira intenção.
2. Colocação de enxerto pela sua face externa (por cima): *onlay* ou *outer surface*.
3. Colocação do enxerto pela sua face interna (por baixo): *underlay* ou *under surface*.

Fechamento por primeira intenção

Tem suas indicações muito precisas, como nos casos de lesões não colesteatomatosas e nem infectadas, tímpanos resistentes e não atrofiados, e perfurações não muito grandes. A técnica consiste em unir os bordos da perfuração por meio de ganchos especiais, transformando a solução de continuidade redonda, em uma linha por onde se pratica uma incisão no meato, que permite um deslizamento da pele, favorecendo a aproximação das bordas da perfuração.[56]

Colocação do enxerto pela sua face externa

House e Sheehy realizam uma secção da pele do meato em quase toda sua profundidade, exceto na projeção da face superior.[57] Extirpam o rebordo da perfuração e colocam a pele extraída para fechar a perfuração. Existe, nesta técnica, um leve risco pós-operatório de estenose, por não cobrir a pele toda da parede óssea do meato auditivo externo. Um tamponamento compressivo final e uma vigilância pós-operatória até à sua cicatrização devem ser feitos, uma vez que podem aparecer granulações no enxerto livre e possibilidades de estenose meatal.

A técnica de Sheehy consiste na extração de um canudo de pele do MAE, conservando apenas a parte alta (área vascular) e parte da pele da porção alta da membrana timpânica (área vascular), enquanto se disseca e retira a pele do restante da membrana timpânica.[58] Coloca-se enxerto de fáscia de forma que ela entre em contato com o tensor do cabo do martelo, cobrindo-o. A fáscia é, então, ajustada sobre os restos da perfuração timpânica anterior e inferiormente. Esse tubo que se tinha extraído no princípio da cirurgia é recolocado sobre a fáscia.

A vantagem fundamental desta técnica está na facilidade de broquear paredes procidentes do MAE que impedem a observação da porção anterior da membrana timpânica.

Colocação do enxerto pela sua face interna

Técnica foi iniciada por Shea.[46] Retira-se com um microgancho angulado ou com um bisturi de ponta curva, todo o rebordo periférico da perfuração, formado por um tecido mais grosso, de cor esbranquiçada e que constitui a epidermização da perfuração.

Colocam-se pequenos pedaços de gelfoam, quando a caixa esta repleta deles que "estufa" o enxerto para fora, introduz-se por meio da perfuração a veia com o endotélio para dentro e a adventícia para fora e coloca-se um tamponamento elástico e ligeiramente compressivo sobre o enxerto que permitira uma melhor e mais larga união. Os resultados são bons no pós-operatório.

Goodhill *et al.*, utilizam o pericôndrio, colocado por debaixo do cabo do martelo e reforçando pela parte externa do cabo do martelo com outro pedaço de pericôndrio.[48]

Zini *et al.*, para evitar que a cicatrização da neomembrana timpânica se realize separada do cabo, colocam o tecido no qual efetua uma pequena secção, em torno do cabo do martelo e junta seus bordos como um lenço no pescoço.[54] Quando utilizam os enxertos de veia colocando-os pela parte externa, haja ou não restos timpânicos, realizam um pequeno orifício em que prende ao umbo do martelo em posição favorável.

MECANISMOS DE TRANSMISSÃO

Como mecanismos de transmissão levamos em consideração a sua conservação e reconstrução com fáscia, ossículos ou osso autólogo, bem como o uso do aloenxerto tímpano-ossicular.

Conservação e reconstrução

Existem três possibilidades:

1. Cadeia ossicular íntegra.
2. Cadeia ossicular parcialmente destruída.
3. Cadeia ossicular totalmente destruída.

Cadeia ossicular íntegra

Um colesteatoma pode respeitar e não afetar a cadeia ossicular quando se encontra localizado na face externa da cadeia, mas o seu crescimento pode estender-se para cima, entre a parede externa do ático e os ossículos.

A persistência do crescimento do colesteatoma terminam por afetar a cadeia ossicular. Um colesteatoma de região atical pode produzir uma lesão ossicular parcial no corpo da bigorna, cabeça do martelo e na apófise curta da bigorna, sem afetar essencialmente o mecanismo ossicular. Em qualquer desses casos, se existe uma destruição parcial do ático, há necessidade de reconstrução da parede atical destruída. Essa reconstrução pode ser feita com uma substância inerte ou biocompatível (teflon, silastic, proplast etc.) ou viva, a fresco ou conservada (autóloga ou homóloga de dura, cartilagem e osso).

Os resultados são variáveis e, em geral, o êxito ou o fracasso estão relacionados com a dimensão, o espaço a reconstruir e a viabilidade dos retalhos. Se a perda é pequena, a reconstrução da parede com material inerte dá bom resultado, se é grande, o fracasso a longo prazo é frequente (Fig. 8-8).[9]

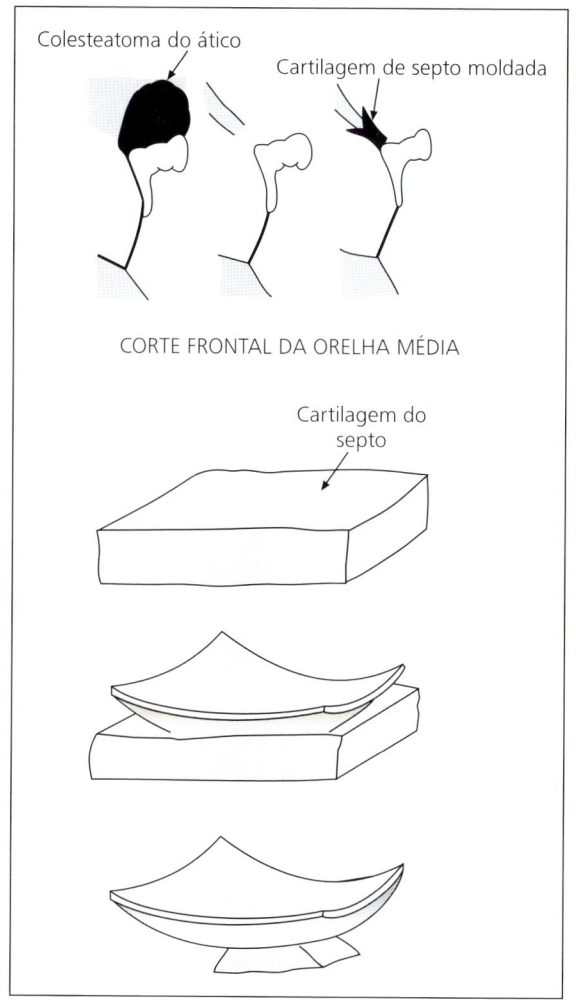

Fig. 8-8. Técnica da reconstrução da parede externa do ático.[9]

Cadeia ossicular parcialmente destruída

Fisch, durante o ato operatório, sacrifica a cadeia ossicular, quando esta se encontra englobada por um colesteatoma e, também, sacrifica a cadeia quando existe concomitante ao colesteatoma uma timpanoesclerose total da cadeia, ou uma osteogênese secundária e conserva sempre que possível o cabo do martelo e a supraestrutura do estribo para reconstruí-la.[14]

CAPÍTULO 8 — Tratamento Cirúrgico

Cadeia ossicular totalmente destruída

Dependerá, fundamentalmente, dos achados cirúrgicos e do grau de destruição que podemos encontrar.

Fisch sempre que possível, conserva ao máximo as estruturas, como o cabo do martelo e o estribo, tendo sempre em mente não deixar ossículo erodido ou restos de colesteatoma.[14]

Nas duas últimas situações, realizam as reposições, interposições e columelas. O material utilizado nessas situações poderá ser a substância orgânica e inorgânica:

- *Substâncias inorgânicas:* inertes e biocompatíveis (polietileno, teflon, silastic, proplast, plastipore, cerâmica e titânio).
- *Substâncias orgânicas:*
  - Cartilagem (autóloga e homóloga).
  - Osso (autólogo e homólogo).
  - Ossículo (autólogo e homólogo).
  - Enxerto tímpano-ossicular (homólogo).
- *Substâncias inorgânicas inertes biocompatíveis:* são as substâncias plásticas biocompatíveis conhecidas por implantes e que são bem toleradas pelo hospedeiro.

Para Shea e Homsy, o polietileno teve seu auge de 1956 a 1970 e na atualidade está praticamente abandonado, o mesmo acontecendo com o teflon.[59]

Com o advento do proplast, apareceram novos materiais, já que a constituição e a função do mesmo é diferente. Trata-se de um produto composto de politetrafluoretileno e carvão. É uma substância microporosa que permite a revitalização por enchimento dos espaços microporosos de tecido conectivo e neoformação vascular.

Shea e Emmett propõem o plastipore, mas seus resultados em longo prazo tão pouco corresponderam à esperança nele depositada e as possibilidades de rejeição persistiram.[60] O TORP (*total* ossicular *replacement prosthesis*) e o PORP (*parcial ossicular replacement prosthesis*) constituíram outro avanço importante com resultados muito esperançosos a curto prazo, mas a longo prazo o otimismo foi diminuindo de forma que para Smyth a audição se perdia em 57% com TORP e em 78% com os PORP, com 11% de rejeição.[61] O uso moderno do titânio parece abrir um novo caminho nas substâncias inorgânicas, mas devemos esperar um prazo maior para julgar a firmeza dos resultados, pois, a curto prazo, os outros produtos também se comportavam bem. Mesmo assim, devemos levar em conta o alto custo do titânio.

- *Substâncias inorgânicas:* o objetivo de recuperação auditiva vem da antiguidade e é por isso que usaremos a terminologia antiga para descrever a origem e a forma de utilizar os diversos tecidos.

O **autotransplante ossicular**, quer dizer, a utilização de ossículos autólogos, como emprego inicial, foi feita para reposição da bigorna na paralisia facial. Schuknecht e Oleksink e Paparella já haviam realizado a reposição de bigorna nas luxações traumáticas.[43,62] Os trabalhos experimentais do grupo otológico de Los Angeles demostraram ausência de fenômenos de rejeição.

Pennington, após um estudo de 15 anos, considera como substância ideal a bigorna homóloga colocada entre a cabeça do estribo e o cabo do martelo, enquanto Farrior utilizou osso autólogo com bons resultados.[63,64] Trata-se, geralmente, da cortical da mastoide.

Ojala *et al.* estudaram em longo prazo o comportamento de um ossículo durante o período de 1, 5 e 13 anos e concluíram que os melhores resultados são para o ossículo homólogo sobre o estribo.[65] Em segundo lugar, de osso (autólogo) sobre o estribo e tiveram piora dos resultados quando não havia supraestrutura do estribo para ossículo homólogo e também para o osso autólogo colocado sobre o estribo sem supraestrutura.

Quanto ao uso de cartilagem autóloga, é obtida do mesmo paciente. Por outro lado podemos usar cartilagem de outro paciente (cartilagem homóloga). Jansen foi o primeiro a realizar o transplante de cartilagem de septo conservado (material homólogo).[47] Smyth e Keer defenderam a continuação do emprego de cartilagem em forma de L e um fio metálico em seu interior e apresentaram resultados positivos em 90% dos casos.[66] A cartilagem se recobre de tecido fibroso e em alguns casos existe a presença de tecido osteoide. Há falta de sinais de reabsorção e ausência de células gigantes como expressão de não rejeição.

Materiais utilizados

Com relação às próteses para as ossiculoplastias, há inúmeros materiais possíveis de utilização. A seleção de materiais para a confecção da prótese é crítica para a estabilidade da mesma em longo prazo. Materiais autólogos ou mesmo homólogos e materiais sintéticos têm sido empregados nos últimos 30 anos, de acordo com a preferência de diversos autores. A utilização de ossículo esculpido é reconhecida como técnica de reconstrução do efeito columelar, com bons resultados pós-operatórios.[11,61,63,67] Várias modificações técnicas do emprego deste material têm sido propostas, de forma a obter um maior ganho auditivo.

CAPÍTULO 8 — Tratamento Cirúrgico

Destas, duas foram popularizadas pela eficácia e simplicidade: a técnica de reconstrução martelo-estribo, que utiliza ossículo esculpido entre o cabo do martelo e a cabeça do estribo, e aquela onde o ossículo esculpido é colocado diretamente entre a MT e a cabeça do estribo.

Babighian reconheceu, em geral, a preferência pelo uso de materiais autólogos, justamente pelo risco de reações de corpo estranho que os implantes sintéticos podem causar.[29] Entre os materiais autólogos mais utilizados estão os ossículos ou restos de ossículos (quando disponíveis podem constituir a primeira escolha) e a cartilagem tragal.

Entre os materiais homólogos (aloenxertos), os quais podem ser obtidos em banco, estão: ossículos isolados; cartilagens (de *tragus* da orelha) e conjuntos MT – ossículos (só martelo, martelo-bigorna ou martelo-bigorna-estribo).

Nos últimos anos, a preocupação com a possibilidade de transmissão de doenças pelos aloenxertos (apesar da metodologia dos bancos de tecidos ter reduzido esse risco a próximo de zero e também pela dificuldade da técnica de retirada dos aloenxertos) fez florescer o interesse por materiais sintéticos biocompatíveis, já a partir da década de 1970 e, especialmente, durante os anos 1980.[68]

Entre estes, existem as próteses de metal, polietileno de alto peso molecular (Plastipore®) posto em prática por Shea e Emmet, cerâmica e hidroxiapatita.[59] Os materiais podem ser encontrados em forma de blocos (nos quais o cirurgião tem a liberdade de moldar) ou na forma ossicular original.

Os dois tipos mais conhecidos de reconstrução ossicular com material sintético, atualmente, são os chamados PORP *(partial replacement prothesis)* e TORP *(total replacement prothesis)*, que têm a forma de um cogumelo no qual a parte plana é encostada na MT, com uma cartilagem interpondo-se entre a MT e a porção superior da prótese e a porção inferior sobre a cabeça do estribo (PORP) ou sobre a platina (TORP).

Berenholz *et al.* mostram que a reconstrução final da MT com cartilagem oferece a vantagem de maior estabilidade mecânica, principalmente em casos de disfunção tubária, processos adesivos ou perfurações totais, em contraste com a fáscia.[30] No entanto, esta última ainda é a mais utilizada por oferecer melhor qualidade acústica.

Linden *et al.* realizaram análise comparando a efetividade dos implantes sintéticos e orgânicos nas ossiculoplastias, concluindo não haver consenso a respeito do material mais adequado.[69] A escolha deste ainda depende da preferência pessoal do cirurgião, uma vez que tanto implantes orgânicos quanto os sintéticos apresentam vantagens e desvantagens.

A vantagem dos materiais orgânicos relaciona-se ao menor grau de extrusão dos implantes. Porém, o principal motivo da opção pelos sintéticos é o receio da transmissão de enfermidades pelos aloenxertos e a redução do tempo operatório, uma vez que já são pré-moldados, mas a ocorrência de casos de extrusões restringe um pouco o emprego dos mesmos.

Prefere-se, então, adotar algum material biológico (cartilagem ou osso) para reconstruir a cadeia e, se possível, colocá-lo em um segundo tempo cirúrgico, quando a orelha média está seca e livre de tecidos doentes.

Linden et al. afirmaram que a melhor opção para as ossiculoplastias consiste na utilização de tecidos próprios do paciente (enxerto autólogo), devendo ser empregados quando possível.[69] Geralmente são utilizados os ossículos (bigorna e martelo), quando em condições de remodelamento. Entretanto, diante da impossibilidade da primeira opção, osso cortical esculpido da forma necessária para a reconstrução representa alternativa interessante.

Tipos de reconstrução da cadeia ossicular

Existem diversas modalidades de reconstrução, para várias situações. No passado, as reconstruções com enxerto homólogo foram instituídas de modo exclusivo. Hoje, as próteses de hidroxiapatita são bastante utilizadas em razão da menor possibilidade de extrusão.

Após boa exposição da cadeia ossicular, investigam-se suas condições. Caso haja erosão do processo longo da bigorna, esta é removida. O martelo é testado e deve estar móvel. Ocasionalmente, sua cabeça pode estar fixa no epitímpano, caso em que pode ser amputada e removida. Caso a cadeia esteja fixa, a bigorna, então, deve ser retirada. O tecido doente em torno dos ossículos viáveis precisa ser removido, assim como a mucosa da caixa timpânica avaliada.[30]

Presença de estribo móvel e martelo (prótese de bigorna)

Linden et al. observaram ser o defeito mais comum, ocorrendo em 60% dos casos.[69] Vários tipos de próteses podem ser utilizadas, mas a técnica cirúrgica não muda.

Interposição da bigorna

Ela é moldada com uma pequena broca de diamante e interposta transversalmente entre a cabeça do estribo e o martelo, com o cuidado de não deixar muita tensão entre os ossículos, o que levaria a uma rigidez do sistema. Não se deve usar bigorna que foi comprometida pelo colesteatoma.

Embora não seja tão delicada como o estribo, ou tão exposta quanto o martelo, Palomar e Fortuny consideraram-na como o ossículo mais vulnerável tanto ao trauma quanto aos processos infecciosos, decorrente da sua posição anatômica e ao seu suprimento sanguíneo.[70] Observaram que a destruição isolada do ramo ao longo da bigorna, com o estribo e o martelo íntegros, com ou sem perfuração da MT, é a situação quando existe comprometimento da cadeia ossicular mais comum. Isto foi confirmado por Babighian, que mencionou a necrose do ramo longo da bigorna como problema ossicular mais encontrado, assim como Austin e Sanabria, cujo estudo de 1.151 orelhas portadoras de otite média crônica, revelou 50% dos casos com defeitos ossiculares, dos quais a lesão da bigorna representou 59,2% dos casos.[29,44]

Reconstrução com "roscas" de cartilagem tragal

Segundo Babighian, a cartilagem é cortada em roscas de 3 mm de diâmetro externo e 1 mm de diâmetro interno.[29]

A primeira rosca deve ter um cone transversal que permita abri-la e posicioná-la sobre a cabeça do estribo, envolvendo o tendão do estapédio. Sobre ela são colocadas outras (em média duas ou três) até que preencham a distância até o martelo, geralmente 2 a 3 mm. O sangue penetra pelo orifício central das roscas fornecendo estabilidade vertical. Ao redor das roscas coloca-se gelfoam como preenchimento, para completar o suporte.

Esta técnica apresenta resultados tão favoráveis quanto a interposição da bigorna, com a vantagem de independer da presença do manúbrio (neste caso apoia-se a última rosca diretamente na MT).

Prótese maleoestapediana

Esta técnica é empregada quando a supraestrutura do estribo está ausente. A reconstrução é feita entre a platina do estribo e o cabo do martelo. A mobilidade da platina deve ser testada. Se estiver coberta por mucosa espessada ou fibrose, estas devem ser removidas.

A distância entre o cabo do martelo e a platina determina o tamanho da prótese. A prótese é colocada com o entalhe sob o cabo do martelo e com o processo longo centrado na platina.

Como opção, Babighian sugeriu substituição da bigorna e dos ramos do estribo pelas "roscas" de cartilagem.[29]

Defeitos do martelo

A cabeça do martelo pode ser fixa no epitímpano. Nesse caso a cadeia geralmente está intacta, porém pouco móvel. Em primeiro lugar a articulação incudo-estapediana deve ser separada para evitar injúria à orelha interna. Em seguida, deve-se testar a mobilidade do estribo.

A articulação incudo-maleolar é, então, separada e a bigorna removida. Cureta-se o osso sobre o epitímpano para expor a cabeça do martelo. Depois, a cabeça do martelo é liberada e seccionada acima do processo curto. A cadeia ossicular pode ser, então, reconstruída com interposição de bigorna.

Outro defeito do martelo consiste na erosão e encurtamento do cabo. Frequentemente o restante da cadeia está intacto. Marquet e Berenholz *et al.* recomendaram remover a cabeça, o cabo do martelo e a bigorna.[30,52] A reconstrução pode ser feita com interposição de bigorna, PORP ou TORP, porém o problema é proporcionar estabilidade e, ao mesmo tempo, impedir a extrusão. Esta acaba ocorrendo em até 30% ao longo de 3 anos nas mãos dos mais experientes cirurgiões. Para diminuir este risco aplicam um fragmento de cartilagem entre o TORP e a MT. Outra solução e o aloenxerto completo de cadeia ossicular.

Cadeia intacta, porém fixa

Recomenda-se a remoção da bigorna e a verificação da mobilidade do martelo, caso o estribo esteja móvel.[14,69] Quando o martelo é móvel, procura-se realizar a reconstrução com interposição de bigorna esculpida. Em casos com a cabeça do martelo fixa no epitímpano, procede-se conforme descrito quando a cabeça do martelo encontra-se comprometida. Atualmente Fisch tem utilizado a prótese de titânio como opção para as reconstruções de cadeia ossicular.[14]

Perda de toda cadeia ossicular exceto a platina do estribo

Marquet e Berenholz *et al.* defendem a reconstrução com enxerto homólogo de MT e martelo com um bloco único.[30,52] O enxerto homólogo de MT mantém o martelo em posição anatômica.

Caso haja bom amoldamento entre a cabeça do martelo e o epitímpano e mucosa da orelha média viável, a reconstrução do restante da cadeia pode ser feita no mesmo estágio. No entanto, em uma situação onde a cabeça do martelo foi amputada ou se a mucosa da caixa não está boa, a reconstrução pode ser postergada para um segundo tempo, com o enxerto homólogo mais estável. Outra opção é a colocação TORP.

CAPÍTULO 8 — Tratamento Cirúrgico

Complicações nas ossiculoplastias

- *Intraoperatórias:* Babighian, Portmann et al., Fisch e Sheehy relatam dentre as principais complicações intraoperatórias mais comuns a fratura ou luxação da platina com formação de fístula perilinfática e a lesão do nervo facial ou da corda do tímpano.[14,29,31,71]
- *Pós-operatórias:* dentre as complicações pós-operatórias, os mesmos autores destacam a piora da audição (10% dos casos) e a vertigem (por fístula perilinfática).

TENTATIVA DE RESOLUÇÃO NAS LESÕES DA CADEIA DE OSSÍCULOS

Se a cadeia de ossículos estiver interrompida por processos de osteíte, o cirurgião lançará mão de uma série de artifícios técnicos para restabelecer a continuidade entre a membrana timpânica (ou neotímpano de enxerto) e a janela oval, garantindo, assim, a transmissão sonora do ouvido interno, dando preferência sempre a ossículos de banco conservados em álcool a 70%, porque em colesteatoma é preciso grande cuidado no uso de ossículos do próprio doente, sob o risco de deixar-se o colesteatoma contido no próprio ossículo:

A) Quando apenas o processo longo da bigorna estiver destruído, a bigorna será desarticulada do martelo e será interposta uma bigorna de banco entre a cabeça do estribo e o cabo do martelo (Fig. 8-9).[14]

B) Se já não existir mais bigorna, amputa-se a cabeça do martelo, que será interposta entre a cabeça do estribo e o cabo do martelo, caso este esteja livre de colesteatoma, caso contrário usa-se o de banco (Fig. 8-10).

C) Na ausência da supraestrutura do estribo, a bigorna de banco será colocada entre a platina do estribo (previamente liberada do seu mucoperiósteo) e o cabo do martelo.[14]

D) Na ausência de bigorna e estribo, recorre-se ao mesmo artifício com homoenxerto de bigorna (de cadáver ou de outro paciente) conservado em álcool à 70%, ou utiliza-se uma prótese de fio de aço inoxidável presa ao cabo do martelo.[13]

E) Na ausência total de ossículos pode-se recorrer a uma columela de cartilagem de trago, em forma de T, colocada entre a platina do estribo e o enxerto de fáscia da miringoplastia (Figs. 8-11 e 8-12).[47]

Lacher utiliza a superposição de dois homoenxertos de estribo.[72] Uma outra opção para ele é a colagem do capítulo de dois homoenxertos de estribo. É montagem, que apesar de sua característica aparentemente instável, se mostra muito satisfatória (Fig. 8-13).

Tratamento Cirúrgico   CAPÍTULO 8

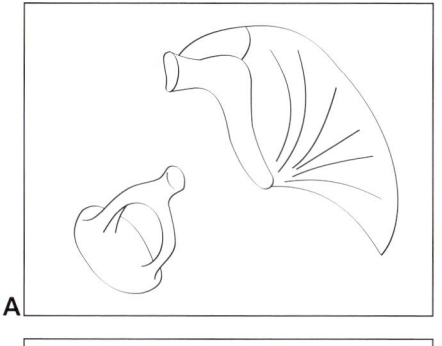

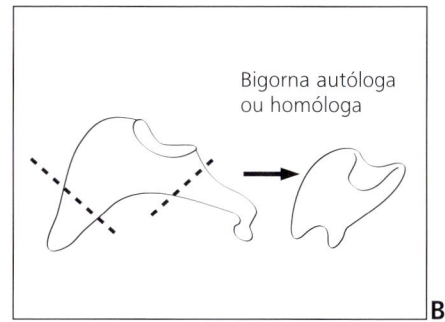

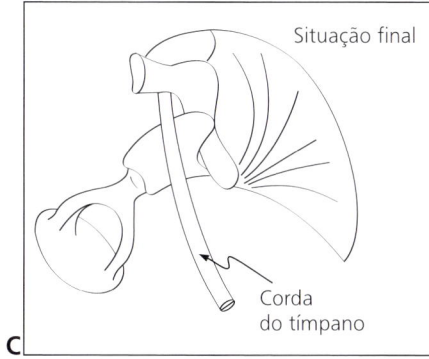

Fig. 8-9. (**A-C**) Timpanoplastia: interposição de bigorna.[14]

F) Quando há fixação do estribo por timpanoesclerose ou por otosclerose, é necessário deixar a realização de uma estapedectomia ou estapedotomia para um segundo tempo cirúrgico, a fim de evitar a abertura da janela oval e o risco de infecção labiríntica no primeiro tempo da timpanoplastia.

Aloenxerto tímpano-ossicular

Deixamos para último lugar os aloenxertos tímpano-ossiculares, pois os três tempos cirúrgicos que expusemos, reparação do tímpano, consecução de uma caixa timpânica e tentativa de reparação do mecanismo de transmissão podem ser resolvidos em um só tempo com os aloenxertos tímpano-ossiculares. Marquet publicou o primeiro trabalho homoenxertos timpânicos e em 1967 os homoenxertos de tímpano-martelo.[73] O método utilizado por ele também dá excelentes resultados, com fixação de formol a 4% e conservação em cialit; posteriormente divulgou-se, a utilização do complexo tímpano-ossicular completo mantido em formaldeído e, por último, homoenxerto tímpano-ossicular e parede do meato auditivo externo (Figs. 8-14 a 8-16).[38,74,75]

CAPÍTULO 8 — Tratamento Cirúrgico

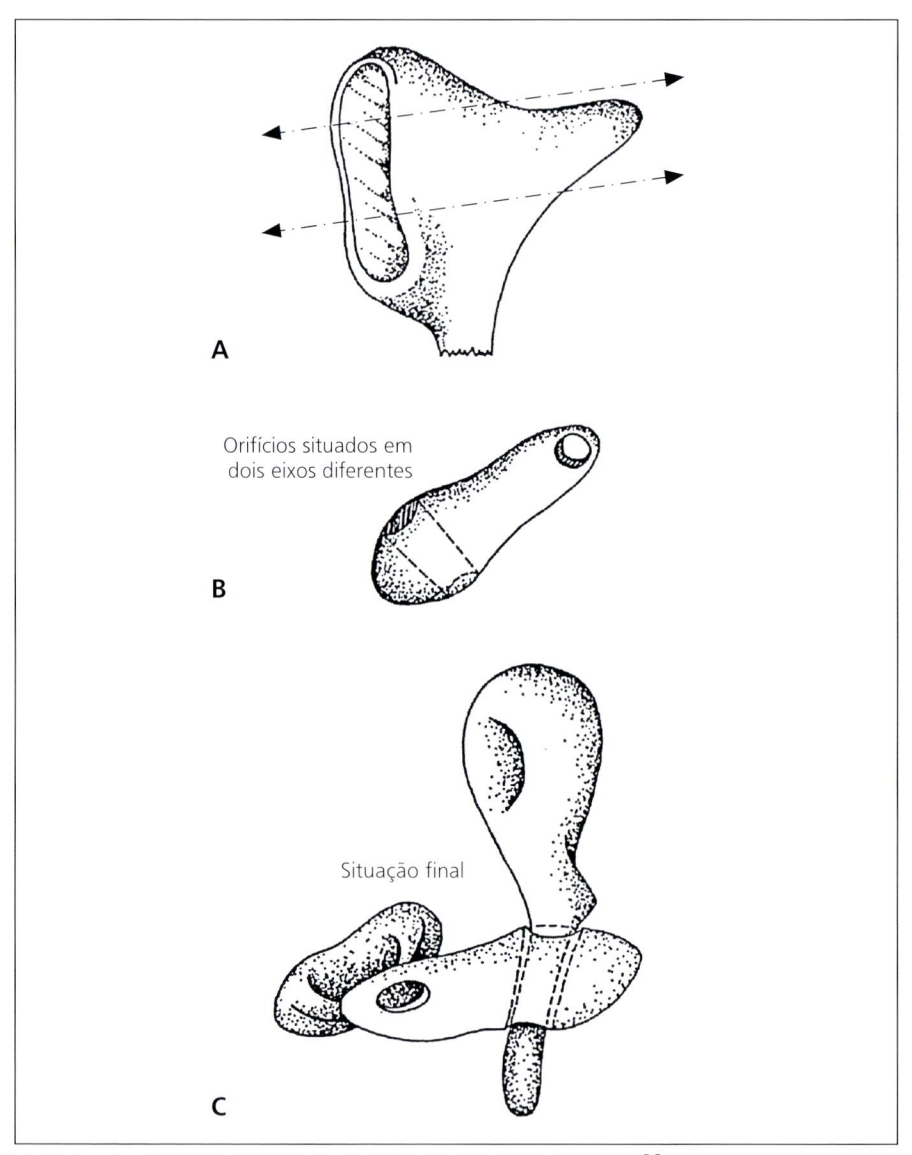

A

Orifícios situados em
dois eixos diferentes

B

Situação final

C

Fig. 8-10. Timpanoplastia. (**A-C**) Ossiculoplastia de Marquet.[38]

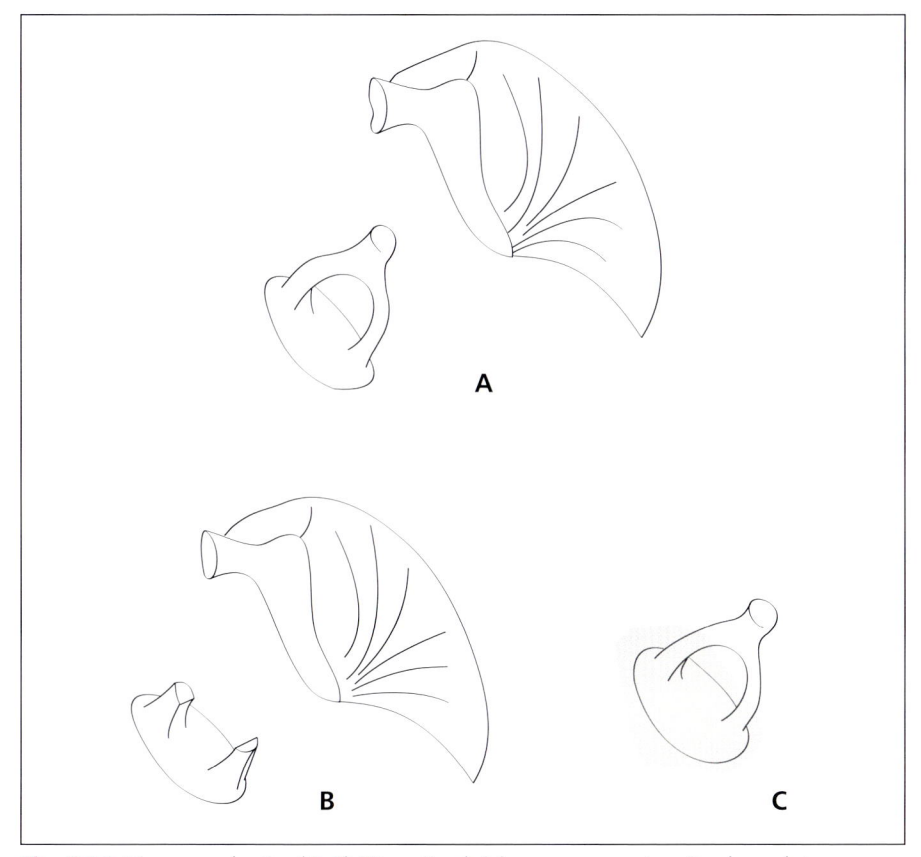

Fig. 8-11. Timpanoplastia. (**A-C**) Situações básicas na reconstrução da cadeia ossicular.[14]

Lacher *et al.*, Lesinsky e um grande número de outros autores também realizaram transplantes de tecido ósseo e tecido conectivo fibroso.[72,76] Sua evolução, o êxito ou o fracasso, vem acompanhado de dois fatores que são o comportamento dos ossículos e do receptor.

No que se refere ao receptor, o poder antigênico muito atenuado (linfócitos T) e humoral (linfócitos B), em parte atenuado pelos métodos de preparação, faz com que as reações imunológicas sejam débeis ou menos abolidas. Este poder antigênico atenuado é corroborado pelas observações clínicas, pois não são descritas rejeições de homoenxertos.[77]

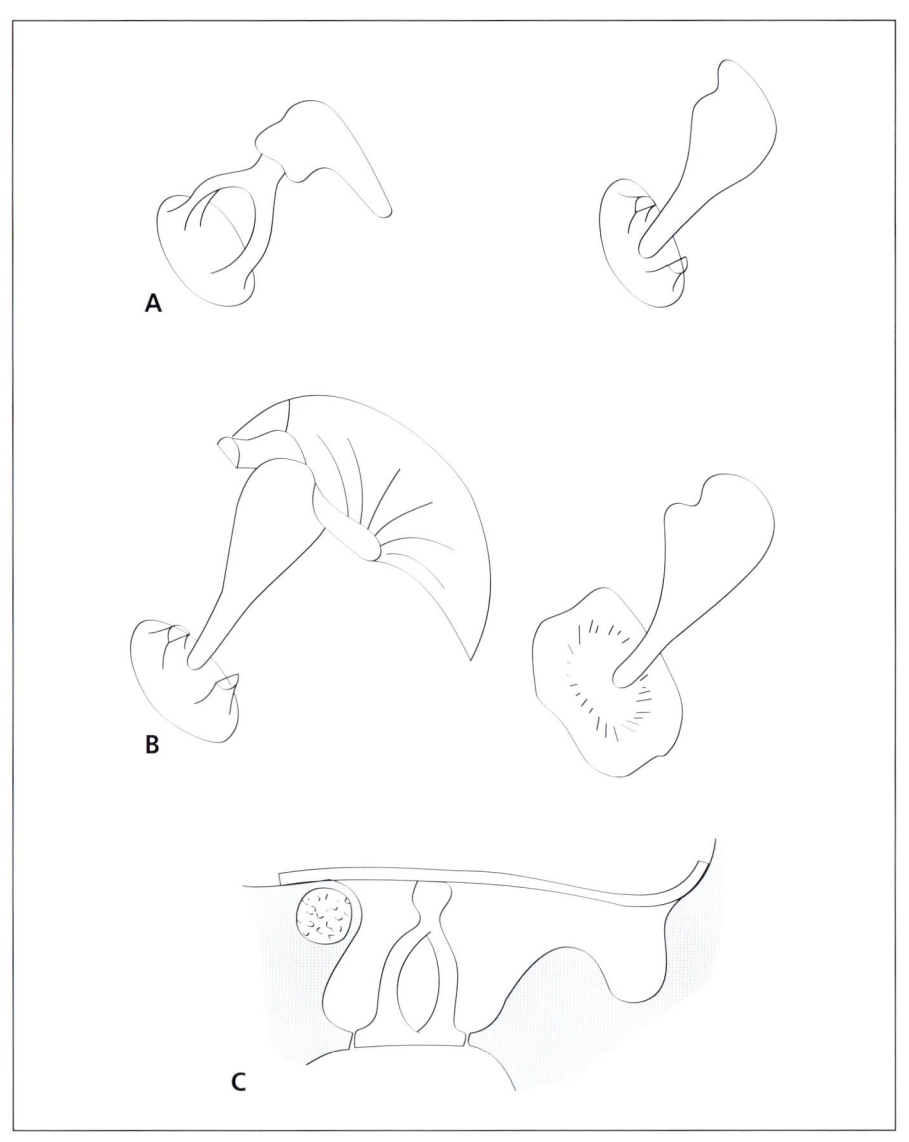

Fig. 8-12. Timpanoplastia. (**A** e **B**) Uso de ossículos homólogos. (**C**) Tipo III de Wullstein.[14]

Marquet, Vergnon *et al.*, quando estão diante de um colesteatoma que destruiu a parede posterior do meato auditivo externo, realizam a reconstrução total desta parede com tecido ósseo extraído da mastoide e moldado em forma de conduto, conforme desenho ilustrativo de Marquet (Fig. 8-14).[38,75]

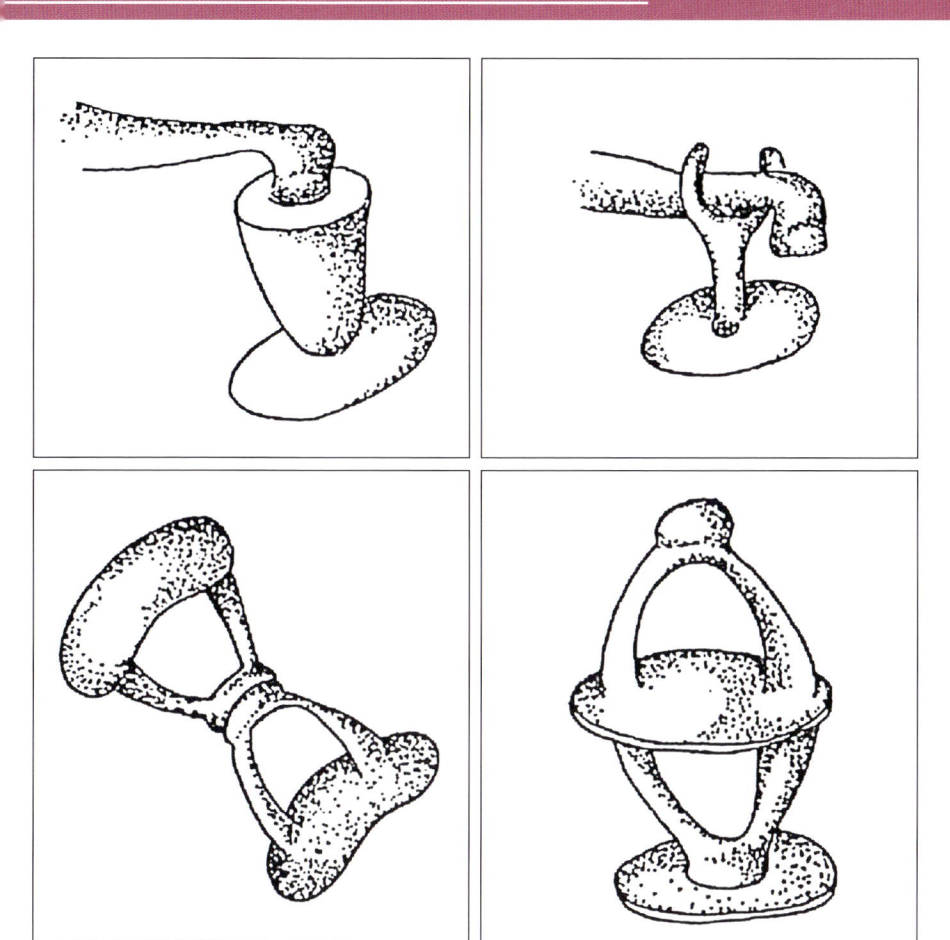

Fig. 8-13. Técnicas cirúrgicas, diversas modalidades.[72]

A aplicação do aloenxerto tímpano-ossicular pode ser feita por via meatal ou antromastóidea e pode haver várias possibilidades:

- Se existe estribo e este é móvel, aplica-se a apófise lenticular do homoenxerto sobre a cabeça do estribo receptor.
- Se o estribo está fixo, aconselha-se praticar uma mobilização e terminar como no caso anterior; o caso, se necessário, será posteriormente revisto.
- Se falta a supraestrutura do estribo, com a platina móvel, aplica-se o aloenxerto do estribo diretamente sobre a platina do receptor.
- Se há supraestrutura, Plester coloca aloenxerto de tímpano e martelo, realiza uma ranhura na cabeça de um martelo de banco que será apoiada no cabo do martelo do homoenxerto, e realiza uma fóssula no cabo, para apoiá-lo na cabeça do estribo.[78]

CAPÍTULO 8 Tratamento Cirúrgico

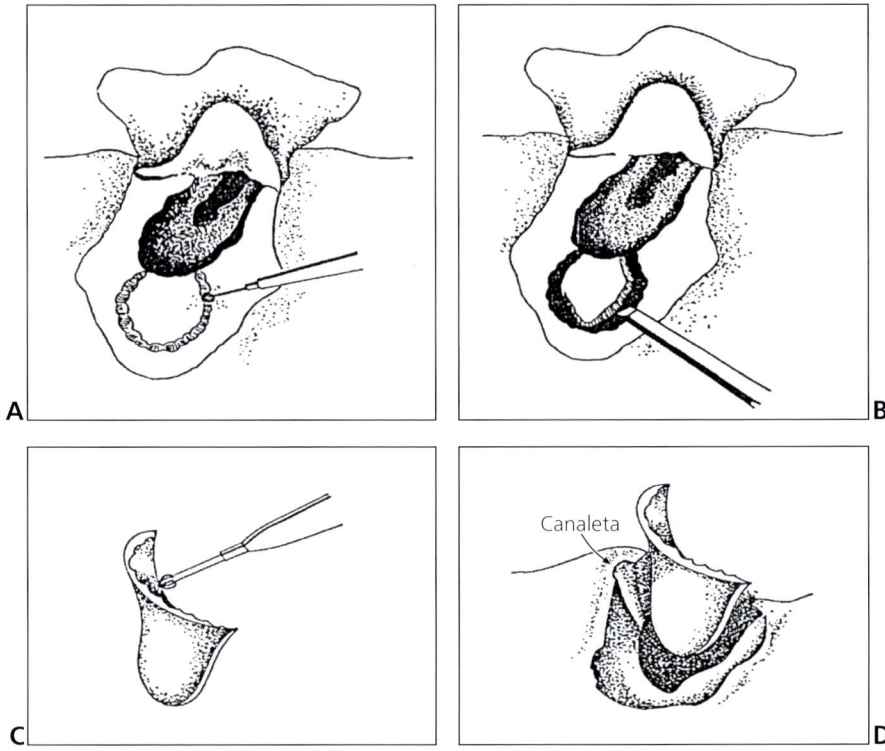

Fig. 8-14. (A-D) Reconstrução da parede do conduto com cortical da mastoide, técnica de Marquet.[38]

- Se não há supraestrutura, o autor aconselha colocar aloenxerto de tímpano e martelo e deixar para segundo tempo a conexão funcional.

MEATOPLASTIAS

O tipo de plástica será escolhido em função das dimensões da cavidade operada, pois deve haver uma correspondência entre o volume de ar e o tamanho da cavidade a ser aerada, V/S (volume de ar e superfície da cavidade), segundo Portmann.[79]

Existem numerosas técnicas propostas para a abertura concho-meatal. Portmann e Guerrier recomendam apenas dois tipos, segundo a dimensão da cavidade a ser aerada:[11]

A) **Pequena plástica (sempre que possível):** ela se adapta perfeitamente às cavidades acompanhadas de mastoide ebúrnea e não necessita da retirada da cartilagem da concha.

Tratamento Cirúrgico   **CAPÍTULO 8**

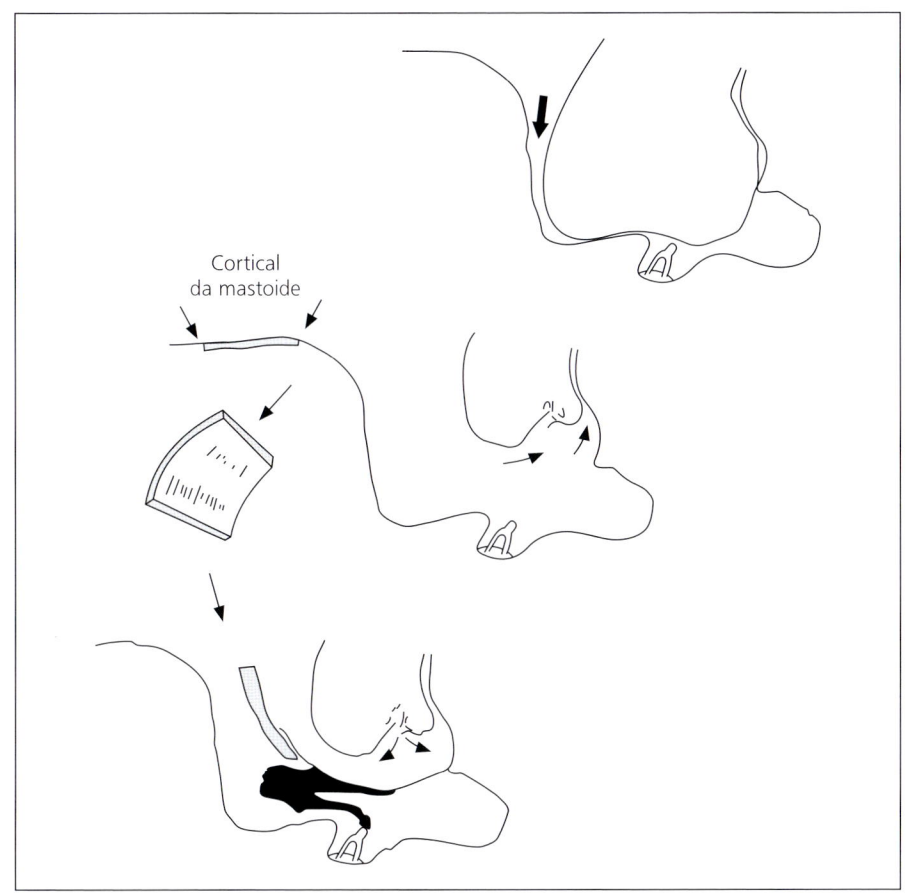

Fig. 8-15. Reabilitação de cavidade radical com homoenxerto.[75]

B) **Grande plástica:** necessita da retirada da cartilagem da concha e com retirada de maior porte nas grandes cavidades.

Portmann e Guerrier, Wayoff *et al.* e Portmann descreveram alguns tipos de técnicas:[11,32,79]

1. **Quando se pratica a via endural:** consiste em um simples debridamento intertrago-hélix. É a mais fácil de se fazer.
2. **Quando se pratica a via de acesso posterior:** a plástica sem ressecação de cartilagem é igualmente simples de se realizar e é parecida com a clássica plástica em T.
3. **Ressecação da cartilagem (ou grande plástica em Y):** uma incisão em Y abre o meato auditivo e a concha. É necessário que o centro do Y fique em posição com o centro da cavidade óssea a aerar.

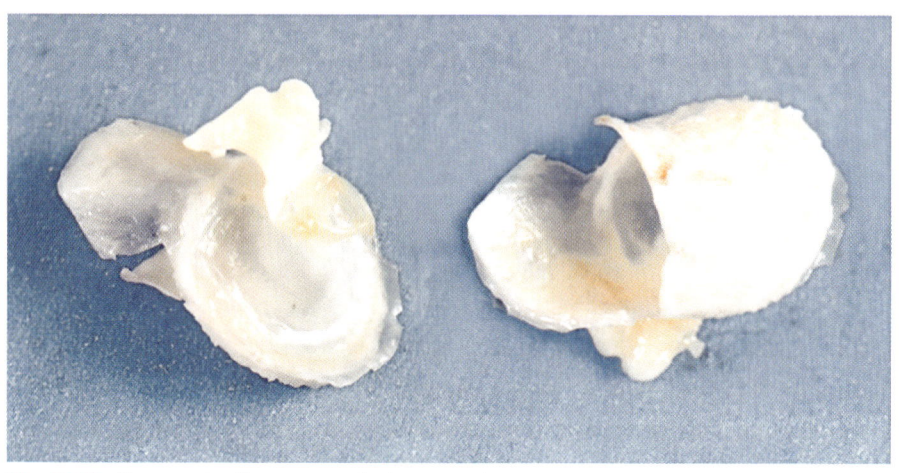

Fig. 8-16. Aloenxerto tímpano-ossicular completo.

4. **Grande plástica com retirada da cartilagem (cinco retalhos):** se a cavidade é grande, é necessário fazer uma abertura externa do meato, muito mais ampla, o que necessita levantar uma parte da cartilagem da concha. A incisão é feita como na plástica em Y de modo que fiquem formados dois retalhos meatais e três retalhos da concha.

É necessário suturar os três retalhos da concha sobre a face posterior do pavilhão. Com ponto de *catgut* os retalhos ficam em sua posição definitiva, retalho posteroconchal atrás, retalhos superiores conchal e meatal no alto e retalhos inferiores conchal e meatal em baixo.

As plásticas conchomeatais são utilizadas pela grande maioria dos autores em caso de grandes cavidades, para aumentar a ventilação e facilitar a vigilância, não se esquecendo também que existe o risco de traumatizar-se e seccionar-se a cartilagem, principalmente quando a orelha é infectada (risco de pericondrite) (Fig. 8-17).

REABILITAÇÃO FUNCIONAL DA CAVIDADE DE MASTOIDECTOMIA RADICAL

1. Técnica da pequena caixa de Portmann.
2. Reconstrução das paredes posterior e superior do meato acústico externo associado a colocação de aloenxerto tímpano ossicular.

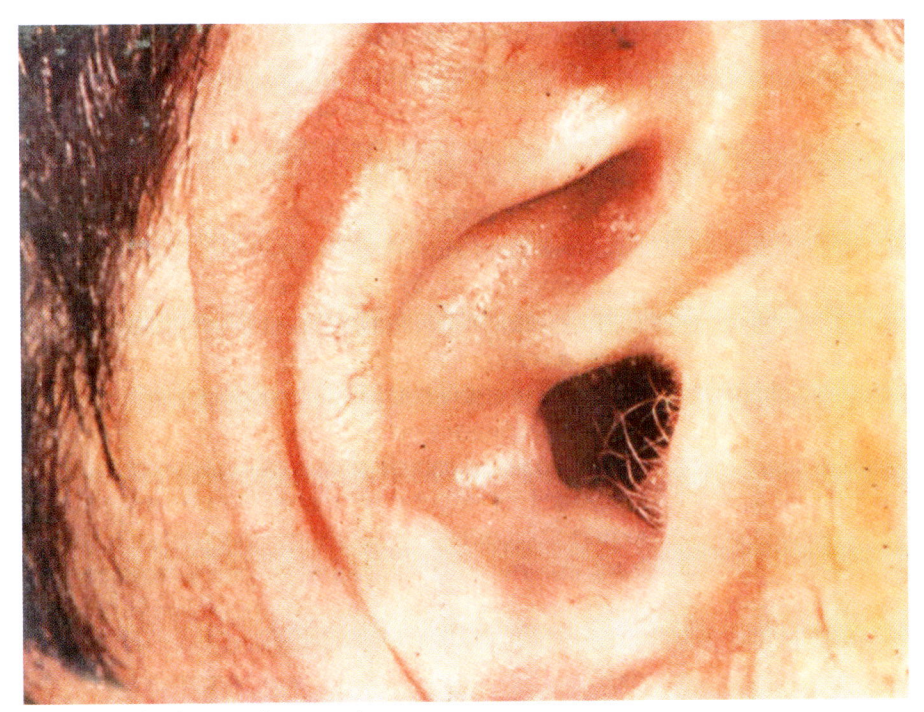

Fig. 8-17. Plástica conchomeatal.

Técnica da pequena caixa de Portmann

Designamos "pequena caixa", a timpanoplastia na cavidade de mastoidectomia radical, que é indicada como uma das soluções atuais para os problemas funcionais provocadas por essa cavidade.

As técnicas de mastoidectomia radical com reconstrução da pequena caixa são indicadas, fundamentalmente, nos colesteatomas grandes, que aparecem sob duas formas:

- Colesteatomas com desenvolvimento superior e posterior.
- Colesteatomas do ático, com desenvolvimento inferior em direção à caixa do tímpano.

Quando o colesteatoma é digitiforme e sua matriz apresenta numerosas infiltrações em osso superinfectado, damos também preferência à técnica aberta.

Na realização da técnica de timpanoplastia, é necessário distinguir dois escopos fundamentais: o primeiro, o fechamento e isolamento da caixa do tímpano, e o segundo, a restituição da audição, ou pelo menos a redução significativa da hipoacusia de transmissão.

CAPÍTULO 8 — Tratamento Cirúrgico

Seguimos a técnica descrita por Portmann *et al.* e Aquino *et al.* em que é realizado, após mastoidectomia radical, um tempo timpanoplástico e ossiculoplástico.[6,78,79]

Realiza-se incisão cutânea retroauricular posterossuperior, com descolamento do pavilhão e incisão do periósteo. Após a colocação dos afastadores, faz-se a trepanação e a limpeza de todo o sistema celular da cavidade radical, se este ainda resta. A limpeza das lesões deve ser completa. Na medida em que as lesões permitirem, o cabo do martelo, o estribo e o tímpano poderão permanecer sãos, o que é muito raro.

Uma vez assegurada a abrasão das lesões colesteatomatosas, começa-se a reconstrução da "pequena caixa". Usa-se, quando necessária, uma lâmina de silicone (Silastic®) para separar a aponeurose temporal da mucosa do promontório, a fim de evitar aderência onde a mucosa não se apresentou sadia, e eventualmente a pele foi retirada.

Quando o estribo está completo ou incompleto, escolhe-se a timpanoplastia tipo II e tipo III, segundo o caso. Observando-se os seguintes critérios:

- Orelha estritamente seca.
- Orelha com excelente reserva coclear.
- Possibilidade de vigilância dos pacientes no período pós-operatório.
- Possibilidade de convencer os pacientes a aceitar a reoperação em caso de insucesso.
- Avaliação do estado da outra orelha.

Tentamos sempre fazer uma pequena caixa na reconstrução da cavidade radical com a aponeurose temporal, lembrando as timpanoplastias tipo III de Wullstein ou tipo II de Portmann *et al.*[20,801] Neste tipo de técnica, o estribo esteve presente em 30 pacientes (71,4%), a superestrutura do estribo ausente em 12 (28,6%) e a platina móvel em todos, 42 (100,0%) em nossa casuística.

Em relação à quantidade do enxerto, os resultados globais anatômicos – 80,9% de sucessos no fechamento de perfurações parciais, totais e subtotais da membrana timpânica são próximos aos citados por Wayoff *et al.*[82]

Em relação aos insucessos cirúrgicos-anatômicos, a perfuração timpânica associada ou não à otorreia intermitente foi uma das maiores causas de insucessos. É um risco permanente, rebelde aos tratamentos médicos intermitente, reaparece regularmente e provoca um verdadeiro incômodo para o paciente.

Também a interrupção do efeito columelar, é resultado da perda da conexão entre a interposição realizada e o enxerto de aponeurose temporal. De modo geral, admite-se que isso pode ser descoberto imediatamente ou tardiamente por brusca perda auditiva. A perda de conexão traduz, em parte, a persistência de processo infeccioso ou inflamatório, algumas vezes ligado a recidiva do colesteatoma. Podemos utilizar como alternativa a cola imunobiológica (Tissucol®) entre a bigorna moldada de banco e a cabeça do estribo do receptor.

As causas de insucessos cirúrgicos funcionais foram apreciadas nos doentes que foram submetidos à segunda intervenção.

Os resultados globais funcionais auditivos apontam ganho de 10 dB ou mais (85,7%) na média das frequências de conversação. Esses resultados foram consequências do maior número de estribos presentes nas cavidades radicais operadas.

Para Portmann et al., a timpanoplastia como cirurgia reconstrutiva da pequena caixa oferece em 12 meses, no mínimo, após a intervenção, diferença óssea/aérea média de 15 dB daquele existente no pré-operatório.[20] Esses resultados são semelhantes aos obtidos por Parasier et al., Wayoff et al., Jackson et al. e aos de outros autores que realizam reconstruções simplificadas da caixa nas mastoidectomias radicais.[82,83,84] Esses resultados são significativamente melhores do que aqueles obtidos por simples mastoidectomias radicais sem nenhum tempo funcional.[85]

Com a pequena caixa, Portmann et al. acreditavam que ela funciona melhor quando é possível conservar os quadrantes anterior do tímpano, o cabo do martelo e o estribo.[20]

Podemos aprimorar os resultados, selecionando melhor os pacientes que apresentam cavidades radicais e, talvez, no futuro, utilizando novos biomateriais, como a cerâmica (hidroxiapatita), que está hoje em dia em uso na Europa.

Pelo exposto, consideramos que a timpanoplastia em técnica aberta (técnica da pequena caixa) é método de escolha para a reabilitação anatômica e funcional na cirurgia radical do colesteatoma da orelha média.

Reconstrução total da cavidade de mastoidectomia com parede posterior do meato auditivo externo e aloenxerto tímpano-ossicular. Observação a longo termo

Essa intervenção tem sido empregada após a técnica aberta, em que a caixa do tímpano e o tímpano estão parcial ou totalmente destruídos, onde pode apenas existir estribo, ou o estribo não existe (ou só existe a platina), ou quando a cadeia ossicular não está fixa em um bloco de esclerose irremovível.

CAPÍTULO 8 — Tratamento Cirúrgico

A reabilitação funcional da cavidade de mastoidectomia radical com aloenxerto implica na reabilitação anatômica da orelha média e do meato auditivo externo, indispensável ao resultado funcional e, ao mesmo tempo, permite ao doente, também, praticar esporte aquático.

Atualmente, mesmo quando se é obrigado a praticar a técnica aberta poderá ser acompanhado de uma reabilitação funcional ulterior.

A utilização dos aloenxertos tímpano-ossiculares tem contribuído muito para a transformação do prognóstico cirúrgico.[86] Esta técnica permitiu criar as condições de fisiologia próxima ao normal da caixa do tímpano, assegurando sua aeração e drenagem.

A reconstrução total da cavidade aberta com aloenxerto tímpano-ossicular oferece um grande espectro de possibilidades:

- Permite a suspensão e os movimentos fisiológicos da cadeia ossicular enxertada.[87]
- Previne falsas rotas de migração epitelial embrionária.[88]
- Contribui igualmente com a homeostasia das pressões nas cavidades da orelha media.[89]
- Permite ao doente a prática de esportes aquáticos.[90]

As numerosas técnicas que foram propostas, podemos classificá-las em dois grandes grupos: as técnicas fechadas e as abertas; as duas são suscetíveis de uma reconstrução funcional da orelha média. Na técnica fechada, os tempos cirúrgicos, com algumas variações, foram realizados como preconizou Marquet.[91]

Aquino et al., no período de 1982 a 1988, procuraram selecionar com muito rigor os seus pacientes portadores de cavidades abertas que seriam reconstruídas, observando-se os seguintes critérios:[92]

- Orelha estritamente seca.
- Orelha com excelente reserva coclear.
- Possibilidade de vigilância dos pacientes no período pós-operatório.
- Possibilidade de convencer os pacientes a aceitar a reoperação em casos de insucesso.
- Avaliação do estado da outra orelha.

Os critérios rígidos de seleção dos pacientes têm limitado o número de suas intervenções, porque os pacientes são, em geral, provenientes de distantes regiões do país e de classe social menos favorecida, razão pela qual muitos deles não retornam ao nosso ambulatório, ou demoram muitos meses ou anos para fazê-lo.

Os critérios que orientaram na escolha da solução de conservação do osso temporal retirado do doador são de autoria de Marquet.[93] Usaram de rotina a solução de formol a 4% e pH 5,6, onde os ossos temporais retirados ficaram imersos, de 10 a 15 dias no refrigerador à 4°C, antes de serem dissecados. Este período de permanência foi o tempo necessário para essa solução bactericida esterilizar o material e, sobretudo, endurecer ligeiramente o tímpano e fixar a articulação incudomalear e incudostapédia.

A esterilização química do material em apreço, com vistas a eliminar microrganismos, que porventura pudessem transmitir doenças aos receptores, é bastante eficiente, uma vez que as culturas para fungos e bactérias sempre se mostraram negativas, mesmo após um ano de estocagem.

A finalidade da esterilização do aloenxerto tímpano-ossicular é não transmitir ao receptor microrganismos originários do doador, ou da própria manipulação durante o preparo. O ideal é que o aloenxerto que irá substituir a membrana timpânica seja livre de microrganismos, mormente em nossos tempos em que é imprescindível eliminar riscos de contaminação com vírus da síndrome da imunodeficiência adquirida (AIDS) e da hepatite viral tipo B (HBV).

A precaução do emprego da solução de formol nas concentrações recomendadas e na seleção rigorosa de transplantados sobrepassa, com boa margem de segurança, as recomendações internacionais adotadas para inativação do vírus da AIDS.[94]

As reações imunológicas relativas aos aloenxertos tímpano-ossiculares têm sido objeto de muitos trabalhos científicos.[95,96]

Apesar de todos os inconvenientes, Aquino *et al.* experimentaram a técnica preconizada por Marquet, que consistiu em fechar a caixa do tímpano com um aloenxerto tímpano-ossicular completo, em restabelecer um efeito columelar pelo procedimento que parece melhor se adaptar às condições existentes e com a reconstrução da parede externa do ático, com fragmento de cortical da mastoide ou cartilagem de septo (técnica fechada).[37,92] A restauração cuidadosa da parede do meato auditivo externo (MAE), bem como a redução do tamanho da cavidade, são recomendáveis para um bom resultado anatômico e funcional.

Estudos realizados por Ars, mostraram que não existe correlação entre a medida do aloenxerto, a idade e o sexo do paciente.[97] As medidas do tímpano têm uma importância toda particular por ocasião de emprego dos aloenxertos em cirurgia reconstrutiva da orelha média. Segundo Marquet, é indispensável que os aloenxertos sejam de dimensões perfeitamente semelhantes.[93]

CAPÍTULO 8 — Tratamento Cirúrgico

O aloenxerto tímpano-ossicular, desde a sua coleta até a sua colocação cirúrgica, apresenta-se como mais uma opção que vem ao encontro das necessidades otocirúrgicas na reconstrução das cavidades abertas e também na reconstrução de perfurações parciais, totais e subtotais da membrana timpânica. Sua retirada requer treino cirúrgico, porém a sua estocagem pode ser prolongada em até 1 ano, proporcionando, desde que se tenha um "banco" de aloenxertos, dezenas de reconstruções cirúrgicas. A padronização utilizada permitiu direcionar a atenção para uma parte do estudo dos resultados anatômicos e funcionais dessa cirurgia, relacionando-os com os também variados graus do estado patológico da orelha média.

A reconstrução da cavidade aberta permite ao paciente a melhora de sua audição, assim como tomar banhos de mar e de piscina, na dependência da técnica empregada.[90]

Aquino *et al.* adotaram dois estágios nas suas cirurgias: o primeiro, o de remoção da doença, e o segundo, 6 meses após, no mínimo, a reconstrução ossiculoplástica e timpanoplástica.[92]

Utilizaram a técnica dos aloenxertos tímpano-ossiculares em 21 pacientes. Em apenas um paciente fizeram o enchimento da cavidade aberta com osso e pó de osso, e a parede do meato com a cortical da mastoide (por ser uma mastoide muito grande). A sua estabilidade ficou assegurada graças à canaleta feita na parte anterior e posterior, ao nível do meato, de modo a alojar as suas extremidades. Para melhorar essa estabilidade, colocaram pó de osso na canaleta (usaram também cola de fibrina em suas extremidades).

Na reconstrução da cavidade timpanomastóidea com aloenxerto, encontraram estribo presente em oito casos (38,0%) e ausente em 13 casos (62,0%). A platina estava móvel em todos os casos, 21 (100,0%).

Em relação à qualidade do enxerto, obtiveram 76,2% de sucesso anatômico.

Em relação aos insucessos cirúrgicos anatômicos, a perfuração timpânica, associada ou não à otorreia intermitente, foi uma das maiores causas de insucesso.

Existem vários fatores que resultam na perfuração pós-operatória do neotímpano. Entre eles temos:

- O estado da mucosa da orelha média.
- Hemorragia abundante durante a cirurgia, que pode criar terreno apropriado para o crescimento de microrganismos.
- Infecção das vias respiratórias altas que levaria à obstrução da tuba auditiva, impedindo assim a ventilação da caixa com o aparecimento da otite média.
- Defeito da técnica cirúrgica na colocação do enxerto timpânico.

- Recidiva do colesteatoma com a consequente perfuração na grande maioria das vezes, para Aquino *et al.*[92]

As porcentagens de perfuração e perfuração associada à otorreia intermitente nas suas cirurgias foram 9,5% para a técnica do aloenxerto tímpano-ossicular e 4% na técnica fechada.

Tiveram também a interrupção da cadeia ossicular, como resultado da perda da conexão entre o estribo do receptor e o bloco tímpano-ossicular enxertado.

A interrupção da cadeia ossicular ocorreu na técnica do aloenxerto em dois casos (9,52%) por destruição do ramo descendente da bigorna enxertada. Isso foi observado naqueles casos em que o Histoacryl®foi empregado.

Houve um caso (4,76%) de reabsorção do material de reconstrução da parede posterior do meato auditivo externo, quando realizou a técnica fechada. Esse caso começou com uma cárie na cartilagem e depois houve reabsorção associada à otorreia. Esta complicação foi favorecida pela utilização do Histoacryl® como meio de fixação do autoenxerto cartilaginoso.O osso cortical, menos maleável, e de fácil retirada da cortical da mastoide para a reconstrução da parede posterior do meato acústico externo, tem sido usado, na maioria das nossas cirurgias, moldado à broca e colocado conforme a técnica de Junichi *et al.*[98]

A reconstrução óssea é contraindicada quando se duvida da total extirpação das lesões ou quando ocorrem graves complicações de vizinhança.

As causas de insucesso cirúrgico funcionais foram apreciadas nos doentes que foram submetidos à segunda intervenção.

Tiveram dois casos (9,5%) na técnica do aloenxerto.

A intervenção radical agrava quase sempre o déficit auditivo de transmissão pré-operatória. A sequela da surdez é comum estar ao nível de 40 a 60 dB. Este déficit vai acentuando-se, favorecido pela infecção crônica e pelo processo de labirintose degenerativa.

Não tiveram complicações graves em sua pesquisa, nenhum caso de cofose (0%), bem como de abertura acidental do labirinto (0%) e elas estão relacionadas com o traumatismo da platina em meio inflamatório.

Os resultados globais funcionais auditivos apontam 66,6% de melhoras auditivas para os aloenxertos (ganho de 10 a 20 dB na média das frequências 500, 1.000 e 2.000 Hz); comparando-se os pré e pós-operatórios em perfurações parciais, totais e subtotais, estes resultados podem ser considerados satisfatórios. Os resultados seriam bem melhores para essa técnica se tivessem um número maior de estribos presentes e que pudessem aprimorar os resultados, selecionando melhor os pacientes que apresentam cavidades timpanomastóideas, aperfeiçoando as técnicas de reconstrução do meato, talvez no futuro utilizando novos biomateriais, como a cerâmica (Hidroxiapatite) que está hoje em dia em largo uso na Europa e realizando a intervenção funcional, que permite assegurar a ausência de uma bolsa de retração ou de um colesteatoma residual.

Apesar de exaustivas explicações sobre o uso dos aloenxertos em reconstruções de cavidade timpanomastóideas abertas, bem como as recomendações internacionais adotadas sobre o vírus da AIDS e hepatite viral tipo B, os pacientes têm relutado em fazer esse tipo de cirurgia mesmo tendo sido mostrado a praticidade e os resultados desta técnica cirúrgica empregada; porém, considera-se que o uso da técnica do aloenxerto (técnica fechada) é o método de escolha para a cirurgia do colesteatoma da orelha média.

Para a realização da técnica fechada é necessária a criação, administração e utilização de um banco de ossos temporais, etapas indispensáveis à cirurgia do aloenxerto tímpano-ossicular.

Mostram a dificuldade para a reconstrução do meato auditivo externo com o osso cortical da mastoide. Abandonaram nos dias atuais o uso da cartilagem, em razão da sua flexibilidade, inconstância e, principalmente, sua reabsorção. Os resultados a longo termo mostram que a técnica da reconstrução da parede posterior do meato auditivo externo associado ao transplante do aloenxerto tímpano-ossicular permitem a reconstrução das cavidades timpanomastóideas abertas, podendo chegar até a uma orelha anatomicamente próxima da orelha normal e a obtenção de um bom resultado funcional.

RESULTADOS AUDITIVOS NAS MASTOIDECTOMIAS POR COLESTEATOMA

Nos últimos 30 anos, graças ao desenvolvimento de novas tecnologias, o colesteatoma passou a ser diagnosticado mais precocemente, geralmente sem complicações tão graves como antigamente, porém, em muitos casos, com redução da acuidade auditiva. A meta principal da cirurgia atualmente, ainda é a eliminação da lesão e do quadro inflamatório crônico. Todavia, também há uma preocupação em preservar ou recuperar a audição dos pacientes. Daí o surgimento e desenvolvimento de técnicas cirúrgicas para a reconstrução da orelha média, como as ossiculoplastias e os procedimentos de mastoidectomia com cavidade fechada, procurando melhorar a qualidade de vida, proporcionando aos indivíduos uma orelha "seguramente seca" e, principalmente, funcional à vida cotidiana.

O tratamento cirúrgico pode ser em única etapa ou até mais, dependendo do grau de comprometimento da orelha média e do grau de inflamação de sua mucosa.[3]

Gap aéreo-ósseo, conceito e finalidade

A avaliação da audição nos pacientes é feita mediante a comparação de um *gap* aéreo-ósseo, expresso em decibel (dB).

De acordo com as atuais normas do *Comitee on Hearing and Equilibrium*, este *gap* é obtido pela diferença das médias dos valores audiométricos para tons puros (dB) obtidos para frequências de 500, 1.000, 2.000 e 3.000 Hz entre as vias aérea e óssea.[103]

Quanto maior o *gap* aéreo-ósseo, pior é a função da via condutiva onde o contrário também é verdadeiro. Um *gap* pós-operatório igual ou abaixo de 20 dB é considerado um bom resultado. McElveen e Chung *et al.* relatam que os resultados abaixo de 15 dB não são clinicamente significativos.[4]

Resultados auditivos conforme faixa etária e sexo dos pacientes

Göçmen *et al.* referem, em seu estudo, o colesteatoma como entidade com diferenças marcantes quanto o prognóstico e resultados pós-operatórios entre crianças e adultos.[5] Nas crianças, a doença apresenta um padrão de crescimento mais agressivo, geralmente envolvendo toda a região mastóidea e mesotímpano, necessitando de intervenção precoce. Além disso, a maior incidência de otites de repetição, a disposição anatômica da tuba auditiva e mastoides mais pneumatizadas contribuem para quadros mais avançados em crianças. Mas nem sempre é possível alcançar todos os objetivos do tratamento cirúrgico em uma única etapa, e a doença pode não ser totalmente erradicada em uma única cirurgia. Doença residual, recorrência e até mesmo piora da acuidade auditiva são sempre possíveis.

Bento *et al.* (1993) estudaram, retrospectivamente, pacientes submetidos a mastoidectomia radical. O objetivo do trabalho baseou-se na comparação dos audiogramas pré e pós-operatórios, correlacionando-os com idade e sexo, com base nas frequências de 500, 1.000 e 2.000 Hz. Quanto mais jovem o paciente era submetido à operação, maiores eram as possibilidades de bons resultados funcionais, e, quanto ao sexo, observou-se não haver influência estatisticamente significativa.[99]

Entretanto, Souza *et al.* realizaram estudo semelhante, em pacientes submetidos a tímpano mastoidectomia, verificando que, nos pacientes idosos, há maior risco de perda neurossensorial da audição, com possibilidade e diagnóstico mais tardio e maior comprometimento do sucesso funcional do tratamento cirúrgico.[100]

Resultados auditivos nas técnicas aberta e fechada

Dependendo do tipo de mastoidectomia realizada, se a cavidade é aberta ou fechada, com ou sem ossiculoplastia, pode interferir no resultado funcional.

Andersen *et al.* avaliaram os resultados auditivos em casos de mastoidectomia (cavidades aberta e fechada), de modo global. Obtiveram *gap* médio (a partir de frequências de 500, 1.000 e 2.000 Hz) menor ou igual a 20 dB em 75% dos casos, sendo 41% abaixo de 10 dB e verificaram redução estatisticamente significativa do *gap* após o tratamento cirúrgico.

Comparando os dois tipos de técnica, Göçmen *et al.*,[101] observando pacientes de até 16 anos de idade, obtiveram melhora da audição em 36% nos casos de técnica fechada e de 38% em mastoidectomias radicais ou radicais modificadas.[5] Concluíram não haver diferenças estatisticamente significativas entre os procedimentos com técnica aberta ou fechada em relação à melhora da audição ou sua deterioração, devendo a técnica cirúrgica ser individualizada para cada caso e experiência do cirurgião, ou seja, a técnica aberta pode ser empregada para aqueles com doença extensa, enquanto a fechada para lesões mais localizadas.[5]

Cruz *et al.* analisaram os resultados auditivos das técnicas fechada e aberta.[103] Todavia, os *gaps* médios pré e pós-operatórios na técnica fechada (segundo normas do *Comitee on Hearing and Equilibrium*) foram de 17,72 dB e 17,5 dB, enquanto na técnica aberta, 28 e 25 dB, respectivamente.[103] Estes autores apontaram diferença estatisticamente significativa entre as técnicas. Para Babighian, o *gap* médio pré-operatório nas técnicas fechada e aberta foi de 40 dB. Houve redução média de 20 dB no pós-operatório para o primeiro grupo e de 14,2 dB para o segundo, com diferença significativa entre ambos.[29] Lesinskas e Vainutiene conduziram estudo semelhante, e consideraram *gap* pós-operatório de 25 dB ou menos como melhora cirúrgica da audição. Tal melhora ocorreu em 38,46% dos casos de técnica fechada, mas não de aberta.[104]

Relacionando os resultados da técnica fechada com reconstrução de canal e técnica aberta (mastoidectomia radical modificada), Takahashi *et al.* obtiveram valor final médio abaixo de 15 dB em 66,7% e abaixo de 20 dB em 79,2% dos procedimentos com reconstrução de canal. Naqueles com técnica aberta, os valores correspondentes respectivos chegaram a 54,1 e 83,3%. Em ambos os tipos de mastoidectomia, a melhora da audição foi significativa. Entretanto, a diferença de resultados entre as técnicas não foi estatisticamente significativa.[28]

Objetivando determinar os resultados auditivos da técnica aberta, Vartiainen e Nuutinem conduziram um estudo retrospectivo de uma década de mastoidectomia radical modificada. A avaliação da audição baseou-se na obtenção do *gap* pós-operatório para frequências de 500, 1.000 e 2.000 Hz. Os pacientes avaliados constituíram-se desde menores de 10 anos até maiores de 60 anos de idade (a maioria na faixa de 30 a 39 anos). Do total de casos, 14% obtiveram *gaps* iguais ou abaixo de 20 dB e 46% iguais ou menores de 40 dB.[105] Sousa *et al.*, trabalhando com técnica fechada, relataram 75% dos casos com audição inalterada ou redução do *gap* estatisticamente significativa. Dos 46,7% dos casos com redução do *gap*, 26,7% obtiveram valor final até 10 dB e 20% de 10 a 20 dB.[100]

Avaliando mastoidectomias radicais modificadas tipo Bondy, Junior *et al.* analisaram os *gaps* pré e pós-operatórios com base nas normas atuais do *Comitee on Hearing and Equilibrium* e os resultados foram semelhantes aos de Souza *et al.* e de Kapur e Jayarmachandran, com redução estatisticamente significativa do *gap* aéreo-ósseo.[24,100,103,106]

Adotando técnica fechada, Eavey e Neto identificaram redução do *gap* médio em 14 dB.[107] Duckert *et al.*, empregando técnica fechada com reconstrução de canal, e Dornhoffer adotando a mesma técnica, segundo as normas do *Comitee on Hearing and Equilibrium*, demonstraram resultados semelhantes.[26,27,103]

Empregando mastoidectomia radical modificada, Siddiq *et al.* determinaram os *gaps* aéreo-ósseos por meio de frequências de 500, 1.000, 2.000 e 4.000 Hz. Do ponto de vista funcional, os valores finais ficaram abaixo de 20 dB. No pré-operatório, a média foi de 28 dB. Após 5 meses de intervenção, de 17 dB, com diferença estatisticamente significativa (redução média de 11 dB). Cerca de 69% dos pacientes obtiveram *gap* pós-operatório aceitável dentro de 5 meses.[108]

Resultados auditivos em mastoidectomias com ou sem ossiculoplastia

McElveen e Chung avaliaram os resultados audiométricos em mastoidectomias radicais modificadas, obedecendo às normas do *Comitee on Hearing and Equilibrium*.[4,103]

Demonstraram que, nos pacientes nos quais a cadeia ossicular foi mantida íntegra (*gap* médio de 20 dB no pré-operatório), o valor pós-operatório foi 0 dB. Naqueles submetidos à ossiculoplastia, também houve melhora da audição, embora um pouco menor, com média de 15 dB de redução no *gap*. A técnica radical modificada possibilita uma visualização melhor da orelha média, e, potencialmente, a preservação da cadeia ossicular, com boa eficácia na remoção das lesões.

CAPÍTULO 8 Tratamento Cirúrgico

O estudo de Vartiainem e Nuutinem demonstrou melhora mais discreta da audição, pois nos seus pacientes operados o *gap* médio pré-operatório de 25 dB decaiu para 18,6 dB no pós-operatório. Nas reconstruções com estribo intacto, o *gap* médio passou de 32,4 dB para 23,9 dB. Nos pacientes com apenas a platina do estribo íntegra, de 36,3 para 32,8 dB, com resultado estatisticamente significativo.[105] No trabalho de Takahashi *et al.*, os pacientes que obtiveram resultado final acima de 20 dB foram submetidos tanto a mastoidectomias radicais com reconstrução do MAE quanto a radicais modificadas, ambas com ossiculoplastia. Em ambas as análises, houve pior tendência de resultados com ossiculoplastia em relação aos pacientes que possuíam cadeia íntegra, mas não em relação à técnica de mastoidectomia aberta ou fechada.[28]

Posteriormente, Vartiainem e Nuutnem, ao compararem os resultados auditivos entre as mastoidectomias com e sem ossiculoplastia, verificaram, nos indivíduos com cadeia íntegra, *gap* pós-operatório médio de 16,2 dB (63% de 0 a 20 dB, 26% entre 21 e 30 dB e 11% acima de 30 dB). Naqueles com cadeia parcialmente comprometida, *gap* final médio de 20,5 dB (77% de 0 a 20 dB e 23% acima de 30 dB). Nos casos de cadeia destruída, mas com estribo preservado, o valor médio de 24,5 dB (47% 0 a 20 dB, 25% de 21 a 30 dB e 28% acima de 30 dB). Nos pacientes que apresentaram apenas a platina do estribo preservada, o *gap* final médio alcançou 33,8 dB (19% 0 a 20 dB, 13% de 21 a 30 dB e 68% acima de 30 dB).[105]

Berenholz *et al.* avaliaram a audição na cavidade aberta na qual os valores de *gap* pré e pós-operatórios foram obtidos nas frequências de 500, 1.000 e 2.000 Hz. Em 64% dos casos, houve redução para pelo menos 20 dB. Além da melhora da acuidade auditiva estatisticamente significativa após a ossiculoplastia, quanto maior o *gap* pré-operatório, maior também o potencial de melhora relativa.[30] Yukiko *et al.* considerando casos de mastoidectomia radical modificada com ossiculoplastia em pacientes pediátricos, obtiveram redução do *gap* médio de 34,7 para 27,1 dB. Do total de pacientes, 67,8% apresentaram valores iguais ou menores que 30 dB. Não foram estabelecidas correlações entre aspectos clínicos como sexo, idade (os resultados obtidos foram semelhantes àqueles demonstrados por outros estudos com pacientes mais idosos), tipo de colesteatoma e melhora da audição dos pacientes submetidos à mastoidectomia radical modificada com ossiculoplastia.[3]

Analisando os resultados funcionais da ossiculoplastia nas mastoidectomias radicais modificadas, Aquino et al. obtiveram gaps médios pré e pós-operatórios nas frequências em 500, 1.000 e 2.000 Hz, tendo avaliado:[67]

1. **Melhora auditiva:** redução média do gap, no pós-operatório, em 10 dB ou mais.
2. **Resultado inalterado:** ausência de ganho auditivo.
3. **Piora:** incremento em 10 dB ou mais. O gap médio pré-operatório foi de 31,2 dB.

No que concerne ao resultado funcional global auditivo, 85,7% apresentaram melhora da audição, 7,14% permaneceram com os mesmos níveis pré-operatórios e 7,14% obtiveram piora. O estudo demonstrou que a mastoidectomia radical modificada não leva obrigatoriamente ao ganho auditivo esperado. Pesquisa semelhante conduzida por Souza et al. demonstraram a seguinte distribuição do gap pós-operatório: 0 a 20 dB em 66,2% e acima de 20 dB em 33,8%, com ganho auditivo estatisticamente significativo.[100]

Para determinar se há ou não benefício de realizar a reconstrução da cadeia ossicular em um segundo estágio na técnica fechada adotada para tratamento do colesteatoma, Kim et al. estudaram, retrospectivamente, dois grupos de pacientes.[109] Estes foram divididos entre aqueles submetidos a técnica fechada com reconstrução de cadeia na mesma etapa e aqueles submetidos a operação com reconstrução em uma segunda etapa. Os gaps obtidos foram comparados entre os dois grupos. Valor médio abaixo de 20 dB foi considerado satisfatório para o primeiro grupo e abaixo de 30 dB, para o segundo. O gap pós-operatório médio do primeiro grupo foi de 20,8 dB, próximo aos 20,2 dB do segundo. Naqueles que passaram por ossiculoplastia em etapa única, 56,3% obtiveram gap pós-operatório abaixo de 20 dB, enquanto no segundo grupo a taxa foi de 54,8%. No primeiro grupo, 81,3% atingiram gap abaixo de 30 dB, semelhante aos 82% do segundo.

Ao longo de 34 anos e com 785 ossiculoplastias em pacientes de 3 a 76 anos (com materiais autólogos), Bauer avaliou a audição por meio de gaps obtidos para frequências tonais de 500, 1.000 e 2.000 Hz. O valor médio pré-operatório encontrado foi de 33,1 dB.[110] Cerca de 54% obtiveram resultado pós-operatório igual ou menor a 10 dB, 32% entre 10 e 20 dB, 11% entre 20 e 30 dB e 3% de 30 a 40 dB. A diferença dos valores pré e pós-operatórios foi estatisticamente significativa.

Ossiculoplastia com materiais sintéticos tipo PORP ou TORP

Soldati e Mudry estudaram, em pacientes de até 16 anos de idade, a eficácia do tratamento de reconstrução da cadeia ossicular por meio de próteses.[111] Os resultados audiológicos por meio da comparação dos *gaps* pré e pós-operatórios, foram similares entre TORP e PORP, com redução estatisticamente significativa. Os pesquisadores relataram *gap* final abaixo de 20 dB em 51% dos pacientes, entre 20 e 40 dB em 29% e acima de 40 dB em 10%. Em 80% dos casos identificou-se resultado abaixo de 40 dB. Berenholz *et al.*, em estudo envolvendo pacientes adultos, também não demonstraram diferença estatisticamente significativa entre a melhora da audição com PORP ou TORP.[30]

Com a intenção de analisar os resultados funcionais dos pacientes submetidos à técnica fechada e que necessitaram de uma segunda intervenção para ossiculoplastia por recidiva do colesteatoma (doença residual ou recorrência). Quaranta *et al.* analisaram ao longo de 10 anos o uso do TORP e PORP.[112] Em ambos os grupos, o número de casos com *gap* pós-operatório abaixo de 20 dB permaneceu estável durante todo o período de acompanhamento (10 anos), sem diferença estatisticamente significativa entre os resultados com PORP e TORP.

House e Teufert obtiveram *gaps* aéreo-ósseos pré e pós-operatórios consoante ao *Comitee on Hearing and Equilibrium*.[103,113] Esses autores julgaram satisfatória a obtenção de um *gap* pós-operatório abaixo de 20 dB, presente em 67,6% dos procedimentos com PORP e em 57,5% com TORP.

Em relação ao total de intervenções, em 62,9% o *gap* médio alcançou 19,2 dB, após 3 meses 20,4 dB após 9 meses.

REFERÊNCIAS BIBLIOGRÁFICAS

1. Portmann M, Portmann D. Techniques of tympanomastoidectomy. *Otolaryngol Clin North Am* 1989;22(Suppl 1):29-39.
2. Vartiainem E, Nuutinem J. Long-term results of surgical treatment in different cholesteatoma types. *Am J Otol* 1993;14(5):507-11.
3. Yukiko L, Nagamine H, Sasaki Y *et al*. Hearing results of canal wall reconstruction tympanoplasty for middle ear cholesteatoma in children. *Int J Pediatr Otorhinolaryngol* 2001;60(1):65-72.
4. McElveen JT, Chung AT. Reversible canal wall down mastoidectomy for acquired cholesteatoma: preliminary results. *Laryngoscope* 2003;113(1):1027-33.
5. Göçmen H, Kiliç R, Özdek A *et al*. Surgical treatment of cholesteatoma in children. *Int J Pediatr Otorhinolaryngol* 2003;67:867-72.
6. Eisenman DJ, Parisier SC. Is chronic otitis media with cholesteatoma associated with neurossensory hearing loss? *Am J Otol* 1998;19(1):20-25.
7. Palva T, Ramsay H. Mastoide obliteration. *Acta Otolaryngol* 1979;360:152-55.
8. Smyth GDL. *Chronic ear disease*. N.York, Edimburg: Churchill, Livingstone, 1980. p. 53.

9. Deguine CH. Cholesteatoma surgery: what about the third Intervenction? In: Tos M, Thomsen J, Peitersen E. *Proceedings of the 3rd International Conference on Cholesteatoma*. Amsterdam: Kugler & Guedini, 1988. p. 821-25.
10. Morimitzu T. *Cholesteatoma and anterior tympanotomy*. Berlin: Springer, 1998. p. 35.
11. Portmann M, Guerrier Y. Traité de technique chirurgical. Soc Française d´ORL et de pathologie cervico-faciale. Tome 1. Oreille et os Temporale. Paris: Masson, 1975. p. 443.
12. Feldmann H. Surgeon´s workshop: osteoplastic approach in chronic otitis media by means of a microsurgical reciprocating saw. *Clin Otolaryngol* 1978;3:515-20.
13. Marquet J. *Le traitement chirurgical du cholestéatome de l´oreille moyenne*. Chapitre V in Wayoff *et al*. Paris: Libr. Arnette, 1982. p. 229.
14. Fisch U. Cholesteatoma. *Tympanoplasty and stapedectomy*. A manual of techniques. Stutggard, New York: George Thieme Verlag, 1980. p. 35.
15. Jansen CW. Posterior tympanotomy access to the midde ear with preservation of the external canal. *Ark Klin Exp Ohr* 1967;118:558-59.
16. Sheehy JL. *Intact canal wall. Tympanoplasty with mastiodectomy controversy in Otolaryngology*. Snow, 1980, p. 213-22.
17. Wayoff M, Charachon R, Roulleau P *et al*. Le traitement chirurgical du cholestéatome de l´oreille moyenne. Soc Française d´ORL et de Pathologie Cervico-faciale. Paris: Libr Arnette, 1982. p. 141-42.
18. Stacke L. Indicationen betreffend de excision von hammer und amboss. *Arch Ohrenheilkd* 1890;31:201-15.
19. Küster E. Uber die grundsa tze der behandlung von eiterungen in starrwandigen höhlen. *Deutsch med Wochenschr* 1889;13:254-57.
20. Portmann M, Crovetto MA, Valles J *et al*. Resultats anatomiques et functionelles de la "petite caisse" dans les evidements petro-mastoidiens pour cholesteatome. *Rev Laryngol* 1987;108(Suppl 2):161-64.
21. Vartiainen E. Ten-year results of canal wall down mastoidectomy for acquired cholesteatoma. *Auris Nasus Larynx* 2000;27(3):227-29.
22. Bondy G. Totalaufmeisselun mit. Erhaltung von trommelfell und gehörknöchelchen. Monatsschr 1910;44:15.
23. Tarabichi M. Endoscopic management of acquired cholesteatoma. *Am J Otol* 1997;18(5):544-49.
24. Junior RC, Santos CA, Abud LN *et al*. Mastoidectomia radical modificada tipo Bondy sem meatoplastia: proposta terapêutica. *Rev Arq Otorrinolaringol* 2003 Out.-Nov. 24:7(4).
25. Estrem S, Highfill G. Hydroxyapatite canal wall recons-truction/mastoid obliteration. *Otolaryngol Head Neck Surg* 1999;120(3):345-49.
26. Dornhoffer JL. Retrograde mastoidectomy with canal wall reconstruction: a follow-up report. *Otol Neurotol* 2004;25(5):653-60.
27. Duckert LG, Makielski KH, Helms J. Management of anterior epitympanic cholesteatoma: expectations after epitympanic approach and canal wall reconstruction. *Otol Neurotol* 2002;23(1):8-13.
28. Takahashi H, Hasebe S, Sudo M *et al*. Soft-wall reconstruction for cholesteatoma surgery: reappraisal. *Am J Otol* 2000;21(1):28-31.
29. Babighian G. Posterior and attic wall osteoplasty: hearing results and recurrence rates in cholesteatoma. *Otol Neurotol* 2002;23(1):14-17.
30. Berenholz LP, Rizer FM, Burkey JM *et al*. Ossiculoplasty in canal wall down mastoidectomy. *Otolaryngol Head Neck Surg* 2000;123(1 Pt 1):30-33.
31. Portmann G, Portmann M. Las voies d'acces dans La chiruugie tympano plastique. *Rev Laryngologie* 1989;90:30-37.
32. Wayoff M, Charachon R *et al*. La traitment chirurgical du cholestéatome de l'oreille, mayenne. Arnette 1982. 229p.

33. Fleury P, Legent F, Lefebre C. *Atlas techiniques chirurgicales de l'oreille*. Paris: Masson, 1974.
34. Wullstein H, Zollner F. *Tratado de otorrinolaringologia*. J Berendes. Ed. Cientifo Medica, tomo III/2 Oido, 1969, p. 306.
35. Heermann H. *Le traitement chirurgical du cholesteatome de l'oreille moyenne*. Wayoff 1982. p. 127.
36. Wullstein H. Tympanoplasty today. *Arch Otolaryngol* 1962;76:295-302.
37. Marquet J. Les homogreffes du tympan en chirurgie reconstructive de l'oreille moyenne. *J Fr ORL* 1970;18:369-72.
38. Wullstein H, Zollner F. Funktionelle operationen in mitellhor mit ilfe des freien spaltappen transplantates. *Arch Ohr Nas* 1952;161:422-26.
39. Patterson CN. Silastic sponge implants in tympanoplasty. *Laryngoscope* 1968;78:759-67.
40. Dickison R, Hoffmann A. The fate of exogenous materials in the middle ear and frontal sims od cats. *Laryngoscope* 1971;81:216-31.
41. Paparella M, Shumrick N. *Otorrinolaringologia*. Tomo 2, Oido, B. Aires, 1982.
42. Schucknecht HF, Oleksiuk S. Tympanoplasty. *Laryngoscope* 1959;64:614-18.
43. Austin DF, Sanabria F. Mastoidoplasty. *Arch Otolaryngol* 1962;76:414-21.
44. Sheehy JL. Plastic scheeting in tympanoplasty. *Laryngoscope* 1973;83:1144-59.
45. Shea JJ. Vein graft closure os eardrum perforations. *J Otalaryngol Otol* 1960;74:131-37.
46. Jansen CW. Cartilage tympanoplasty. *Laryngoscope* 1963;73:1288-301.
47. Goodhill V, Harris J, Brokman SJ. Timpanoplasty with perichondrial graft. *Arch Otolaryngol* 196;79:131-37.
48. Preobrazhenski JB. The employment of preserved duramater grafts in timpanoplasty. *J Otolaryngol* 1961;23:63-68.
49. Miniti H, Mion D, Paiva LP et al. Implante de duramater conservada em glicerina em timpanoplastias. *Rev Bras ORL* 1968;2:257-58.
50. Trombetta, G. Perfurations of tympanic membrane and tympanoplasty closure by perichondrium: a preliminary report of 9 cases. *Arch Otolaryngol* 1963;77:81-84.
51. Marquet J. *Les homogreffes tympano-ossiculaires. S Franc d' ORL e pathologie cervico faciale*. Paris: Arnette, 1978. p. 126.
52. Jansen CW. Homo and heterogeneous graft in reconstructions of the sound condutions system. *Acta Otol Rhinol Laryngol (Belgium)* 1970;24:60-64.
53. Zini C, Sanna M, Bacciu S. Heterogreffe tympaniques en tympanoplastic fermée. Techniques et resultads. *Comptes Rendues de Science* 1976. p. 250.
54. Wullstein H. Technique et resultats de la tympanoplastie. *Les Annales d'ORL* 1955;72:764-81.
55. Barcelló GF. Avance de um nuevo procedimiento de cierre de las perforaciones tumpanicas. *Acta ORL Esp* 1969;20:95-101.
56. House WF, Sheehy JL. Miringoplasty. *Arch Otolaryngol* 1960;71:399-404.
57. Sheehy JL. Tympanic membrane grafting: early and long-term results. *Laryngoscope* 1964;74:985-88.
58. Shea JJ, Homsy Jr JR. The use of proplast (TM) in otologic surgery. *Laryngoscope* 1974;84:1835-45.
59. Shea JJ, Emmett Jr JR. Biocompatible pssicular implants. *Arch Otolaryngol* 1978;104:191-96.
60. Smyth GDL. Five year report on partial ossicular replacement protesis. *Otolaryngol Head Neck Surgery* 1982;90:343-46.
61. Paparella MM. Experimental tympanoplasty. *Laryngoscope* 1967;77:1755-94.
62. Pennington CL. Incus interposition: a 15 years report. *Ann Otol Rhinol Laryngol* 1983;92:568-70.

63. Farrior JB. Ossicular repositioning and ossicular protesis in tympanoplasty. *Arch Otolaryngol* 1960;71:443-49.
64. Ojala K, Sorrim M, Vainio MJ et al. Late results os tympanoplasty using ossicle cortical bone. *J Otolaryngol Otol* 1983;27:19-25.
65. Smyth GDL, Kerr AG. Cartilage homografts. Experimental and clinical aspects. *Acta Otolaryngol (Belgium)* 1970;24:53-59.
66. Morimitsu T. Cholesteatoma and anterior tympanotomy. Tokyo: Springer, 1998. p. 114.
67. Aquino JE, Cruz NA, Cruz Filho NA. Timpanoplastia em cavidade de mastoidectomia radical. *Rev Bras Otorrinolaringol* 1995;61(4):193-201.
68. Linden A, Costa SS, Smith MM. Timpanoplastia, evolução nas técnicas de reconstrução da cadeia ossicular. *Rev Bras ORL* 2000;66(2):136-42.
69. Palomar V, Fortuny JC. Données statistiques du cholesteatome. *Les Cahiers d'ORL* 1989;24(6):439-43.
70. Sheehy JL. Stapes surgery when incus are missing. *Otolaryngol Clin North Am* 1969;141-52
71. Lacher G. Les homogreffes tympano-ossiculaires S Franc d' ORL e pathologie cervico faciale. Paris: Lib Arnette, 1978. p. 82.
72. Marquet JFE. Technique inédite de myringoplastie par homogreffe de tympam. *Acta Otorhinolaryngol, (Belg)* 1967;21:127-32.
73. Perkins R. Human homograft otologiic tissue transplantion buffered formaldehyde preparation. *Trans AM Acad Ophtalmol Laryngol* 1970;74:278-82.
74. Vergnon L, Fombeur JP, Laffole P et al. Indications et technologies des implants tympano-ossiculaires. *Ann Oto-Laryngol, (Paris)* 1977;94(Suppl 3):137-43.
75. Lesinsky JG. Homograft tympanoplasty in perspective: long-term clinical, histologic studies of formalin fixed tympanic membrane used for reconstruction of 125 severely damage middle years. *Laryngoscope* 1983;93(11):1-37.
76. Veldman JE, Kuijpers W, Briek P. Experimental models for reconstructive ear surgery. Immunobiology, autoimmunity and trasplantation in otolaryngology. *Acta Oto Laryngol* 1984;80:177-86.
77. Plester D. Tympanic membrane homografts in ear surgery. *Acta Otorhinolaryngol (Belg)* 1970;24:34-44.
78. Portmann M. Meatoplasty and conchoplasty in cases of open-technique. *Laryngoscope* 1983;93:520-22.
79. Portmann M, Guerrier Y, Guillen G et al. Évidements pétromastoidiens avec temps tympanoplastique. In: *Traité de technique chirurgicale ORL et cervico-faciale*. Paris: Masson, 1975. p. 208-10, vol. 1.
80. Wullstein HL. The restoration of function of the middle ear in chronic otitis media. *Ann Otorhinolaryngol (Paris)* 1956;65:1020-27.
81. Wayoff M, Chobaut JC, Deguine C et al. *Les greffes du tympan*. Paris: Arnette, 1990, 273p.
82. Parasier SC, Green RP, Chute PM et al. Surgical therapy of chronic mastoiditis with cholesteatoma. *Otolaryngol Head Neck Surg* 1982;90:767-72.
83. Wayoff M, Charachon R, Roulleau P et al. *Le traitement chrirurgical du cholestéatome de L'Oreille moyenne*. Paris: Arnette, 1982, 220p.
84. Jackson CG, Glasscock ME, Schwaqber MK et al. Open mastoid procedures: contemporary indications and surgical techniques. *Laryngoscope* 1985;95:1037-43.
85. Browm JS. A tem years statistical follow-up of 1142 consecutive cases of cholesteatoma; the closed versus the open technique. *Laryngoscope* 1982;92:390-96.
86. Marquet JFE. Technique inedité de myringoplastie par homogreffe du tympan. *Acta Otorhinolaryngol (Belg.)* 1967;21:127-32.

87. Ars B, Decraemer W, Ars-Piret N. Timpano-ossicular allograft: morphology and physiology. *Am J Otol* 1987;8(2):148-54.
88. Ars B. Organogenesis of the middle ear structures. *J Laryngol Otol* 1989;103:16-21.
89. Ars B, Ars-Piret N. Middle ear pressure balance under normal conditions. Specific role of the middle ear structures. *Acta Belgica ORL* 1994;4:48-50.
90. Ekval L. Total middle ear reconstruction. *Acta ORL (Stockh)* 1973;75:279-81.
91. Marquet JFE. Homografts in tympanoplasty and other forms of middle ear surgery. In: Ballantyne JC. (Ed.). Operative surgery. 3rd ed. London: Butterworths, 1976. p. 100-15.
92. Aquino JEP, Cruz Filho NA, Aquino JNP. Reconstrução total da cavidade de mastoidectomia com parede posterior do meato auditivo externo e aloenxerto tímpano-ossicular. *Observação a Longo Termo Arq Int de ORL* 2007;11(2):413-26.
93. Marquet JFE. Homografts in middle ear surgery: ten years of experience. *Trans Am Acad Ophtalmol Otolaryngol* 1975;80:30-36.
94. Brasil, Ministério da Saúde. Secretaria Nacional de Programas Especiais da Saúde. Divisão de Dermatologia sanitária. Centro de referência para Aids-SIDA/AIDS: recomendações para hospitais, ambulatórios médicos, odontológicos e laboratórios. Brasília, Centro de Documentação do Ministério da Saúde, 1986, 16p. (normas e manuais técnicos, 34).
95. França GV. *Transplantes de órgãos e tecidos. Direito médico.* 3. ed. São Paulo: Byk Procieux, 1982. p. 257-59, vol. 18.
96. Veldman JE, Kuijpers W, Overbasch MC. Experimental models for reconstructive ear surgery: immunobiology, autoimmunity and transplantation in otolaryngology. *Clin Otolaryngology* 1978;3:293-97.
97. Ars B. La partic tympanale de l'os temporale. *Cahiers D'ORL* 1983;18:439-523.
98. Junichi B, Watanabe N, Mogi G. *Reconstruction of the external auditory canal after canal down tympanomastoidectomy for chronic otitis media with cholesteatoma: long term observation of hearing and canal expansion.* Cholesteatoma and mastoid surgery, 1992, p.679- 82. Proceedings of IV Intern. Conference. Niigata, Japan, Kugler Publications, Amsterdam/New York.
99. Bento RF, Souza RM, Murano EZ et al. Resultado funcional auditivo em mastoidectomia radical. *Rev Bras Otorrinolaringol* 1993;59(2):249-52.
100. Souza RM, Murano EZ, Miniti A. Resultado funcional auditivo em timpanomastoidectomia. *Rev Bras Otorrinolaringol* 1994;60(6):275-79.
101. Andersen J, Thomasen PC, Tos M. Cartilage palisade tympanoplasty in sinus and tensa retraction cholesteatoma. *Otol Neurotol* 2002;23(6):825-31.
102. Cruz OL, Kasse CA, Leonhart FD. Efficacy of surgical treatment of chronic otites media. *Otolaryngol Head Neck Surg* 2003;128(2):263-66.
103. The American Academy Otolaryngology Head Neck Surgery Foundation.Committee on hearing and equilibrium guidelines for the evolution of results of treatment of conductive hearing loss. *Otolaryngol Head Neck Surg* 1995;113(1):186-87.
104. Lesinskas E, Vainutiene V. Closed tympanoplasty in middle ear cholesteatoma surgery. *Medicina (Kaunas)* 2004;40(9):856-59.
105. Vartiainem E, Nuutinem J. Long-term results of surgical treatment in different cholesteatoma types. *Am J Otol* 2000;14(5):507-11.
106. Kapur TR, Jayarmachandran S. Management of acquired cholesteatoma of the middle ear end the mastoid by combined approach tympanoplasty: a long term review. *Clin Otolaryngol* 1997;22(1):57-61.
107. Eavey RD, Neto JF. A targeted problem and its solution: canal wall window tympanomastoidectomy. *Laryngoscope* 2000;110:1410-14.
108. Siddiq MA, East DM. Long term hearing results of incus transposition. *Clin Otolaryngol* 2004;29(2):115-18.

109. Kim H, Battista R, Kumar A *et al.* Should ossicular reconstruction be staged after tympanomastoidectomy? *Otolaringol Head Neck Surg* 2001;131(2):66-67.
110. Bauer M. Ossiculoplasty: autogenous bone grafts, 34 years experience. *Clin Otolaryngol* 2000;25(1):257-63.
111. Soldati D, Mudry A. Cholesteatoma in children: techniques and results. *Int J. Pediatr Otolaryngol* 2000;52(3):269-76.
112. Quaranta N, Fernandez-Veja FS, Piazza F *et al.* Closed tympanoplasty in cholesteatoma surgery: long-term (10 years) hearing results using cartilage ossiculoplasty. *Eur Arch Otorhinolaryngol* 2001;258(1):20-24.
113. House JW, Teufert KB. Extrusion rates and hearing results in ossicular reconstruction. *Otolaryngol Head Neck Surg* 2001;125(3):135-4.

CAPÍTULO 9

COMPLICAÇÕES CIRÚRGICAS E PÓS-CIRÚRGICAS

HIPOACUSIA

Quando não são seguidas certas normas nas intervenções cirúrgicas realizadas na orelha média, pode-se produzir um dano direto ou indireto ao labirinto, com consequente hipoacusia neurossensorial mais ou menos intensa, podendo chegar à cofose em certos casos, com a possibilidade de zumbidos ou vertigens concomitantes.

Palva et al., em 1.680 ouvidos crônicos operados, encontraram hipoacusia neurossensorial em 4,5% dos casos, a maioria limitada às frequências de 4.000 a 8.000 Hz e somente em seis casos (3%) a zona de frequência conversacional estava afetada.[1] O dano ao órgão de Corti foi consequente à transmissão da vibração do broqueamento, ruído e aquecimento provocados pelo atrito da broca aos líquidos da orelha interna comprometendo as células ciliadas. A maioria das perdas ocorreu em ouvidos que tinham cadeia ossicular intacta e com lesões no ático. Para evitá-la, aconselham a desarticulação da bigorna quando é necessária a limpeza do epitímpano, realizando depois a reconstrução ossicular. Recomendam certas manobras para diminuir os movimentos do estribo sobre os líquidos do ouvido interno, porém sabem que a posterior reposição da bigorna nem sempre permite um funcionamento ossicular normal.

Tos e Plate não são partidários da ideia de desarticulação prévia da bigorna quando se tem de broquear o ático, estando a cadeia intacta e só a desarticulam se o colesteatoma estende-se medialmente à cadeia.[2] Sua baixa incidência de hipoacusia se deve ao acesso transmeatal que reduz o tempo de broqueamento. Spoendlin e Brun acreditam que na patogenia do trauma acústico, influem tanto as condições do indivíduo receptor como as qualidades do ruído traumatizante, isto é, quanto mais longo é o tempo de trabalho mais traumatizante será o ruído.[3]

O tempo de trabalho e a intensidade do ruído estão em relação direta ao dano produzido. As variações nas velocidades de rotação ou tipo de brocas cortantes não alteram significativamente o ruído gerado pelas brocas.

Kylen e Arlinger recomendam o uso de brocas de diamante na zona do ádito e antro. Acreditam que o ruído provocado pela aspiração (som agudo constante, durante toda a manipulação) afeta em primeiro lugar as células externas, podendo haver destruição de todas elas.[4]

Se a lesão é ainda mais acentuada podemos encontrar destruição das células ciliadas internas, ruptura da membrana de Reissnner e/ou membrana basilar. Volderich e Ulchova encontraram além da degeneração das fibras nervosas do gânglio espiral.[5]

Helms e Call encontraram traumatismo da cóclea por meio do efeito térmico do broqueamento, porém não puderam determinar em que proporção há relação com o ruído da broca.[6,7] Os trabalhos experimentais de Lawrence mostram que a reação ao ruído é o vasospasmo e como primeira indicação no tratamento está a restauração da circulação na orelha interna e o combate à anoxia.[8] Se há uma suspeita de complicação coclear de origem cirúrgica atuar-se-á o mais depressa possível com tratamento médico à base de soro hipertônico ou isotônico segundo cada caso e vasodilatadores periféricos do tipo histamina, vitamina B6 ou seus derivados e corticosteroides nos processos em que se achar conveniente.

Schiff e Brown, para combater a hipercoagulação, a agregação plaquetária e a reação inflamatória do trauma da orelha interna, assim como os transtornos no metabolismo dos líquidos, utilizaram o tratamento com ACTH e heparina, porém não relataram seus resultados.[9]

COFOSE

A etiologia da cofose pós-operatória na OMCC é diversa. Kohomen inclui a agressão cirúrgica à janela redonda e aos canais semicirculares, uma excessiva manipulação da cadeia ossicular, como também uma excessiva potência do aspirador que podem causar luxação da platina ou pequenas soluções de continuidade e mesmo aspiração agressiva do vestíbulo.[10] Uma fístula acidental por luxação, extirpação ou perfuração do estribo pode não produzir uma cofose, se estamos prevenidos. Aconselha a imediata reposição do estribo ou o fechamento da fístula com gelfoam. Gacek extirpou inadvertidamente a platina e preencheu o orifício com gordura em uma timpanoplastia tipo IV e verificou perda de 22 dB.[11]

A extirpação do colesteatoma do nicho da janela redonda pode produzir uma perda total de audição. Esta foi a causa em três ouvidos operados por Palva *et al.*[1] A precaução com a região da janela redonda é também de capital importância na extirpação da mucosa doente, de traves fibrosas o que deve determinar o cuidado redobrado. Igualmente, uma aspiração excessiva pode provocar ruptura da membrana da janela redonda. A extirpação da matriz de um colesteatoma sobre o canal semicircular horizontal deverá ser feita com a maior delicadeza possível no caso de haver fístula e a remoção deverá ser deixada para o último tempo cirúrgico.[1]

Para Palva *et al.* nas mastoidectomias radicais os acidentes que afetam a orelha interna sucedem algumas vezes.[12] Em 14 casos, de 830, tiveram abertura do labirinto nas suas mastoidectomias radicais. Brown publica em sua revisão de 1.142 casos de timpanoplastias, 1% de dano labiríntico, todos os casos em adultos.[13] Tos e Plate dão, também, como causa da cofose, a exérese de colesteatoma com projeção no vestíbulo em um paciente com ausência de platina.[2]

ATELECTASIA

É uma diminuição da capacidade pneumática da orelha média, provocada por um aumento de pressão negativa. A insuficiência tubária é certamente o fator principal destas retrações, porém não se descartam outros fatores. Sadé *et al.* classificam, segundo sua localização em:[14]

1. **Retração da *"pars tensa"* para o promontório ou atelectasia:** subdividida em cinco estágios:
    - *Estágio I:* ligeira retração da membrana timpânica.
    - *Estágio II:* retração da membrana timpânica tocando a bigorna e o estribo.
    - *Estágio III:* membrana timpânica tocando o promontório.
    - *Estágio IV:* membrana timpânica aderente ao promontório (também chamada de otite média adesiva. Sadé notou que o tímpano atelectásico pode perfurar espontaneamente (e chamar o estágio V).[15]
    - *Estágio V:* membrana timpânica atelectásica que pode perfurar espontaneamente.
2. **Retração da *"pars tensa"* para dentro do ático ou retração *pocket*:** esta é uma depressão de uma parte do tímpano situada, na maioria das vezes, no quadrante posterossuperior. Ela pode ser:
    - Pequena retração *pocket*, quando se vê facilmente o fundo.
    - Grande retração *pocket*, quando o fundo não se pode ver facilmente, mas pode ser limpo.
    - Grande retração *pocket*, com restos de queratina infectada e quer não pode ser clinicamente limpo.

Sheehy e Crabtree chamam a atenção para o papel do tecido fibroso unido ao neotímpano na parede interna da caixa, particularmente na região posterossuperior e acreditam que a inclusão de *silastic* poderia suprimir estas aderências e estabilizar o neotímpano, mas geralmente não impede o desaparecimento de todas as bolsas de retração.[16] Atelectasias e bolsas de retração aparecem para Wayoff *et al.* em 10% dos casos, geralmente nos 3 primeiros anos de acompanhamento e muito raramente mais tarde.[17] Sua frequência varia entre 8 e 16% dos casos, teve maior incidência no 1º ano, de 30,8%; do 1º ao 5º ano, 4% e do 5º ao 10º ano, 1,3%.

Sana mostra uma incidência de 9,2% em 283 casos de técnica fechada.[18] Sadé encontrou 7% de bolsas de retração pós-operatórias em técnicas fechadas e acredita que o tratamento está indicado quando a audição se mostra defeituosa (que não é sempre o caso) ou quando a autolimpeza é deficiente.[15] Na maioria dos ouvidos (aqueles nos quais o processo se estabiliza) se evitará qualquer tratamento, enquanto aqueles em que se observa piora deverão ser operados.

REABSORÇÃO DO MATERIAL DE RECONSTRUÇÃO

Como material para a reconstrução da orelha média, encontramos:

A) **Cartilagem:** histologicamente a cartilagem homóloga septal parece ser estável e uma substância não reativa no ouvido. Kear *et al.*, em um exame de cartilagens homólogas que haviam sido empregadas em timpanoplastias e extraídas da orelha média após 2 anos de cirurgia, demonstraram que seis delas estavam histologicamente normais e quatro mostravam sinais de erosão e/ou fibrose.[19] Smyth *et al.* realizaram um estudo histológico amplo de 77 cartilagens homólogas extraídas em revisões cirúrgicas, das quais algumas haviam permanecido no organismo até 9 anos. Em muitos casos, a cartilagem era normal e coberta por fina mucosa, sendo que algumas se encontravam substituídas por tecido fibroso e outras erodidas em sua face interna, enquanto a sua face lateral estava normal. Em três casos existia ossificação substituindo a cartilagem e, em um deles, a substituição era completa.[20] Eviatar acredita que a cartilagem não é um bom material para efetuar reconstrução de orelha média nas crianças, porque ela com o tempo tende a desaparecer sendo às vezes reabsorvida completamente, o que não está bem claro se isto é consequente a uma otite média recorrente, ou à natureza extremamente delicada da cartilagem. Em reconstrução da parede posterior, empregando pericôndrio e cartilagem, depois de 1 ano de evolução, este autor demonstra 80% de êxito.[21] Brackmann e Sheehy apesar dos bons resultados conseguidos com enxertos de cartilagem, em uma revisão de 564 timpanoplastias (com reconstrução da parede externa do ático), notaram que os resultados obtidos provocaram diminuição do entusiasmo inicial, em consequência do seu amolecimento e dissolução tardia.[22] Beal e Sanna, em um estudo microscópico de cartilagens autólogas que permaneceram de 3 a 8 anos na orelha média, encontraram-nas rodeadas por tecido fibroso sem evidência de reabsorção, inflamação ou proliferação vascular.[23] Adkins e Osguthorpe, depois de um seguimento de 1 a 6 anos em suas reconstruções de parede posterior com cartilagem do trago autóloga e pericôndrio, obtiveram êxito em 38 dos seus 40 casos.[24]

Plester e Jahnke demonstraram reservas quanto à sua eficácia como material para reconstrução de mecanismo de condução sonora.[25]

B) **Proplast:** é um tipo de material preparado pela combinação de duas famílias de polímeros, conhecidos com o nome de teflon e carbono vítreo. Contém poros até 70-90% de seu volume permitindo a precipitação de grande quantidade de proteínas nestes. Sua estrutura é microporosa permitindo a invasão dos espaços porosos, por tecido vivo, de tal forma que dê vida ao tecido inerte. Esta substância tem sido utilizada para recobrir uma parte do ático, da parede superior, da parede posterossuperior, parcialmente ou em sua totalidade.

A princípio, o proplast foi visto com otimismo, pois resolvia problemas reconstrutivos na cirurgia do colesteatoma, mas se comprovou, posteriormente, que o êxito e o fracasso ocorrem e estão ligados a muitos outros fatores.

Shea e Homsy citam a possibilidade de utilização desta substância para poder resolver problemas do mecanismo transmissor e ainda consideram seu possível emprego como material de reconstrução do meato auditivo externo.[26]

Janeke *et al.* utilizaram o proplast em animais obliterando os seios frontais ou a mastoide, e em nenhum de seus casos observaram infecção ou rejeição.[27]

Shea e Malembaum, em revisão de 83 casos, com reconstrução da parede posterior com proplast, obtiveram êxito de 46%, mas quando esta substância foi recoberta com fáscia, pericôndrio ou periósteo, a porcentagem se elevava para 68%.[28]

C) **Plastipore:** é uma esponja de polietileno de alta densidade e um material biocompatível moderadamente rígido e flexível, com grande porosidade, que estimula o crescimento do tecido conectivo dentro dele, permitindo, durante a intervenção cirúrgica, dobrá-lo e cortá-lo no comprimento desejado.

Janeke e Shea criaram o primeiro TORP *(total ossicular replacement prosthesis)* e publicaram os resultados em uma série de 23 doentes, tendo muito poucas rejeições. Sugerem a interposição de uma peça de cartilagem entre o enxerto timpânico e a prótese.[29]

Shea e Emmet examinaram ao microscópio o plastipore, depois de meses na orelha média e descreveram que este se encontrava invadido por tecido conectivo fibroso, mas não encontraram evidência de inflamação aguda ou crônica.[30]

Brown e Bryan publicaram os achados histológicos encontrados depois da colocação de plastipore dentro do ouvido de 17 coelhos, depois de um período compreendido entre 6 semanas a 1 ano, informando que não houve resposta inflamatória e sim histiócitos e células de corpo estranho.[31]

Bosch e Zorita e Makino et al. admitem que nas próteses de PORP (parcial) e TORP (total), lesões microscópicas podem ser a causa de reinfecção e fracasso, recomendando a utilização para as reconstruções ossiculares, de próteses combinadas de polietileno – fibrocartilagem com menores possibilidades de rejeição.[32,33]

Beal e Sanna ao observarem sob o microscópio o TORP e o PORP que haviam ficado na orelha média de 7 a 34 meses, encontraram, invasão de tecido fibroso, múltiplos macrófagos e células gigantes. No estudo ao microscópio eletrônico notaram que não havia sinais de reabsorção, degradação ou proliferação vascular, e sim, infiltração do plastipore por fibras de colágeno e fibrócitos com macrófagos e células gigantes.[23]

Nievares e Barthe demonstraram muito bem em seu desenho ilustrativo (Fig. 9-1), o processo evolutivo de extrusão do plastipore em timpanoplastias. Demonstraram que um dos motivos da extrusão das próteses mesmo com cartilagem interposta se deve à insuficiência tubária. Nestes ouvidos, a pressão negativa intratimpânica causa uma procidência da prótese contra enxerto timpânico, afetando a integridade do mesmo. Do mesmo modo que as bolsas de retração aticais podem produzir um movimento da cabeça da prótese, a porção anterior desta está deslocada para cima e a posterior para baixo, ficando a prótese angulada em relação ao enxerto timpânico, de modo que entram em ação duas forças de sentidos opostos.[34]

A procidência da prótese produz uma necrose do neotímpano, com uma hipertransparência primeiro, e uma extrusão depois. A maior incidência de extrusão dá-se durante o primeiro e segundo anos, conforme Figura 9-1.

Frootko encontrou 38% de fracassos em seus 78 casos de colocação de TORP. A extrusão foi a causa primeira de revisão em 16 casos.[35]

Brackmann e Sheehy, em seu seguimento de 4 anos e meio, observaram que os 2/3 das extrusões ocorriam nos 2 primeiros anos; mostraram

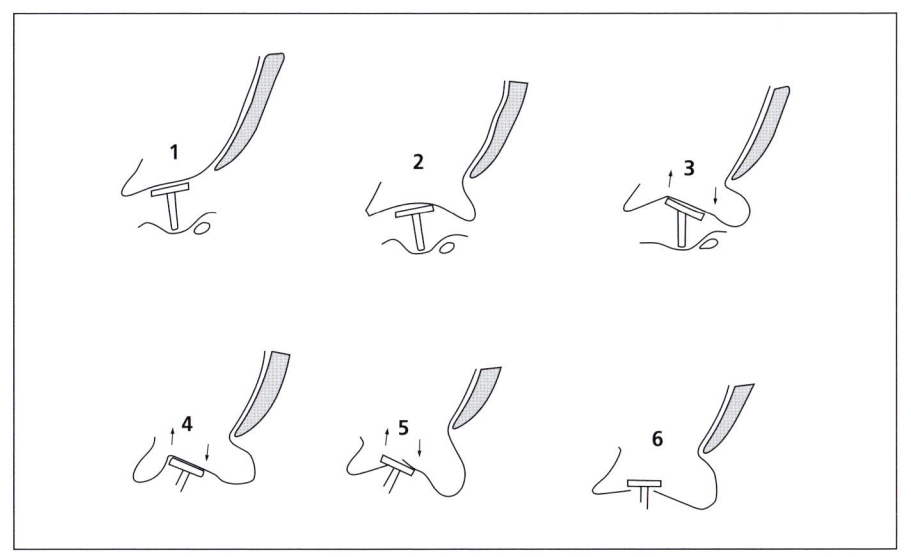

Fig. 9-1. Desenho ilustrativo de extrusão da prótese.[34]

64% de sucesso para o PORP e 58% de sucesso para o TORP, e concluíram que os resultados auditivos são mais estáveis a longo termo se comparados com outras técnicas de reconstrução ossicular.[22]

Bebear *et al.* em estudos comparativos de diversos materiais inertes para implantes na orelha média, encontraram para estes dois tipos de prótese (PORP e TORP) uma tolerância clínica muito semelhante: 4% de perfuração simples para ambos; 18 e 14% de extrusão, respectivamente.[36]

Smyth obteve como resultado 43 e 22% de índice de sucesso em seguimento de 5 anos para PORP e TORP, respectivamente, e concluiu que havia pouca justificativa para a continuação do uso deste material em suas cirurgias. [37]

Sanna *et al.*, em seu estudo a longo termo sobre PORP e TORP, concluíram que os resultados da reconstrução da cadeia ossicular com tais próteses estão longe do ideal, o que está de acordo com a experiência de outros cirurgiões otológicos, como Smyth e Silverstein *et al.* [37-39]

D) **Cerâmica:** Hench e Paschall desenvolveram uma cerâmica de vidro, composta por óxido de silício, fosfato, sódio, cálcio, potássio e magnésio, que tinha a propriedade de ser penetrada por tecido ósseo sobre a superfície da cerâmica.[40]

Blencke e Brummer e Grote *et al.* observaram que a cerâmica de **hidroxiapatita** era um bom material tanto para a cirurgia da reconstrução do meato auditivo externo como para a prótese ossicular.[41,42] A osteogênese se inicia entre 8 a 10 dias depois da intervenção cirúrgica e não se tem observado sinais de resposta inflamatória e nem células gigantes.

Bosch e Villar utilizaram a cerâmica de vidro em seis tipos diferentes de próteses, tanto na reconstrução ossicular como na reconstrução da parede posterior em 30 ouvidos, sem encontrar nenhum caso de extrusão em 18 meses e com melhores resultados funcionais auditivos do que com ossículos.[43]

Reck, em estudo de 101 coelhos, em que colocou cerâmicas de vidro, não encontrou reação inflamatória e nem extrusão.[44] Ao estudá-la ao microscópio, observou uma membrana mucosa que a cobria a partir do 8º dia. O processo osteogênico começou aos 2 meses da implantação. "Paté" ósseo autólogo é colocado entre o neotímpano e a prótese de cerâmica. Obteve melhores resultados funcionais com esta prótese de cerâmica de vidro, do que com os ossos autólogos sem nenhum caso de extrusão em uma avaliação de 1 ano e meio.

Hara *et al.* encontraram resultado satisfatório em 42 orelhas operadas com seguimento de 3 anos.[45]

E) **Outros tipos de próteses:**
- *Carbono-carbono:* Bebear et al., após muitos resultados promissores por meio de investigação em cobaias, tiveram muita esperança de sucesso neste tipo de prótese. No exame histológico não houve reação de corpo estranho (células gigantes, resposta inflamatória). Em uma amostra de 23 pacientes, tiveram 40% de rejeição em 9 meses e 8% com reação inflamatória local.

- *Ceravital:* este tipo de prótese de cerâmica foi implantado pela primeira vez em Bordeaux ao final do ano de 1980, início de 1981. Como material de reparação da cadeia ossicular foram implantadas por Bebear et al., 150 próteses com seguimento de 5 anos. Estudos *in vitro* mostraram ausência de tecido inflamatório, formação óssea sem sistema Harversiano e a formação de fibras de colágeno ao redor da prótese. Os resultados foram muito animadores, com 3% de rejeição e de 3% de perfuração.

F) **Osso:** o emprego de osso para reconstrução da parede posterior do meato auditivo externo foi publicado por Palva *et al.*, Marquet e Aquino *et al.* com 76,2% de sucesso cirúrgico.[46-48] Está contraindicada a reconstrução com osso quando se duvida da total extirpação das lesões ou ocorrerem graves complicações de vizinhança.

INFECÇÃO PÓS-OPERATÓRIA

Para Cody e Taylor a infecção pós-operatória vem acompanhada, em muitos ouvidos, da formação de um novo colesteatoma, ainda que a infecção atue primeiramente, ou seja, a consequência. Observaram que a infecção mais rebelde está no grupo das técnicas fechadas associadas ao colesteatoma. A infecção por si mesma é ainda a causa mais frequente de fracassos nos esvaziamentos petromastóideos.[49]

Os caminhos pelos quais a infecção pode alcançar a orelha média são:

A) Tuba auditiva.
B) Meato auditivo externo.
C) Via hematogênica.

A primeira delas é a mais frequente. Esta infecção pode estar relacionada com vários fatores:

1. Funcionamento anormal da musculatura tubária.
2. Alteração do orifício do óstio tubário, seja por infecção das tonsilas faríngicas ou de sua vizinhança.
3. Infecção direta da luz tubária proveniente da fosseta de Rosenmuller.
4. Paresia ciliar da mucosa ou congestão venosa simples.

A persistência da infecção cirúrgica é consequência da falta de assepsia no ato cirúrgico, da ocorrência de infecção da vizinhança, do estado geral do paciente e, finalmente, da virulência dos próprios germes. As manifestações clínicas da infecção pós-operatória podem ser um aumento da febre, otalgia na orelha operada e otorreia abundante. Como infecção tardia (na técnica fechada) o paciente pode referir supuração contínua ou intermitente, observando-se pela otoscopia uma perfuração mesotimpânica ou em outra localização concomitante a uma supuração ou pulsação.

O tratamento deve ser em primeiro lugar clínico, pedindo-se cultura e antibiograma, provocando-se modificações do pH do meio e removendo-se a pele doente, quando existe, bem como aspirações constantes. A incidência da infecção pós-operatória na literatura é variável. Brown a observou 25% em adultos e 33% em crianças, Van Baarce e Huygreen relataram 10 a 15% nas radicais modificadas e 20 a 25% nas radicais clássicas.[13,50]

Lindsay, em sua revisão de 90 ouvidos com colesteatoma, mostrou que 24 tiveram infecção depois de 2 anos de seguimento; nesses 24 casos, seis apresentavam colesteatoma atical e 18 colesteatomas no mesotímpano. Destes últimos, em 14 a causa da otorreia era consequência do colesteatoma recorrente.[51]

PERFURAÇÃO DO NEOTÍMPANO

Para Cody e Taylor existem vários fatores que incidem na frequência da perfuração pós-operatória do neotímpano a saber:[49]

1. Estado da mucosa da orelha.
2. Hemorragia abundante durante a cirurgia, que pode criar o terreno apropriado para o crescimento de microrganismos.
3. Infecção das vias respiratórias altas que levaria à obstrução da tuba auditiva, impedindo assim a ventilação da caixa com o aparecimento da otite média.
4. Defeito da técnica cirúrgica na colocação do enxerto timpânico.
5. Recidiva do colesteatoma com a consequente perfuração do neotímpano na grande maioria das vezes.

Na técnica fechada temos de chamar a atenção, em primeiro lugar, para a recidiva ou a existência de um colesteatoma residual. A boa resposta, admitindo-se a correta adaptação timpânica, depende da adequada vascularização e da reação imunitária.

Esses autores observaram 4% de perfuração nas radicais modificadas, 8% nas radicais modificadas com obliteração da cavidade e 5% nas técnicas fechadas.

Jansen, em 100 mastoidectomias radicais modificadas encontrou 2% de perfurações secas.[52]

Pernas, em revisão de 40 ouvidos com reconstrução da parede posterior, após a retirada do colesteatoma, encontrou 10% de perfurações.[53]

Aquino *et al.* encontraram 23,8% de perfuração em suas reconstruções de mastoidectomia radical com aloenxerto tímpano ossicular e com reconstrução das paredes posterior e superior do meato auditivo externo com cortical das mastoide.[48]

PERICONDRITE DO PAVILHÃO

A infecção do pericôndrio da orelha é produzida por exposição traumática deste ou por infecções de vizinhança que se propagam até ele.

A pericondrite foi outrora uma complicação da otite média crônica ou da otite externa. Desde o início da cirurgia mastóidea, a propagação da infecção por meio da incisão e do traumatismo da cartilagem do pavilhão auricular tem sido o principal fator etiológico. As incisões endoaurais não devem ser feitas sobre a cartilagem. Os erros mais frequentes são a incisão do meato demasiadamente fora, atingindo a concha ou uma incisão superior demasiadamente próxima à hélix, ou também no caso de traumatismo da broca.

Complicações Cirúrgicas e Pós-Cirúrgicas CAPÍTULO 9

A inflamação e a infecção do pericôndrio produzem graves alterações na cartilagem subjacente com necrose, fusão ou sequestro desta, levando a infecção a estender-se com rapidez à maior parte do pavilhão, especialmente na parte livre, ou seja, no seu terço superior.

A inflamação exsudativa espessa o pericôndrio e os tecidos que o recobrem, a secreção fica retida entre o pericôndrio e a cartilagem, separando-os com a consequente repercussão para a cartilagem que se nutre por embebição, já que não tem vasos, daí a sua necrose.

Podem formar-se abscessos subpericondrais que podem fistulizar-se por meio da pele. O pavilhão auricular perde assim a sua sustentação parcialmente e, ao cicatrizar, forma uma massa enrugada e irregular de pele e pericôndrio pela organização do tecido de granulação e restos de cartilagem que se calcificam e em parte se ossificam.

Para Hadjari et al. a infecção com frequência é mista e o bacilo piociânico que se encontra nela, oferece grande resistência ao tratamento médico. O início da infecção é, em geral, agudo e algumas vezes subagudo; o pavilhão apresenta-se vermelho, edemaciado e doloroso, com zonas mais salientes que logo ficarão flutuantes. O processo se estenderá para a parte superior do pavilhão, porém respeita o lóbulo. É frequente hipertermia, leucocitose e adenopatia regional (Fig. 9-2A).

Nos casos de meatoplastia, com retirada da cartilagem do pavilhão (grandes cavidades radicais) e se a cavidade está infectada é preciso tomar muito cuidado, pois a pericondrite pode aparecer (Fig. 9-2B).

TIPOS DE TRATAMENTO

O tratamento é feito com terapia via geral, tendo-se em mente que o germe envolvido é a *Pseudomonas* e a drenagem da área abalada, no pavilhão auricular.

Stevenson, nas pericondrites precoces localizadas na anti-hélix, preconiza drenagem da área infectada. Seu método consiste na colocação de dois drenos de polietileno sendo um anterior e outro posterior à cartilagem infectada e realiza por meio dos drenos uma irrigação do foco por soluções de polimixina B, neomicina, prednisolona, a razão de duas lavagens por dia, durante 5 dias.[54] Os drenos são retirados em seguida. Martin et al. utilizaram esta técnica com êxito em cinco casos.[55]

Wanamaker utiliza seis drenos, sendo três na frente e três atrás do pavilhão. Este método interessa somente às pericondrites em fase inicial.[56]

Shaumbaugh fez tratamento local com lavados de 1% de ácido acético em álcool a 70°, com limpeza do material seguido de aplicações de merthiolate a 1:1.000 e ácido bórico em pó com bons resultados.[57]

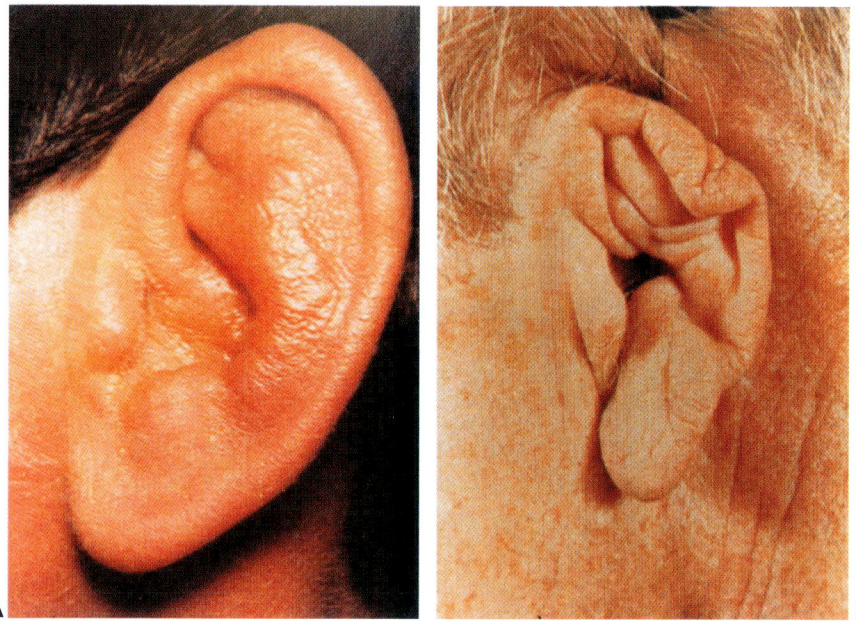

CAPÍTULO 9 — Complicações Cirúrgicas e Pós-Cirúrgicas

Fig. 9-2. Pericondrite do pavilhão. (**A**) O pavilhão apresenta-se vermelho, edemaciado, com zonas salientes. (**B**) Meatoplastia com retirada de cartilagem do pavilhão.

O tratamento, com radiação ultravioleta em três casos, foi preconizado por Lele.[58] Previamente já havia sido feita a drenagem do abscesso e utilização de antibióticos. O abuso no tempo de cada sessão com esta radiação pode produzir cegueira, vesículas e choque proteico.

Stroud realiza uma excisão em monobloco por igual da cartilagem acometida e da pele que a recobre.[59] Um enxerto de pele é colocado posteriormente. Este método é indicado nas pericondrites localizadas na anti-hélix e para os casos em que os responsáveis pela infecção sejam Gram-negativos (*Pseudomonas, Proteus, E. coli*). A dificuldade desta técnica está na diferenciação entre a cartilagem sã e a doente com risco de ressecção excessiva ou insuficiente. Ela dá maus resultados estéticos e tem recidivas.

Dowling *et al.* preconizam uma incisão ao longo da hélix seguida de uma dissecação do pavilhão em bivalve e fazem excisão da cartilagem necrosada.[60] Utilizam uma fina mecha de gaze embebida em rifampicina e colocam entre as duas superfícies. Essa é a chamada técnica de bivalve.

Bassiouny coloca dreno com tubos de polietilenos fenestrados, realizando lavagens com álcool a 70°, ou com antibióticos do tipo garamicina ou tobramicina, segundo a cultura e o antibiograma: chega a mantê-los por

30 dias. Publicou 17 casos com bons resultados. Quanto à estética, para ele o prognóstico é aleatório nestas infecções, decorrente de necrose cartilaginosa que pode produzir-se.[61]

QUELOIDES

Os queloides podem representar uma forma e fibroma, mas provavelmente se tratem de pseudotumores decorrentes à suscetibilidade genética. A formação do queloide é estimulada por um traumatismo sobre a pele, havendo coleções de colágeno misturadas com fibroblastos ativos e com finas camadas de colágenos normais.

A formação do queloide é observada com mais frequência nas raças de pele escura, particularmente nos negros.

Os queloides situados ao redor da orelha são observados frequentemente em forma de tumores pediculares do lóbulo como consequência à perfuração do lóbulo da orelha (nos casos de uso de brinco ou *piercing*). Aparecem também em cicatrizes de mastoidectomia produzindo uma desfiguração da região retroauricular ou uma estenose do conduto auditivo externo, quando se pratica uma incisão por dentro do mesmo.

O tratamento para Ballanger consiste em injeções locais de triamcinolona logo após a excisão cirúrgica do mesmo reduzindo assim o seu reaparecimento.[62] A excisão cirúrgica do queloide pode resultar em recidiva e nos casos de excisões repetidas pode-se ter a formação de um grande queloide (Fig. 9-3). Outra forma de tratamento consiste na excisão do queloide, seguida imediatamente de uma simples dose de radioterapia (300 Rad) no local da excisão.

ESTENOSE DO MEATO AUDITIVO EXTERNO (MAE)

Para evitar as estenoses pós-operatórias devemos sempre proteger cuidadosamente a cartilagem. Farrior considera como estenose do MAE que o tamanho do meato tenha o diâmetro de um espéculo de 7 mm.[63] Moore *et al.* consideram o limite de um espéculo de 4 mm passado o istmo do MAE.[64]

Em geral, o tamanho ideal da abertura cirúrgica é a passagem do dedo indicador ou mesmo polegar pelo meato na dependência do tamanho da cavidade da radical. A estenose do MAE pode dar-se nas técnicas abertas e nas técnicas fechadas.

O curativo malfeito na metade externa do MAE, na reposição da pele desta e sobretudo do poro acústico externo pode levar à estenose, com frequente aparecimento de otites externas (pus no fundo do MAE). Das numerosas técnicas propostas pata alargar o meato nas mastoidectomias ra-

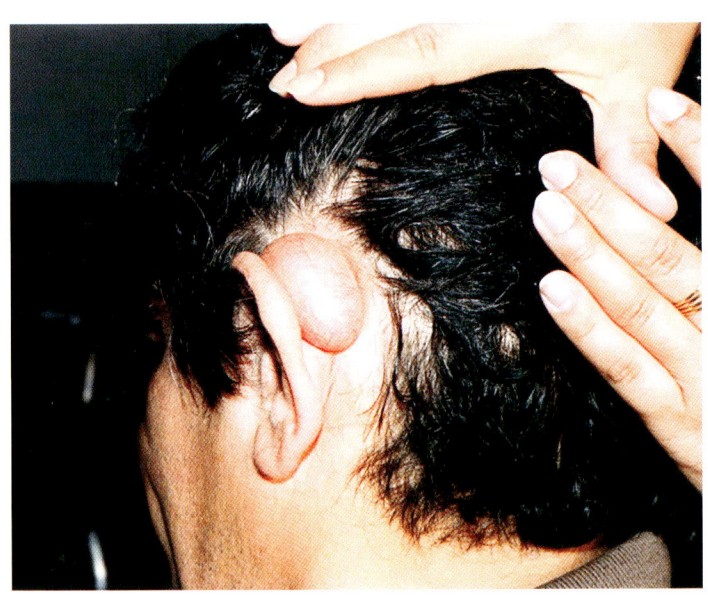

CAPÍTULO 9 — Complicações Cirúrgicas e Pós-Cirúrgicas

Fig. 9-3. Formação de queloide retroauricular (pós-operatório de tímpano – mastoidectomia).

dicais, Portmann realiza uma meatocondroplastia ou meatoconchaplastia para uma melhor aeração da cavidade. Recomenda dois tipos de plástica:[65]

- A **pequena plástica** (com três retalhos), sempre que possível, ela adapta-se perfeitamente às mastoides ebúrneas e não necessita da retirada da cartilagem.
- A **grande plástica** (com cinco retalhos) que necessita da retirada da cartilagem. E é válida para grandes cavidades.

PARALISIA FACIAL (PF)

A paralisia facial pode ser provocada pelo colesteatoma ou em consequência da cirurgia (iatrogenia). Estudaremos aqui apenas estas últimas.

Para Portmann e Guerrier o aparecimento de uma paralisa facial no pós-operatório da cirurgia do colesteatoma se deve a vários fatores.[66]

É possível que o calor excessivo do osso ao realizar o broqueamento sem uma perfeita e abundante irrigação, principalmente ao nível do **segmento mastóideo** determine a PF.

Em outras ocasiões, a lesão se produz no **segmento timpânico** e, onde o cirurgião deve ter sempre em mente que o canal de Fallópio não só apresenta a este nível maior número de deiscências anatômicas, como também poderão existir outras alterações produzidas por ação lítica do próprio colesteatoma, sendo frequente encontrar sua matriz aderida à bainha do nervo facial (NF).

Outro lugar onde, com frequência, o NF é lesado, é na sua *porção piramidal,* ao se tentar realizar a timpanotomia posterior. A maioria dos autores são coincidentes em afirmar que os casos mais frequentes de lesão do NF pós-cirúrgico aparecem quando o cirurgião otológico com pouca experiência realiza um antrotomia e ao tentar localizar o antro mastóideo, o faz em um lugar inferior e anterior ao que corresponde à realidade, geralmente equivocado pela presença de uma dura baixa ou um seio lateral procidente.

Nas mastoidectomias simples, o NF pode ser lesado na terceira porção, próximo à porção posterior do canal semicircular horizontal, pelo uso de cureta para se extirpar zonas de osteítes (Fig. 9-4).

Na criança, o nervo facial apresenta algumas características em seu trajeto, relacionadas com a falta de desenvolvimento da cápsula ótica na orelha média, e mais concretamente na apófise mastóidea. Esta falta de desenvolvimento faz com que o nervo facial emerja do osso temporal próximo da inserção da membrana timpânica, estando, portanto, mais superficial. Uma para-

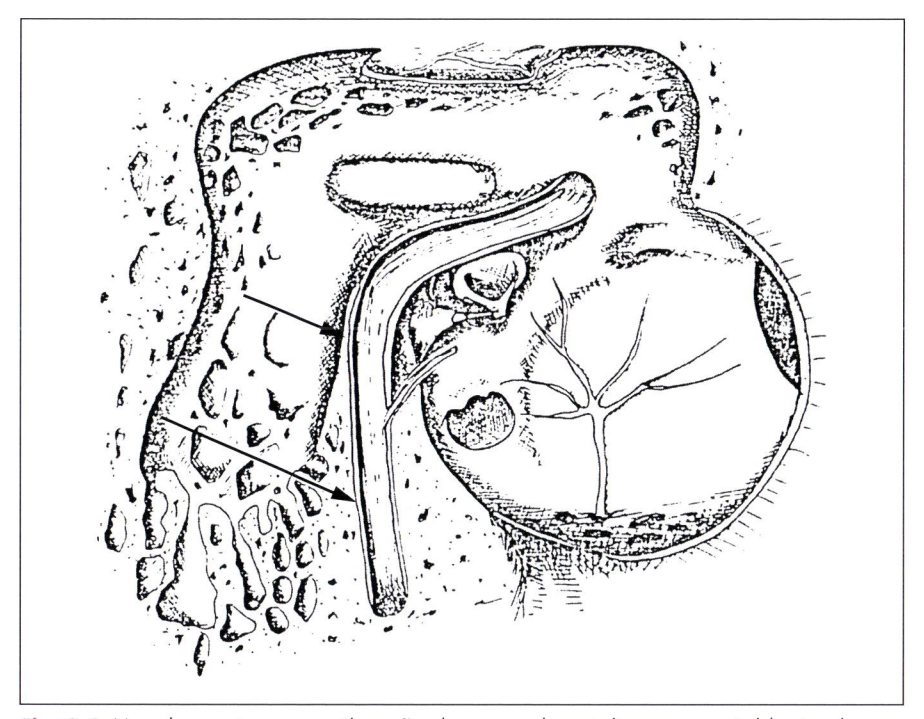

Fig. 9-4. Uso de cureta para extirpação de zonas de osteítes em mastoidectomias.

lisia facial descoberta imediatamente depois da cirurgia, requer em princípio, uma reintervenção cirúrgica imediata para exploração do nervo.

As vias de acesso são diversas, dependendo dos hábitos pessoais, e principalmente, do lugar da lesão. Para os casos de lesão da terceira porção, a via retroauricular é a preferida e quando se pretende atuar sobre a segunda porção pode-se empregar a via transmeática.

O prognóstico da paralisia facial pós-cirúrgica imediata costuma ser pior do que o da paralisia facial tardia, pelo fato de a primeira situação geralmente estar relacionada com a secção do nervo enquanto a segunda com o edema facial.

Para Mielke a anestesia nos primeiros momentos pode mascarar uma paralisia facial pós-cirúrgica, levando-nos a pensar que não existe paralisia onde já há um déficit funcional.[67] Mostra que, em 1.243 mastoidectomias radicais e mastoidectomias simples, ocorreram 27 (2,1%) de paralisia facial, sendo esta muito mais frequente em revisões, 62 ouvidos com oito (13%) de PF, enquanto que das 1.171 das primeiras intervenções somente 19 (1,6%) de paralisia facial.

Jansen, de 436 casos de colesteatoma operados em 10 anos, encontrou duas paralisias faciais, uma definitiva e outra que regrediu.[52]

Brown, em um estudo de 1.142 casos, encontrou paralisia facial consequente à infecção em 2% dos adultos e em 3% à cirurgia. Não encontrou nenhum caso em crianças.[13]

Cotthel e Pulec publicaram 16 casos de paralisia facial depois de 740 mastoidectomias (simples e radicais), afirmando que estas lesões no nervo facial são mais frequentes em mãos menos experimentadas.[68]

Palva, em sua série de 2.192 intervenções, obteve paralisia facial em 10 casos e todos tiveram boa recuperação.[69]

Para Lin et al. (2004), nas revisões cirúrgicas, a frequência de paralisia facial é de 4 a 10%.[70]

HÉRNIA CEREBRAL NA ORELHA MÉDIA

Tem-se utilizado os termos meningoencefalocele, encefalocele, hérnia da dura, hérnia do cérebro, hérnia cerebral endoaural, prolapso do cérebro, como sinonímia desta complicação pós-cirúrgica. No osso temporal bem pneumatizado, o lobo temporal do cérebro está separado da orelha média e da mastoide, por uma delgada camada de osso conhecida como tégmen. No osso temporal ebúrneo ou diploico, em caso de colesteatoma, a ação da broca pode expor a dura-máter em extensão maior ou menor. Assim, as intervenções cirúrgicas podem alterar esta estrutura de tal maneira que o tecido cerebral e as meninges se herniem para dentro da orelha média.

A dura normal é bastante resistente e é capaz de suportar o cérebro sobre defeitos ósseos importantes. Ahren e Thulen estudaram as complicações letais intracranianas decorrentes de defeitos no osso petroso.[71] A incidência em 94 autópsias foi de 22% de alteração da área do tégmen. Destes, 6% tinham defeitos no tégmen timpânico ou osso petroso, 16% tinham uma cortical óssea muito delgada separando a mastoide da fossa média.

Esta alta incidência dos defeitos do tégmen tem um papel significativo na etiologia da hérnia do tecido cerebral. O defeito pós-cirúrgico pode variar de alguns milímetros até centímetros de tamanho. A presença de infecção pode produzir edema local e necrose tecidual, com aumento da pressão intracraniana ou até um abscesso cerebral.

Nas revisões de timpanomastoidectomias tem-se observado defeitos do tégmen e fossa posterior criadas pela cirurgia ou por infecções. Há vários graus de herniação, e o diagnóstico pode ser óbvio ou bastante difícil de se estabelecer. Em pacientes operados previamente, toda a área que se estende abaixo da área do tégmen deve ser considerada como tecido cerebral até que se prove o contrário.

Em certas ocasiões, esta massa pode ser pulsátil de forma pediculada ou séssil. A palpação desta dentro da cavidade mastóidea geralmente permite determinar se a lesão deriva de uma fonte intracraniana ou de uma inflamação local.

A clínica pode ser polimorfa, produzindo-se um quadro de crise convulsiva com mudanças do nível de consciência podendo ocorrer alterações visuais e olfatórias, bem como saída de líquido cefalorraquidiano se o ouvido e em certas ocasiões, meningite.

A tomografia computadorizada identificará massa dentro da orelha média ou mastoide, mas não poderá diferenciar esta massa de um colesteatoma ou tecido de granulação. A ressonância nuclear magnética distingue entre colesteatoma e hérnia cerebral Cruz Filho *et al.* [72]

Glasscock *et al.* encontraram as seguintes complicações: afasias; foco irritativo do lobo temporal; abscesso cerebral; meningite; paralisia facial; surdez neurossensorial ou condutiva, fístula de líquido cefalorraquidiano, vertigem etc.[73] O saco herniário pode ser envolvido por epitélio escamoso e criar um pseudocolesteatoma na cavidade mastóidea. Isto explica a otorreia crônica da qual muitos pacientes se queixam. Parece haver acordo na literatura de que o tecido herniado não é funcional e por esta razão, pode ser extirpado de forma segura, sem déficit neurológico. A escolha de via cirúrgica está determinada pelo tamanho e pela localização do defeito.

Quando uma pequena quantidade de tecido hernia, não há contraindicação para recolocá-lo intracranialmente, exceto na presença de infecção. A herniação no fragmento pode ser corrigida por meio da mastoide e enquanto os defeitos anteriores e mediais necessitarão da via fossa craniana média.

Grahan e Arbor têm aconselhado vários métodos de fechamento, mas na atualidade utilizam fáscia recobrindo taco de osso com acesso pela via da fossa média.[74] Em certas ocasiões pode não ser necessário o acesso intracraniano podendo-se atingir a região desejada por meio do defeito ósseo por via mastóidea introduzindo-se um taco de osso. É melhor evitar materiais aloplásticos para suporte, na presença de infecção. Esses materiais funcionam muito bem sem infecção, porém em áreas com infecção se comportam como corpos estranhos.

Paparella defende obliteração da mastoide com osso ou proplast depois de reparar a deiscência com fáscia (Fig. 9-5).[75]

LIQUORREIA

É a saída de líquido cefalorraquidiano (LCR) pelo nariz ou ouvido, onde chamamos de otorreia ou rinorreia cerebrospinal. Esta passagem indica a existência de comunicação anormal entre os espaços subaracnóideos e as cavidades aéreas do crânio.

Essas liquorreias podem ser:

A) Traumáticas.
B) Pós-operatórias.
C) Espontâneas.

A) **As de origem traumáticas:** são as mais frequentes das liquorreias. Para Guerrier, elas ocorrem em 2% dos casos (2/3 são rinorreias e 1/3 são otoliquorreias).[76] Entre as rinorreias, 85% são traumáticas e entre as otoliquorreias 97% são traumáticas, daí a enorme prevalência do traumatismo nas liquorreias cerebrospinais.

B) **As de origem pós-operatória:** podem ser encontradas na cirurgia do ouvido, de preferência em mastoidectomia radical das mastoides com exposição e ferimento da meninge. Pode-se ter uma hérnia meníngea, uma meningoencefalocele que pode romper-se e pode ser seguida de fenômenos inflamatórios.

C) **As de origem espontânea:** são as que apresentam problemas etiológicos de malformação e, em geral, provocam complicações maiores que são as meningites de repetição.

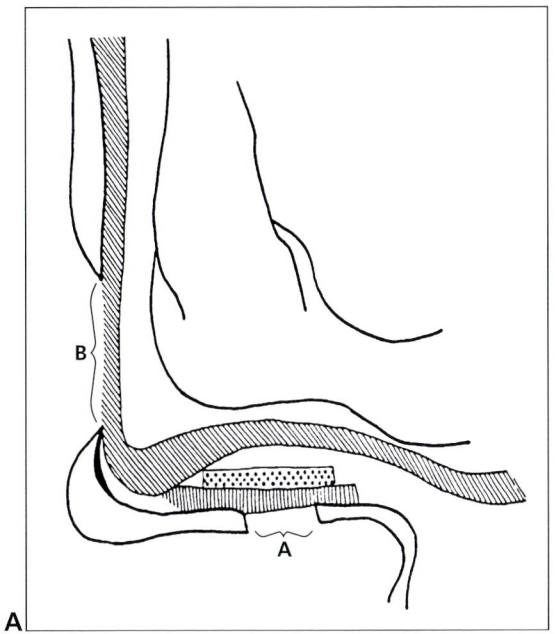

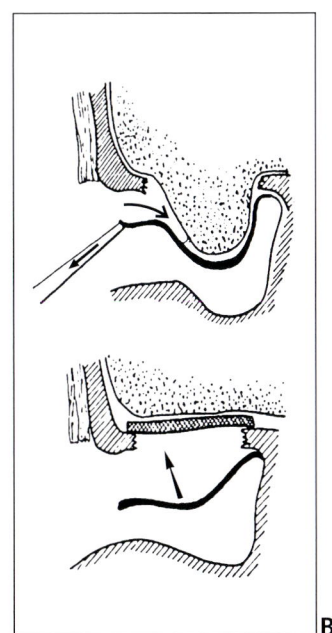

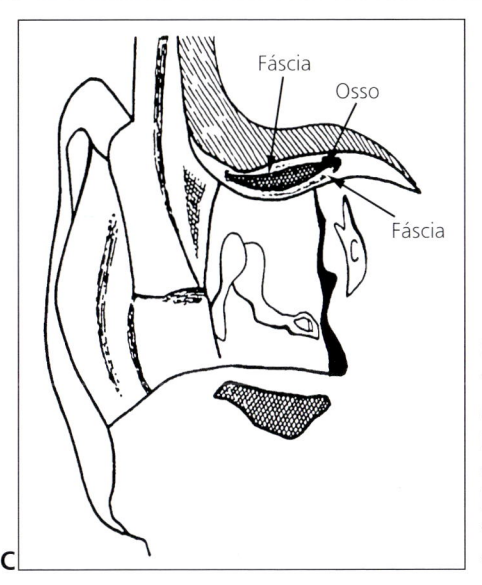

Fig. 9-5. (**A**) Defeito do tégmen *(A)* fechado por meio de uma minicraniotomia.[74] *(B)* Osso cortical mastoide. (**B**) Técnica para correção de uma cavidade otológica com hérnia cerebral.[66] (**C**) Defeito do tégmen restaurado com osso e fáscia.[75]

Entre as dificuldades para a resolução deste problema está a localização exata da liquorreia cerebrospinal, Akerman *et al.* propõem a cisternografia radioisotópica. Para eles este método é relativamente simples e pouco agressivo, dando ótimos resultados e localização precisa da sede do fluido.[77]

A cisternografia radioisotópica apresenta interesse por estudar o trânsito do LCR e evidenciar as anomalias da permeabilidade dos espaços subaracnóideos.

Adkins e Osguthorpe, com base em seis casos (liquorreia associada a defeitos do tégmen), recomendam, após tomografia computadorizada, uma minicraniotomia de 0,5 a 1 cm de diâmetro na escama do temporal, expondo a dura da fossa média superior ao tégmen para identificar o lugar da saída do LCR. O enxerto que os autores utilizam é a fáscia, colocada pela minicraniotomia extradural e intracranialmente e assim fica selado o defeito.[78]

COLESTEATOMA IATROGÊNICO

Para a prevenção dos colesteatomas iatrogênicos é necessário realizar dissecações perfeitas, bem como respeitar o conduto ósseo na sua totalidade. Recomenda-se a não utilização de instrumentos que não estejam perfeitamente limpos quando se trabalha em zonas mucosas epidermizadas. Para Wayoff et al. várias são as causas do colesteatoma iatrogênico:[17]

A) **Por erro de técnica:** representam infelizmente uma complicação muito frequente nas timpanoplastias. Aparecem na maioria das vezes sob forma benigna.

Eles aparecem tanto na caixa como nas cavidades posteriores. Um dos fatores que favorecem o aparecimento do colesteatoma iatrogênico é a colocação do enxerto na face externa do tímpano *(overlay)*, isto é, sobre os restos timpânicos desepidermizados, que, qualquer que seja a técnica, corre o risco de incluir um fragmento de epiderme sob o enxerto. Os enxertos *underlay* colocados sob os restos timpânicos produzem sempre menos colesteatoma iatrogênicos, porém tem como inconveniente a instabilidade.

B) **Colesteatoma do enxerto:** os mais frequentes são os justa-anulares e os anulares. Muitas variedades são possíveis. A forma mais benigna é o colesteatoma por insuficiência de desenvolvimento da pele que repousa sobre o enxerto que termina na formação de uma pérola epidérmica situada ao redor da fáscia.

O colesteatoma pode estar situado dentro do enxerto por inclusão de um fragmento epidérmico sobre os restos timpânicos. A sede habitual é anterior ou inferior, onde o ângulo timpanomeatal é mais oculto. O colesteatoma justa-anular, o mais grave, se rompe na caixa para onde se estende; ele pode abrir-se deixando escapar as escamas que não se implantam, mas se estendem para a caixa tornando-se muito invasivo.

A segunda variedade é o colesteatoma intratimpânico. Pode ser encontrado em virtude de resto timpânico desepitelizado se o enxerto é colocado na face externa ou ao nível do cabo do martelo se o enxerto é colocado na face interna do tímpano.

A terceira variedade encontrada é o colesteatoma que se desenvolve no meato sob os retalhos cutâneos por inclusão de restos epidérmicos por meio da dissecação da pele do conduto.

REFERÊNCIAS BIBLIOGRÁFICAS

1. Palva T, Karja J, Palva A. *High-tone sensorineural losses following chronic ear surgery. Arch Otolaryngol* 1973;93:176-78.
2. Tos M, Plate S. *Sensorial hearing loss following chronic ear surgery. Ann Otorhinolaryngol* 1984;93:403-9.
3. Spoendlin H, Brun JP. *Relation of structural damage to expositure time and intensity in acoustic trauma. Arch Otolaryngol* 1973;75:220-26.
4. Kylen P, Arlinger S. Variables affecting the drill degenerates noise levels in ear surgery. *Acta Otolaryngol* 1977;84:252-59.
5. Volderich L, Ulchova L. Comparative methods for the study of structural damage in acoustic trauma. *Laryngoscope* 1980;90:1887-91.
6. Helms J. Acoustic trauma from the bone cutting burn. *J Otolaryngol* 1976;90:1143-49.
7. Call WH. Thermal injury from mastoid bone burns. *Ann Otorhinolaryngol* 1978;87:43-49.
8. Lawrence M. In vivo studies of the microcirculation. *Arch Otolaryngol* 1973;20:244-47.
9. Schiff M, Brown M. Hormones and sudden deafness. *Laryngoscope* 1974;84:1859-62.
10. Kohomen A. Surgical luxation of the footplate of the stapes. *Arch Otolaryngol* 1970;91:342-49.
11. Gacek RR. Results of modificated type IV tympanoplasty. *Laryngoscope* 1973;83:437-47.
12. Palva T, Karja J, Palva A. Opening labyrinth during chronic ear surgery. *Arch Otolaryngol* 1971;93:75-78.
13. Brown J. A ten-year statistical follow-up of 1142 consecutive cases of cholesteatoma. The closed versus the open technique. *Laryngoscope* 1982;92:390-96.
14. Sadé J, Avrham MD, Brown M. Dinamics of telectasis and retraction pockets. In: *2nd International Conference on Cholesteatoma*. Amsterdam: Kugler & Guedini, 1982. p. 267-81.
15. Sadé J. Post operative cholesteatoma recurrence. In: *1st International Conference on Cholesteatoma*. Birmingham: Aescupulus, 1977. p. 384-89.
16. Sheehy JL, Crabtree JA. Timpanoplasty: staging the operation. *Laryngoscope* 1973;83:1594-621.
17. Wayoff M, Charachon R, Rolleau P *et al. Le traitement chirurgical du cholestéatome de l'oreille moyenne*. Paris: Libr Arnette, 1982. p. 15-33.
18. Sanna M. Microsurgery of cholesteatoma of the middle ear. Parma: Lib Scientifica Gua Ghedini, 1980. p. 190.
19. Kear AG, Byrne JE, Smyth GDL Cartilage homografts in the middle ear – A long term hystologic study. *J Otolaryngol* 1973;87:1193-99.
20. Smyth GDL, Hassard TH, Kear AG *et al.* Ossicular replacement prosthesis. *Arch Otolaryngol* 1978;88:2-8.
21. Eviatar A. Tragal perichondrium and cartllage in reconstructive ear surgery. *Laryngoscope* 1978;104:345-51.
22. Brackmann DE, Sheehy JL. Timpanoplasty TORPS. *Laryngoscope* 1979;89:108-14.
23. Beal A, Sanna M. Pathology as it relates to ear surgery. *J Otolaryngol* 1984;98:229-40.

24. Adkins W, Oshuthorpe JD. Use of a composite autograft to prevent recurrent cholesteatoma caused by canal wall defects. *J Otolaryngol Head Neck Surg* 1984;92(3):319-21.
25. Plester D, Jahnke K. Long-term evaluation of ossiculoplasty with allografts and biomaterials. Transplants an implants in otologgy. In: *Proceedings of the International Symposium*. Venice, 1987. p. 155-61.
26. Shea JJ, Hoomsy CA. The use of proplast (TM) in otologic surgery. *Laryngoscope* 1974;84:1835-45.
27. Janeke JB, Komorn RN, Cohn A. Proplast and cavity obliteration and soft tissue augmentation. *Arch Otolaryngol* 1974;100:24-27.
28. Shea JJ, Malenbaum B. Reconstruction of th posterior canal wall with proplast. *Otolaryngol Head Neck Surg* 1984;92(3):329-34.
29. Janeke JB, Shea JJ. Self stabilizing proplast total ossicular replacement prosthesis in tympanoplasty. *Laryngoscope* 1975;85(9):1550-56.
30. Shea JJ, Emmett Jr JR. Biocompatible ossicular implants. *Arch Otolaryngol* 1978;104:191-96.
31. Brown B, Bryan H. Implants of supranid, proplast, pastipore and silastic. *Arch Otolaryngol* 1979;105:605-9.
32. Bosch J, Zorita C. Nuestra sistematica em la cirurgia reconstructiva del oido medio. *Acta Otolaryngol, Espanha* 1982;33:889-92.
33. Makino K, Nagai F, Kasano Y et al. *Experience with plastipore TORP e PORP transplants and implants in otology II*. Kugler, 1992. p. 87-91.
34. Nievares J, Barthe P. Estudio evolutivo de las timpanoplastias com el uso de plastipore. *Acta Otolaryngol* 1984;34:623-28.
35. Frootko NJ. Failed ossiculoplasty using porous polyethylene (plastipore) prosthesis. *J Laryngol Othol* 1984;98:121-26.
36. Bebear JP, Lacher G, Bagot D´arc M et al. *Comparative study of different inert materials for middle ear implants. International Symposium*. Venice, 1987. p. 239-43.
37. Smyth GDL. Five year report on partial ossicular replacement protesis. *Otolaryngol Head Nech Surg* 1982;90:343-46.
38. Sanna M, Gamoletti R, Magnani M et al. *TORPS and PORPS – A long term follow-up study. International Symposium*. Venice, 1987. p. 287-90.
39. Silverstein H, Daniel AB, Lichtenstein R. A comparison of PORP, TORP and INCUS homograft for ossicular reconstruction in chronic ear surgery. *Laryngoscope* 1986;96:159-65.
40. Hench LL, Paschall HA. Direct chemical bond of bioactive glass-ceramic materials to bone and muscle. *J Biomed Mater Res Symposium* 1971;2:117-41.
41. Blencke B, Brumer H. Compatibility and long-term estability of glass-ceramic implants. *J Biomed Mater Res* 1978;12:307-16.
42. Grote JJ, Kjuipers W, Groot K. Use of sintered hydroxiapatite in middle ear. *Acta Otol Rhinolaryngol* 1982;43:248-53.
43. Bosch J, Villar J. Los biomateriales (ceramicas) en la reconstruction del oido medio. *Acta Otolaryngol, Espanha* 1982;33:889-92.
44. Reck R. Tissue reactions to glass ceramic implants. *Clin Otolaryngol* 1981;6:63-65.
45. Hara A, Takimoto H, Ishigami S et al. *Long-term evaluation of hydroxiapatite in middle ear surgery. Transplants and implants in otology II*. Kugler, 1992. p. 127-30.
46. Palva T, Palva A, Salmivalli A. Radical mastoidectomy with cavity obliteration. *Arch Otolaryngol* 1968;88:119-23.
47. Marquet J. *Les homogreffes tympano-ossiculaires. S Franc d' ORL e pathologie cervico faciale*. Paris: Arnette, 1978. p. 126.

48. Aquino JE, Cruz Filho NA, Aquino JNP. Reconstrução total da mastoidectomia radical com parede posterior do meato auditivo externo e aloenxerto timpano-ossicular. Observação a longo termo. *Arq Int ORL* 2007;11(2):413-23.
49. Cody D, Taylor W. *Mastoidectomy for acquired cholesteatoma: long-term results*. 1st International Conference on Cholesteatoma. Birmingham: Aescupulus, 1977. p. 337-51.
50. Van Baarce PW, Huygre PL. Findings in surgery for chronic otitis media. Retrospective data analysis of 2255 cases followed for two years. *Clin Otolaryngol* 1983;8:151-58.
51. Lindsay JR. Profund childhood deafness: inner ear pathology. *Ann Otolrhinolarygol* 1973;82:88-102.
52. Jansen CW. *Evaluation of surgery for cholesteatoma*. 1st International Conference on Cholesteatoma. Birmingham: Aescupulus, 1977. p. 352-54.
53. Pernas J. Nuestros resultados em las tympanoplastias reconstructivas com exclusion de la cavidade. *Acta Otolaryngol, Espanha* 1982;33(1,2):424-28.
54. Stevenson EW. Bacillus pyocianeus in perichondritis of the ear. *Laryngoscope* 1976;76:225-59.
55. Martin R, Yonkers AJ, Yarington CT. Perichondritis of the ear. *Laryngoscope* 1964;74:225-59.
56. Wanamaker HH. Suppurative perichondritis of the auricule. *Trans Am Ac Ophtalmo Otoralaryngol* 1972;76:1289-91.
57. Shambaugh Jr GE. *Surgery of the year*. 2nd ed. WB Saunders. 1967. p. 291-303.
58. Lele, D.N Ultraviolet in hematoma and perichondritis of auricule. *Arch Otolaryngol* 1964;79:33-37.
59. Stroud MH. How I do it. A specific issue and its solution treatment of suppurative perichondritis. *Laryngoscope* 1978;88:176-78.
60. Dowling JA, Foley FD, Moncrief JA. Chondritis of the burned ear. *Plast Reconstr Surg* 1968;42:115-22.
61. Bassiouny A. Perichondritis of the auricule. *Laryngoscope* 1981;91:422-31.
62. Ballenger JJ. Tumores de los oidos externo e medio. In: Enfermedades de la nariz, garganta, oido. Barcelona: JINS, 1972. p. 672-86.
63. Farrior JB. Principles of surgery in tympanoplasty and mastoidectomy. *Laryngoscope* 1966;76:816-41.
64. Moore GF, Moore IJ, Yonkers A et al. Use of full thickness skin grafts in canalplasty. *Laryngoscope* 1984;94:1117-18.
65. Portmann M. Meatoplasty and conchoplasty in cases of open-technique. *Laryngoscope* 1983;93:520-22.
66. Portmann M, Guerrier Y. *Traité de technique chirurgicale ORL et pathologie cervico-faciale*. Tome 1. L'óreille et os temporale. Paris: L. Masson, 1975. p. 223.
67. Miehlke A. *Surgery of the facial nerve*. Philadelphia: WB Saunders, 1973. p. 428.
68. Cotthel RE, Pulec JL. Modified radical and radical mastoidectomy – Long-term results. *Laryngoscope* 1971;81:193-99.
69. Palva T. Immediate and short-term complications of chronic ear surgery. *Arch Otolaryngol* 1976;102:137-39.
70. Lin JC, Ho KY, Kuo WE et al. Incidence of dehiscence of the facial nerve at surgery for middle ear cholesteatoma. *J Otolaryngol Head Neck Surg* 2004;131(4):452-56.
71. Ahren C, Thulen CA. Lethal intracraneal complications following inflamation in the external auditory canal in treatment of serious otitis media and due to defects in the petrous bone. *Acta Otolaryngol* 1965;60:407-21.
72. Cruz Filho NA, Cruz NA, Aquino JE. Diagnóstico e cirurgia de hérnia cerebral do ouvido médio. *Folha Médica* 1995;111:159-64.
73. Glasscock ME, Dickins J, Jackson GA. Surgical management of brain tissue herniation into the middle ear and mastoid. *Laryngoscope* 1979;89:1743-54.

74. Grahan M, Arbor A. Surgical management of dural and temporal bone herniation in the radical cavity. *Laryngoscope* 1982;92:329-31.
75. Paparella MM. Mastoiditis and brain hernia (mastoiditis cerebri). *Laryngoscope* 1978;88:1097-106.
76. Guerrier Y. *Le point de vue de l'anatomiste sur les liquorrhées cérebroi-spinales*. 2éme Coloque ORL de Foch Laborat Founier Fréres, 1978. p. 57.
77. Akerman M, Tovar G, Koutoulidis C *et al.* Le diagnostique des rhinorrhées de LCR par la cisternografie isotopique. *Ann Radaiol* 1972;15:739-47.
78. Adkins WY, Osguthorpe JD. Mini-craniotomy for management of CSF otorrhea from tegmen defects. *Laryngoscope* 1983 Aug.;93(8):1038-40.

CAPÍTULO 10

RECORRÊNCIA PÓS-CIRÚRGICA

RECORRÊNCIA DO COLESTEATOMA

A OMCC em geral não apresenta, atualmente, grandes dificuldades ao otologista quanto ao diagnóstico ou cirurgia, porém o problema de sua recorrência é muito maior do que se pensa. Para Smyth, a OMCC apresenta três características fundamentais que são:[1]

A) Seu potencial invasivo.
B) Sua progressiva destruição óssea.
C) Sua tendência à recorrência.

É uma doença evolutiva que apresenta clara tendência à recidiva e é por isso que em certas condições é difícil controlar com segurança seu desenvolvimento pela cirurgia.[2]

As dificuldades de extirpação do colesteatoma, em determinadas regiões têm mostrado que, nos últimos anos, as técnicas chamadas fechadas com conservação ou reconstrução do meato auditivo externo, estejam sujeitas a críticas, às vezes duras, o que explica a tendência à técnica aberta, pois a observação da região do *sinus tympani* é sem dúvida, muito melhor nessa técnica. Os autores que realizam reintervenção sistemática ou quase sistemática na técnica fechada com frequência encontram pérolas de colesteatoma.

Segundo Palva e Mekinem, um cirurgião deve ter bom conhecimento das características da orelha média, já que muitas mucosas que parecem inocentes contêm epitélio escamoso e a remoção destas mucosas, alteradas cronicamente, asseguram uma baixa porcentagem de recorrências colesteatomatosas, fazendo menos necessário o segundo tempo de revisão cirúrgica.[3]

Às vezes, o cirurgião acha conveniente deixar pouca matriz sobre uma fístula labiríntica, na base do estribo ou na janela redonda por considerar perigoso retirá-la ante o temor de uma complicação labiríntica, que poderia ser a causa de cofose. Quando se realiza o segundo tempo cirúrgico para a eliminação do resto de matriz deixada, terá já se formado, na maioria das vezes, um colesteatoma residual do tipo pérola, que geralmente é extraído com facilidade, ainda que às vezes, em razão da cicatrização e possível infecção concomitante, a sua eliminação possa ser perigosa.

Lacher comenta que, ao fazer interposição ossicular utilizando bigorna, martelo ou parte desses ossículos, procedentes de ouvidos com OMCC para refazer o sistema columelar, pode-se causar esse tipo de recorrência, principalmente se os homoenxertos são autólogos (enxerto dentro da mesma espécie e empregando enxerto do próprio doente).[4] A penetração do colesteatoma no seio da massa ossicular tem sido demonstrada em anatomopatologia. Uma técnica cirúrgica ruim pode deixar restos epidérmicos na superfície dos ossículos empregados.

No conceito da recorrência do colesteatoma, a classificação de Sheehy *et al.* é seguida hoje em dia pela maioria dos otologistas que a dividem em dois grupos: o colesteatoma residual e o recidivante; as causas, a incidência e a terapêutica são totalmente distintas.[5]

COLESTEATOMA RESIDUAL

O colesteatoma residual é aquele que se desenvolve sobre o epitélio escamoso não removido no momento da cirurgia. Durante o ato cirúrgico, por dificuldade ou por defeito da técnica utilizada, podem ser deixados restos de colesteatomas em zona de difícil acesso, como no *sinus tympani*, que é lugar de difícil observação; inclusive, às vezes, mesmo fazendo-se a técnica aberta.

Também pode ser deixado deliberadamente resto de matriz para se evitar maiores danos ao labirinto ou pode haver um transplante, segundo alguns, de células epidérmicas durante a intervenção cirúrgica, dando lugar ao colesteatoma residual. É um tipo de recorrência colesteatomatosa que sobrévem apesar das técnicas microcirúrgicas meticulosas e da habilidade ou experiência do cirurgião, sendo mais frequente do que se pensava até o presente momento, e que, eventualmente, pode destruir partes anatômicas e funcionais importantes da orelha média.

O crescimento contínuo dos restos de células epiteliais, dá lugar a um cisto chamado de "queratina" que é circunscrito e que pode ser único ou múltiplo.

Wayoff *et al.* acreditam que os restos epidérmicos residuais sejam englobados pelo tecido conectivo que recobre as superfícies ósseas desnudadas durante o processo de cicatrização das cavidades da orelha média, e sendo assim, a mucosa recobriria secundariamente este tecido, dando lugar a um cisto microscópico que crescerá lentamente até chegar a ser visível. Expande-se lentamente e se assemelha a uma pérola de aspecto nacarado, daí o seu nome de "pérola colesteatomatosa", dependendo do tamanho do fragmento da matriz ou do tecido epidérmico deixado e do tempo transcorrido desde a intervenção cirúrgica. Se o ouvido não está inflamado, a "pérola" tem um crescimento lento, mas, se coexiste um fator inflamatório, como a otite serosa, ou um fator infeccioso, como a otite supurativa, o seu desenvolvimento é acelerado.[6]

Gristwood e Venables estimam que o crescimento destes cistos epidérmicos originários do colesteatoma residual quando são epitimpânicos crescem rapidamente, dobrando o seu diâmetro a cada 10 meses, enquanto na mastoide são mais lentos em seu desenvolvimento; para dobrar o seu diâmetro necessitariam de 25 meses, sendo todo este processo de crescimento cístico muito mais rápido conforme descemos na idade e chegamos na infância. Em relação ao aspecto deste colesteatoma, na maioria dos casos, encontraram uma pérola nacarada.[7]

Para Roulleau e Peynegre, a causa mais importante, na etiopatogenia do colesteatoma residual, é deixar um resto epidérmico no ato cirúrgico pela dificuldade de se explorar e limpar melhor certas regiões da caixa, principalmente o *sinus tympani*, em técnicas fechadas e, às vezes, mesmo nas técnicas abertas, o que explica a frequência das recorrências nessas áreas.[8]

É certos casos, os colesteatomas residuais não são consequentes ao cirurgião deixar, deliberadamente ou por descuido, porção de colesteatoma reconhecível na inspeção sob microscópio, mas pelo fato de que é clinicamente impossível detectar o epitélio escamoso que cresce a uma considerável distância dos bordos visíveis da formação colesteatomatosa ou dos bordos da perfuração, como demonstraram Palva e Mekinem.[3]

Para Guilford, o uso da broca na cirurgia do colesteatoma pode causar fragmentação da matriz com disseminação de células epiteliais por todo o campo operatório e originar um colesteatoma do tipo residual.[9] A superfície óssea da cavidade desnuda, proporciona um leito para a implantação de células epiteliais ou pequenos fragmentos desprendidos da matriz. Durante a cirurgia, o saco colesteatomatoso se desfaz, disseminando as células e os restos epidérmicos. Os delgados pedaços de epitélio se implantam, crescem como finos enxertos e chegam a manifestar-se como pequenos tumores perolados que dão lugar ao novo colesteatoma. Isto poderia explicar os casos de várias pérolas independentes nas regiões atical e mastóidea encontradas em revisões sistemáticas praticadas.

A presença do colesteatoma residual, em geral fica mais facilmente observável de 6 a 18 meses pós-cirurgia, como foi notado por cirurgiões que praticam um segundo tempo quase sistemático como Deguine, Palgrem, Charachon *et al.*, Smyth e Hassard, Sheehy etc.[2,10-13]

Para Sheehy *et al.* o tratamento do colesteatoma residual tem de seguir caminhos distintos segundo sua distribuição e seu tamanho, seus tipos, o estado da tuba, a idade do paciente e a técnica cirúrgica utilizada.[5] As técnicas cirúrgicas a serem empregadas são as fechadas e as abertas, obliterativas ou não, devendo-se seguir certas normas, ao realizá-las, para prevenção do colesteatoma residual.

Sempre dissecam o colesteatoma de trás para diante, de cima para baixo, da parte periférica para o centro. Tentam não romper a matriz com a broca e irrigam de trás para a frente e suavemente para se evitar transplantes de pedaços da lesão. Abrem amplamente a mastoide o que permitirá fazer comodamente o acesso para a timpanotomia posterior, no caso de se realizar uma técnica fechada. Sacrificam ou removem o ossículo ou parte (cabeça do martelo), o necessário para se visualizar bem o ático.

Quando o colesteatoma é encapsulado em forma de pérola, é mais fácil extirpá-lo na caixa, ático ou mastoide, tanto nas técnicas fechadas quanto nas abertas.

Quando o colesteatoma é extenso, a situação é distinta; se primeira cirurgia foi uma técnica fechada, em princípio será necessário convertê-la em aberta muitas vezes, mas quando se pensa na possibilidade de conservar a parede posterossuperior do conduto auditivo externo, o paciente deverá ser prevenido da conveniência de uma terceira operação de segurança. A porcentagem de colesteatomas residuais é mais elevada em crianças, pois ele costuma ser mais agressivo nesse período da vida. Sheehy *et al.* encontraram colesteatoma residual em 51% em crianças e 30% em adultos;[14] Abramson *et al.* encontraram o dobro em crianças do que em adultos;[15] Jansen encontrou 10% a mais em crianças do que nos adultos;[16] Charachon *et al.* encontraram uma proporção de 28% em adultos e 36% em crianças em técnicas fechadas e de 21% em adultos e 33% em crianças nas técnicas abertas;[2] Glasscock *et al.* em proporções de 10 a 23% em crianças e 12 a 14% em adultos;[17] Smyth e Hassard encontraram colesteatoma residual em proporção de 9% nas crianças e 7% nos adultos.[12]

Aquino *et al.* encontraram colesteatoma residual em 27,3% da técnica fechada e 19,4% na técnica aberta em 200 crianças operadas.[18]

Isto demonstra que nas cirurgias destas recorrências dos colesteatomas em crianças devemos ter grande precaução no emprego das técnicas fehadas, devendo-se prever sempre outra cirurgia de segurança.

Recorrência Pós-Cirúrgica — CAPÍTULO 10

COLESTEATOMA RECIDIVANTE

É aquele que se desenvolve como uma bolsa de retração na caixa do tímpano, correspondendo ao chamado colesteatoma *pocket*.

Para Austin, essa complicação aparece nas técnicas fechadas com conservação ou reconstrução do meato auditivo externo, sendo muito rara a sua apresentação nas chamadas técnicas abertas com timpanoplastia.[19] A insuficiência tubária é certamente o fator principal desta retração, mas outros fatores devem ser levados em conta.

Palva e Ojala encontraram-no em 2,57% e os meios utilizados para sua prevenção são a perfeita reconstrução do MAE, o reforço do neotímpano com pericôndrio e o uso de silastic dentro da caixa para evitar aderências, mas não podem, apesar dos progressos das técnicas, eliminar o seu aparecimento.[20]

O colesteatoma do tipo *pocket* é uma grande bolsa de retração mais ou menos cheia de restos de queratina e geralmente se infecta. A bolsa de retração, de onde se origina o colesteatoma *pocket*, está situada no quadrante posterossuperior da *pars tensa* ou na região atical e vem precedida quase sempre de atelectasia, que Sadé *et al.*, em um minucioso estudo, dividem em cinco grupos segundo sua localização, grau e importância, como já comentamos anteriormente.[21]

As bolsas de retração precursoras da recidiva colesteatomatosa classificam-se em dois grupos, segundo a localização na *pars tensa* ou na *pars flaccida*. As primeiras estão situadas principalmente no quadrante posterossuperior da membrana timpânica e se dividem em dois tipos: pequenas e grandes. Nas pequenas, o fundo pode ser visto com facilidade estando secas e sendo facilmente limpas (autolimpeza). Nas grandes, a parte mais extensa não pode ser observada com facilidade, podendo estar limpas ou podendo ter pus.

As bolsas de retração situadas na *pars flaccida* são retrações dirigindo-se para o ático. Podem ser pequenas, médias ou grandes. Secas ou úmidas, e o arcabouço ósseo ao redor delas pode estar intacto ou lesado em vários graus. As pequenas só são percebidas quando exploramos o ouvido operado. As médias são retrações facilmente observadas, com a possibilidade de pequena destruição do osso circundante. As grandes são retrações amplas e visíveis que se apoiam sobre o cabo do martelo quando existe, com destruição da parede externa do ático em maior ou menor proporção. Entre os distintos tipos de bolsas de retração timpânica seja da *pars tensa* ou da *pars flaccida* podem ainda existir formas intermediárias, dado o caráter evolutivo desta afecção.

CAPÍTULO 10 — Recorrência Pós-Cirúrgica

Tumarkin indica a frequência e a importância das bolsas de retração já que o desenvolvimento dessas bolsas é um dos principais meios pelo qual se desenvolve o colesteatoma recidivante.[22]

A história natural de uma bolsa de retração que termina em colesteatoma *pocket* pode ser estudada e conhecida mediante a observação detalhada e periódica no pós-operatório de timpanoplastia. Seu aparecimento é inesperado em uma orelha média onde a membrana timpânica é a princípio sã e funcionante, o ouvido está aerado, e o paciente, se quiser, pode fazer a manobra de Valsalva.

Wayoff *et al.*, após os primeiros 6 meses de observação, fazem o seguimento da timpanoplastia a cada 3 ou 6 meses, já que a apresentação da bolsa de retração pode ser precoce ou tardia, a maioria das vezes ocorre entre os 3 e 18 meses a partir da intervenção cirúrgica e ela aparece antes de 3 anos.[6]

Se a bolsa está bem desenvolvida, podem aparecer algumas granulações na margem posterossuperior secundárias à erosão, apresentando-se ou não supuração.

Existem quatro dados que são necessários registrar por sua importância em toda bolsa de retração: sua solidez ou não; sua extensão; a acumulação de escamas ou ao contrário seu caráter de autolimpeza e o grau de superinfecção.

A estrutura dessa bolsa de retração é variável, estando formada habitualmente por um saco epitelial rodeado de tecido que toma, na maioria das ocasiões, todas as características da doença colesteatomatosa primária, isto é, crescimento e capacidade de destruição óssea. Quando não é tratada, o crescimento destrutivo do saco epitelial pode causar perda da delgada parede posterior do conduto conservado ou reconstruído segundo o tipo de técnica fechada empregada.

Meuser acredita que a hipótese mais frequente na etiologia do colesteatoma *pocket* é a de que em um ouvido médio com função tubária alterada pode-se apresentar uma retração de tecido cicatricial no estreito istmo atical e retração consecutiva com aderências da porção posterossuperior da neomembrana timpânica ou da *pars flaccida*. Em consequência desta tração e perda do suporte ósseo por erosão da parte atical causada pela doença ou pelo cirurgião, pode originar-se a bolsa de retração.[23]

Portmann e Olaizola *et al.* acreditam que a disfunção da tuba auditiva é a causa de colesteatoma *pocket* originando retrações e atelectasias como já é sabido.[24,25]

A disfunção da tuba auditiva é de tamanha importância na etiopatogenia das recidivas de colesteatomas que estes autores têm utilizado nos últimos anos, técnicas que eliminam essas cavidades e evitam, dentro do possível, os colesteatomas *pocket*.

Jansen, Portmann, Deguine, como profilaxia do colesteatoma recidivante, constroem todas as perdas patológicas ou cirúrgicas do CAE com cartilagem moldada ou com pedaços de osso extraídos da cortical da mastoide.[16,24,26] Para Sheehy *et al.*, seria importante a inclusão da lâmina de silastic de vários milímetros de espessura na nova caixa para evitar a retração da membrana timpânica.[5] O uso de silastic grosso é aconselhado por eles por terem encontrado 8% de recidivas quando utilizam o mais fino. Sadé *et al.* fazem o uso de microdrenagem transtimpânica nos casos de hipopressão na nova caixa, resultando em melhora em princípio, mas não apresentam resultado em longo prazo.[21]

Badr-El Dine acredita que a endoscopia como método de avaliação da recidiva cirúrgica contribui muito para o conceito de cirurgia invasiva, que é o horizonte da cirurgia otológica.[27] Esta técnica endoscópica pode ser considerada padrão para a maioria dos cirurgiões em termos de melhora no ganho de tempo na cirurgia e na disponibilidade ao novo equipamento. No entanto, não há 100% de erradicação da doença. Contudo o uso do endoscópio pode reduzir a taxa de colesteatoma residual.

REFERÊNCIAS BIBLIOGRÁFICAS

1. Smyth GDL. Post operative cholesteatoma. 1st International Conference on Cholesteatoma. Aescupulus, 1977. p. 355-62.
2. Charachon R, Roux P, Eyraud S. Le cholesteatome de l'oreille moyenne, choix des technicques et resultads chez l'adulte e chez l'enfant. *Ann Otolaryngol* 1980;97:65-78.
3. Palva T, Mekinen J. Why does middle ear cholesteatoma recurr? *Arch Otolaryngol* 1983;109:513-18.
4. Lacher G. Les recidives des cholesteatomes post-operatoires in chirurgie tympanoplastique. *Rev Laryngologie* 1978;91:576-80.
5. Sheehy JL, Brackmann DE, Grahan MD. Cholesteatoma surgery, residual and recurrent diseases. A review of 1024 cases. *Ann Otol* 1977;86(4-1):456-62.
6. Wayoff M, Charachon R, Rolleau P et al. Le traitement chirurgical du cholestéatome de l´oreille moyenne. Paris: Libr Arnette, 1982. p. 141-42.
7. Gristwood RE, Venables WN. *Residual cholesteatoma. In: 2nd International Conference on Cholesteatoma*. Kugler & Guedini, 1982. p. 443-48.
8. Roulleau P, Peynegre E. Les difficultées therapeutiques au cours des cholesteatomes. *Ann Otol* 1980;97:91-98.
9. Guilford FR. (1962) citado por Brandow EC. *Implant cholesteatoma in the mastoid. 1st International Conference on Cholesteatoma*. Birmingham: Aesculapius, 1977. p. 253-56.
10. Deguine CH. Long-term results in cholesteatome surgery. *Clin Otolaryngol* 1978;3:301-10.
11. Palgren O. Long-term results of open cavity and tympanomastoid surgery of the chronic ear. *Acta Otolaryngol* 1979;88:343-49.

12. Smyth GDL, Hassard D. *What do we find at the revision of mastoid surgery? In: 2nd International Conference on Cholesteatoma*. Kugler & Guedini, 1982. p. 439-41.
13. Sheehy JL. Tympanoplasty with mastoidectomy: present status. *Clin Otolaryngol* 1983;8:391-403.
14. Sheehy JL, Robinson JV. Revision tympanoplasty: residual and recurrent cholesteatoma. In: 2nd International Conference on Cholesteatoma. Kugler & Guedini, 1982. p. 443-48.
15. Abramson M, Gantz BJ, Asarch RG et al. *Cholesteatoma pathogenesis: evidence for the migration theory. 1st International Conference on Cholesteatoma*. Birmingham: Aesculapius, 1977. p. 176-86.
16. Jansen CW. *Evaluation of surgery for cholesteatoma. 1st International Conference on Cholesteatoma*. Birmingham: Aescupulus, 1977. p. 352-54.
17. Glasscock ME, Dickins JER, Wiet R. Cholesteatoma in children. *Laryngoscope* 1981;91:1743-53.
18. Aquino JEP, Cruz Filho NA, Aquino JNP. Tratamento cirurgico do colesteatoma em crianças e adolescentes, Análise em 200 pacientes. *Arq Intern ORL* 2006;10(1):355-61.
19. Austin DF. *The significance of the retraction pocket in the treatment of cholesteatoma. 1st International Conference on Cholesteatoma*. Birmingham: Aesculapius, 1977. p. 379-83.
20. Palva T, Ojala K. *Late results of obliteration surgery cholesteatoma. In: 2nd International Conference on Cholesteatoma*. Kugler & Guedini, 1982. p. 495-96.
21. Sadé J, Avrham MD, Brown M. *Dinamics of telectasis and retraction pockets. In: 2nd International Conference on Cholesteatoma*. Kugler & Guedini, 1982. p. 267-81.
22. Tumarkin AJ. Attic cholesteatoma. *J Otolaryngol* 1958;72:610-19.
23. Meuser W. Can recurrent cholesteatoma be avoided? *Clin Otolaryngol* 1978;3:377-84.
24. Portmann M. Surgery of retraction pockets vs attic cholesteatoma. Is there a treatment of choice?. In: 2nd International Conference on Cholesteatoma. Kugler & Guedini, 1982. p. 509-10.
25. Olaizola F, E Nuñes JA, Alaminos D et al. *La chirurgie des otorrhées: la demande et reparation osseuse*. Résultats. 80 Congres Français d'ORL. Libr Arnette, 1983. p. 160-64.
26. Deguine CH. Cholesteatome surgery. What about the third intervention? 3rd International Conference on Cholesteatoma. Kugler & Guedini 1989. p. 821-25.
27. Badr-El Dine M. Value of ear endoscopy in cholesteatoma surgery. *Otol Neuro-otol* 2002;23(5):631-35.

ÍNDICE REMISSIVO

Entradas acompanhadas por um *f*, *t* ou *q* itálico indicam Figuras, Tabelas e Quadros, respectivamente.

A

Abscesso(s)
  intracranianos, 104
    cerebelar, 105, 106
    cerebral, 105
    extradural, 104
    subdural, 104
AIDS (Síndrome da Imunodeficiência Adquirida), 155
Aloenxerto
  tímpano-ossicular, 143, 150*f*, 153
    reconstrução total com, 153
      da cavidade de mastoidectomia, 153
Anamnese
  no colesteatoma, 61
Anatomia Patológica, 51-58
  estudo do colesteatoma, 51, 53
    macroscópico, 51
    microscópico, 53
      córion conjuntivo, 54
      membrana basal, 54
      superfície epitelial, 53
Aspiração(ões)
  da *pars flaccida*, 8
Aspirador
  de secreção, 68*f*
  de orelha, 68*f*
Atelectasia
  graus de, 21*f*
  retração para, 19, 173
    da *pars tensa*, 19, 173
      bolsa de, 19
Ático
  retração para dentro do, 20, 173
    da *pars tensa*, 20, 173
Aticotomia
  transmeática, 117
    técnica da, 117
Aubry
  incisão, 128*f*
Automastoidectomia, 79
Autotransplante
  ossicular, 137

B

Bigorna
  interposição da, 139
  interposição de, 143*f*
  prótese de, 139
Bondy
  técnica de, 122
    mastoidectomia por, 122

C

Cadeia
  de ossículos, 142
    lesões da, 142
      tentativa de resolução nas, 142
    intacta, 141
      porém fixa, 141
    ossicular, 40*f*, 134, 135, 139, 141, 145*f*
      alterações da, 40*f*
      destruída, 135
        parcialmente, 135
        totalmente, 136
      íntegra, 134
      perda de toda, 141
        exceto a platina do estribo, 141
      reconstrução da, 139, 145*f*
        situações básicas na, 145*f*
      tipos de, 139
Caixa Timpânica
  concepção de, 129
    conservação das estruturas, 130
      em sua situação natural, 130
    enchimento, 131
      absorvível, 131
      não absorvível, 131

Índice Remissivo

Cartilagem
  reabsorção da, 174
  tragal, 140
    reconstrução de, 140
      com roscas, 140
CAT *(Combined Approach Tympanoplasty)*, 118
Cavidade(s)
  antroáticas, 128*f*
    timpânicas, 128*f*
      acesso para trepanação das, 128*f*
  de mastoidectomia, 116, 119, 150
    esvaziamento da, 116, 119
      clássico, 119
      total, 116
      radical, 150
        reabilitação funcional da, 150
    posterior, 117
      reparação da, 117
        técnica aberta com, 117
Cerâmica
  hidroxiapatita, 177
  reabsorção de, 177
Cisto
  epidermoide, 14
Cofose, 172
Colesteatoma(s), 1-43
  adquirido, 29, 78
    OMC *versus*, 78
      não colesteatomatosa, 78
    patogenia do, 29
  classificação, 5
    adquirido, 8
      primário, 8
      secundário, 13
    congênito, 7, 14
      do rochedo, 14
      epidermoide, 14
      pediátrico, 15
  congênito, 82*f*
  da *pars flaccida*, 77*f*
  de MAE, 84*f*
  definição, 1
    futuro, 4
    tendência atual, 3
  destruição pelo, 52*f*
    ossicular, 52*f*
  epidemiologia do, 35
    dados epidemiológicos, 35
  estudo, 61-66, 73, 74, 75-86
    auditivo, 73, 74

    clínico, 61-66
      anamnese, 61
      descoberta operatória, 63
        otoscopia, 63
      hipoacusia, 62
      na infância, 66
      otorreia, 61
      PF, 63
      vertigem, 62
      zumbido, 62
    radiológico, 75-86
      adquirido, 77
      após mastoidectomia, 81
      complicações, 84
      congênito, 80
      de orelha externa, 81
      diagnóstico por imagem, 75
      recidivado, 81
      residual, 81
      técnicas de aquisição de imagem, 76
    vestibular, 73, 74
  fatores etiopatogênicos, 17
    aticais, 18, 19*f*, 20*f*
      localização dos, 20*f*
    com tímpano fechado, 18
    da orelha média, 24
      propagação intrapetrosa do, 24
    de conduto auditivo, 24
      externo, 24
    mesotimpânicos, 18, 19*f*, 20*f*
      localização dos, 20*f*
  formas clínicas, 5
  iatrogênico, 190
    do enxerto, 190
    por erro de técnica, 190
  malformação de, 22*f*
    retração mesotimpânica com, 22*f*
    extensão das bolsas de, 22*f*
  mastoidectomia por, 158
    resultados auditivos nas, 158
  microbiologia do, 67-71
    OMC, 67
      achados bacterianos na, 67
  mural, 79
  orelha contralateral no, 32
  recidiva de, 82*f*
  recidivante, 199
  residuais, 43*f*, 196
    sede dos, 43*f*
      na técnica aberta, 43*f*
  saco do, 55*f*
    corte histológico do, 55*f*

Índice Remissivo

Complicação(ões)
  cirúrgicas, 171-191
    atelectasia, 173
    colesteatoma, 190
      iatrogênico, 190
    hipoacusia, 171
    pericondrite do pavilhão, 180, 182f
      tipos de tratamento, 181
    PF, 184
  pós-cirúrgicos, 171-191
    atelectasia, 173
    cofose, 172
    estenose, 183
      do MAE, 183
    hérnia cerebral, 186
      na orelha média, 186
    infecção pós-operatória, 179
    liquorreia, 188
    perfuração, 180
      do neotímpano, 180
    queloides, 183, 184f
      retroauricular, 184f
    reabsorção, 174
      do material de reconstrução, 174
  pré-cirúrgicas, 89-108
    abscessos intracranianos, 104
    fístula labiríntica, 90
    labirintite, 94
    meningite, 103
    petrosite, 100
    PF, 96
Conduto Auditivo
  externo, 24
    colesteatoma de, 24
Córion
  conjuntivo, 54
  do colesteatoma, 54
CSL (Canal Semicircular Lateral), 90

D

Destruição
  ossicular, 52f
    pelo colesteatoma, 52f

E

Enchimento
  absorvível, 131
  não absorvível, 131

Enxerto(s)
  colesteatoma do, 190
  na reparação timpânica, 131
    colocação do, 133
      pela sua face externa, 133
      pela sua face interna, 133
Esclerose
  labiríntica, 95
Estenose
  do MAE, 183
Estribo
  móvel, 139
    presença de, 139
  platina do, 141
Estudo Auditivo
  do colesteatoma, 73, 74
Estudo Clínico
  do colesteatoma, 61-66
    anamnese, 61
    descoberta operatória, 63
      otoscopia, 63
    hipoacusia, 62
    na infância, 66
    otorreia, 61
    PF, 63
    vertigem, 62
    zumbido, 62
Estudo Radiológico
  do colesteatoma, 75-86
    adquirido, 77
    após mastoidectomia, 81
    complicações, 84
    congênito, 80
    de orelha externa, 81
    diagnóstico por imagem, 75
    recidivado, 81
    residual, 81
    técnicas de aquisição de imagem, 76
Estudo Vestibular
  do colesteatoma, 73, 74

F

Fáscia
  defeito restaurado com, 189f
    do tégmen, 189f
Fechamento
  por primeira intenção, 133
    na reparação timpânica, 133
Fístula
  grau de, 91q
    classificação do, 91q

Índice Remissivo

labiríntica, 82*f*, 90
   colesteatoma com, 82*f*
      congênito, 82*f*
   liquórica, 86*f*
      pós-mastoidectomia, 86*f*
Fleury
   incisão, 129*f*

G

Gap
   aéreo-ósseo, 159
      conceito, 159
      finalidade, 159

H

HBV (Hepatite Viral tipo B), 155
Heermann
   acesso de, 129
   incisão, 128*f*
Hérnia
   cerebral, 186, 189*f*
      cavidade otológica com, 189*f*
         técnica para correção de, 189*f*
      na orelha média, 186
Hiperplasia
   epitelial, 9
Hipoacusia, 171
   colesteatoma e, 62
Homoenxerto
   reabilitação com, 149*f*
      de cavidade radical, 149*f*
Homotransplante(s), 131

I

IC (Implante Coclear), 95
ICWT *(Intact Canal Wall Tympanoplasty)*, 118
Imagem
   aquisição de, 76
      técnicas de, 76
   diagnóstico por, 75
      do colesteatoma, 75
Incisão(ões)
   acesso, 127, 128
      de Heermann, 129
      endoaural, 127
         variantes, 127
      mistos, 129
      retroauricular, 128
         variantes, 128

endoaurais, 128*f*
   Aubry, 128*f*
   Heermann, 128*f*
   Wullstein, 128*f*
   para mastoidectomia, 128*f*
      simples, 128*f*
   retroauriculares, 129*f*
      clássica, 129*f*
      Fleury, 129*f*
      Wullstein, 129*f*
Inclusão(ões)
   epiteliais, 19*f*
      origem das, 19*f*
Infância
   colesteatoma na, 66
Infecção
   pós-operatória, 179
Intervenção(ões)
   cirúrgicas, 114
      canal, 114, 117
         down technic, 114
         up technic, 117
      close technic, 117
      detalhes técnicos, 118
      open technic, 114
      técnica aberta, 114
         tipos de, 116
      técnicas fechadas, 117
         timpanopatia posterior, 119*f*
         tipos de, 118
Invaginação
   celular, 10
      da membrana timpânica, 10

J

Janela(s)
   exploração das, 126*f*
      acesso transmeático para, 126*f*

L

Labirintite
   circunscrita, 94
      anterior, 95
      posterior, 94
   difusa, 95
LCR (Líquido Cefalorraquidiano), 188
Lesão(ões)
   da cadeia de ossículos, 142
      tentativa de resolução nas, 142

Índice Remissivo

Liquorreia, 188
LO (Labirintopatia Ossificante), 95

M

MAE (Meato Auditivo Externo), 2, 24
  colesteatoma, 25*f*, 84*f*
  estenose do, 183
  parede posterior do, 153
    reconstrução total com, 153
      da cavidade de mastoidectomia, 153
    reconstrução de, 123
      mastoidectomia com, 123
Marquet
  ossiculoplastia de, 144*f*
  técnica de, 148*f*
Martelo
  defeitos do, 141
  presença de, 139
Mastoide
  cortical da, 148*f*
    reconstrução com, 148*f*
      da parede do conduto, 148*f*
Mastoidectomia(s)
  cavidade de, 116, 119
    esvaziamento da, 116, 119
      clássico, 119
      total, 116
  colesteatoma após, 81
  osteítes em, 185*f*
    extirpação de zonas de, 185*f*
    uso de cureta para, 185*f*
  paciente sem história de, 80*f*
    extensa cavidade única, 80*f*
  por colesteatoma, 158
    resultados auditivos nas, 158
  radical, 150
    cavidade de, 150
      reabilitação funcional da, 150
  resultados auditivos em, 161
    com ossiculoplastia, 161
    sem ossiculoplastia, 161
  simples, 128*f*
    incisão para, 128*f*
  técnica fechada, 118, 123
  tipos de, 121
    com reconstrução de MAE, 123
      técnica fechada *versus* aberta, 123
    radical, 121, 122*f*
      modificada, 122
      técnica aberta, 121

Material
  de reconstrução, 174
    reabsorção do, 174
      cartilagem, 174
      cerâmica, 177
      osso, 178
      outros tipos de próteses, 178
      plastipore, 175
      proplast, 175
Meatoplastia(s), 148
Mecanismo(s) de Transmissão
  bigorna, 139
    interposição da, 139
    prótese de, 139
  cadeia intacta, 141
    porém fixa, 141
  conservação, 134
  estribo móvel, 139
    presença de, 139
  martelo, 139, 141
    defeitos do, 141
    presença de, 139
  materiais utilizados, 137
  ossiculoplastias, 142
    complicações nas, 142
  perda da cadeia ossicular, 141
    exceto platina do estribo, 141
  prótese maleoestapediana, 140
  reconstrução, 134, 139
    da cadeia ossicular, 139
    de cartilagem tragal, 140
Membrana
  basal, 54
    do colesteatoma, 54
  de Shrapnell, 21
    retração da, 21
  timpânica, 10
    invaginação celular da, 10
Meningite, 103
Metaplasia, 9
Métula
  retração da, 21
Microbiologia
  do colesteatoma, 67-71
    OMC, 67
      achados bacterianos na, 67
Migração
  epitelial, 9
Minicraniotomia
  defeito fechado por, 189*f*
    do tégmen, 189*f*

Índice Remissivo

N
Neotímpano
  perfuração do, 180

O
OMC (Otite Média Crônica), 67, 78f, 79f
  não colesteatomatosa, 78
    versus colesteatoma adquirido, 78
OMCC (Orelha Contralateral na Otite Média Crônica Colesteatomatosa), 32, 52, 61, 67, 90
OMCS (Otite Média Crônica Simples), 67
Orelha
  contralateral, 32, 42f
    acometimento da, 42f
    no colesteatoma, 32
  externa, 81
    colesteatoma de, 81
  média, 24, 186
    colesteatoma da, 24
      propagação intrapetrosa do, 24
    hérnia cerebral na, 186
  secreção de, 68f
    aspirador de, 68f
Ossículo(s)
  exploração dos, 126f
    acesso transmeático para, 126f
  homólogos, 146f
    uso de, 146f
Ossiculoplastia(s)
  com materiais sintéticos, 164
    tipo PORP, 164
    tipo TORP, 164
  complicações nas, 142
  de Marquet, 144f
  mastoidectomias com, 161
    resultados auditivos em, 161
  mastoidectomias sem, 161
    resultados auditivos em, 161
Osso
  defeito restaurado com, 189f
  do tégmen, 189f
  reabsorção de, 178
Osteíte(s)
  extirpação de zonas de, 185f
    em mastoidectomias, 185f
      uso de cureta para, 185f
Otorreia
  colesteatoma e, 61
Otoscopia, 63

P
Parede
  do conduto, 148f
    reconstrução da, 148f
      com cortical da mastoide, 148f
  externa, 124f
    do atico, 124f
      técnica da reconstrução da, 124f
  posterior do MAE, 153
    reconstrução total com, 153
      da cavidade de mastoidectomia, 153
Pars
  flaccida, 8, 77f
    aspirações da, 8
    colesteatoma da, 77f
  tensa, 19, 20, 173
    bolsa de retração da, 19
      para atelectasia, 19
      para promontório, 19
    retração da, 20, 173
      para atelectasia, 173
      para dentro do ático, 20, 173
      para promontório, 173
Pavilhão
  pericondrite do, 180, 181, 182f
    tipos de tratamento, 181
Perfuração
  do neotímpano, 180
Pericondrite
  do pavilhão, 180, 181, 182f
    tipos de tratamento, 181
Petrosite, 100
PF (Paralisia Facial), 96, 184
  colesteatoma e, 63
Plástica
  conchomeatal, 151f
Plastipore
  reabsorção da, 175
PORP (Parcial Ossicular Replacement Prosthesis), 136
  materiais sintéticos tipo, 164
    ossiculoplastia com, 164
Portmann
  pequena caixa de, 151
    técnica da, 151
Promontório
  retração para, 19, 173
    da pars tensa, 19, 173
      bolsa de, 19

Índice Remissivo

Propagação
  intrapetrosa, 24
    do colesteatoma, 24
      da orelha média, 24
Proplast
  reabsorção do, 175
Prótese
  de bigorna, 139
  extrusão da, 177
    desenho ilustrativo de, 177
  maleoestapediana, 140

Q

Queloide(s), 183
  retroauricular, 184*f*
    formação de, 184*f*
Queratina
  enchimento de, 23*f*
    bolsa de retração com, 23*f*

R

Reabilitação
  da cavidade radical, 149*f*
    com homoenxerto, 149*f*
  funcional, 150
    da cavidade, 150
      de mastoidectomia radical, 150
Reabsorção
  do material de reconstrução, 174
    cartilagem, 174
    cerâmica, 177
    osso, 178
    outros tipos de próteses, 178
    plastipore, 175
    proplast, 175
Reconstrução
  da cadeia ossicular, 139
  da parede, 124*f*, 148*f*
    do conduto, 148*f*
      com cortical da mastoide, 148*f*
    externa, 124*f*
      do atico, 124*f*
  de cartilagem tragal, 140
    com roscas, 140
  de MAE, 123
    mastoidectomia com, 123
  material de, 174
    reabsorção do, 174
      cartilagem, 174
      cerâmica, 177
      osso, 178
      outros tipos de próteses, 178
      plastipore, 175
      proplast, 175
  total, 153
    da cavidade de mastoidectomia, 153
      com aloenxerto tímpano-ossicular, 153
      com parede posterior do MAE, 153
Recorrência
  pós-cirúrgica, 195-201
    do colesteatoma, 195
      recidivante, 199
      residual, 196
Reparação
  técnica aberta com, 117
    da caixa, 117
    da cavidade posterior, 117
  timpânica, 131
    enxertos, 131
      colocação do enxerto, 133
        pela sua face externa, 133
        pela sua face interna, 133
      fechamento por primeira
        intenção, 133
Retração
  bolsa de, 19, 22*f*, 23*f*
    com enchimento de queratina, 23*f*
    da *pars tensa*, 19
      para atelectasia, 19
      para promontório, 19
    mesotimpânica, 22*f*
      extensão da, 22*f*
  da membrana, 21
    de Shrapnell, 21
  da métula, 21
  da *pars tensa*, 20, 173
    para atelectasia, 173
    para dentro do ático, 20, 173
    para promontório, 173
Retraction
  pockets, 20, 173

S

Secreção
  de orelha, 68*f*
    aspirador de, 68*f*
Shrapnell
  membrana de, 21
    retração da, 21

Índice Remissivo

Superfície
  epitelial, 53
    do colesteatoma, 53

T

TA (Transantral)
  acesso, 127
TA (Tuba Auditiva), 32
Tégmen
  defeito do, 189f
    fechado, 189f
      por minicraniotomia, 189f
      restaurado, 189f
        com fáscia, 189f
        com osso, 189f
Tímpano
  fechado, 18
    colesteatoma com, 18
Timpanoplastia, 131, 143f-146f
Timpanotomia
  em técnica, 120
    aberta, 120
    fechada, 120
  posterior, 118, 119f
    técnica fechada com, 118, 119f
TM (Transmeatal)
  acesso, 125
TORP *(Total Ossicular Replacement Prosthesis)*, 136
  materiais sintéticos tipo, 164
    ossiculoplastia com, 164
Tratamento Cirúrgico, 113-164
  cadeia de ossículos, 142
    lesões da, 142
      tentativa de resolução nas, 142
  caixa timpânica, 129
    concepção de, 129
      conservação das estruturas, 130
        em sua situação natural, 130
      enchimento, 131
        absorvível, 131
        não absorvível, 131
  classificação das técnicas, 119
    esvaziamento clássico, 119
      da cavidade de mastoidectomia, 119
    timpanoplastia, 120
      em técnica aberta, 120
      em técnica fechada, 120
  conceito, 113
  intervenções cirúrgicas, 114
    canal, 114, 117

    down technic, 114
    up technic, 117
    close technic, 117
    detalhes técnicos, 118
    open technic, 114
    técnica aberta, 114
      tipos de, 116
    técnicas fechadas, 117
      timpanopatia posterior, 119f
      tipos de, 118
  meatoplastias, 148
  mecanismos de transmissão, 134
    bigorna, 139
      interposição da, 139
      prótese de, 139
    cadeia intacta, 141
      porém fixa, 141
    conservação, 134
    estribo móvel, 139
      presença de, 139
    martelo, 139, 141
      defeitos do, 141
      presença de, 139
    materiais utilizados, 137
    ossiculoplastias, 142
      complicações nas, 142
    perda da cadeia ossicular, 141
      exceto platina do estribo, 141
    prótese maleoestapediana, 140
    reconstrução, 134, 139
      da cadeia ossicular, 139
      de cartilagem tragal, 140
  reabilitação funcional, 150
    da cavidade, 150
      de mastoidectomia radical, 150
  reparação timpânica, 131
    enxertos, 131
      colocação do enxerto, 133
        pela sua face externa, 133
        pela sua face interna, 133
      fechamento por primeira intenção, 133
  resultados positivos, 158
    nas mastoidectomias, 158
    por colesteatoma, 158
  tipos de mastoidectomia, 121
    com reconstrução de MAE, 123
    radical, 121, 122f
      modificada, 122
      técnica aberta, 121

Índice Remissivo

vias de acesso, 125
  incisões, 127
    endoaurais, 128*f*
    retroauriculares, 129*f*
  TA, 127
  TM, 125
  transmastóideo, 127
TSL (Tromboflebite do Seio Lateral), 106

V

Vertigem
  colesteatoma e, 62
Via(s) de Acesso
  incisões, 127
    endoaurais, 128*f*
    retroauriculares, 129*f*
  para trepanação, 128*f*
    das cavidades antroáticas, 128*f*
      timpânicas, 128*f*

TA, 127
TM, 125
transmastóideo, 127
transmeático, 126*f*
  para exploração, 126*f*
    das janelas, 126*f*
    dos ossículos, 126*f*

W

Wullstein
  incisão, 128*f*, 129*f*
  tipo III de, 146*f*

Z

Zumbido
  colesteatoma e, 62